全国中医药行业高等职业教育“十四五”规划教材

全国高等医药职业院校规划教材（第六版）

医古文

（第三版）

（供中医学、针灸推拿、中医骨伤及相关专业用）

主　编　刘庆林　江　琼

全国百佳图书出版单位

中国中医药出版社

·北　京·

图书在版编目（CIP）数据

医古文 / 刘庆林，江琼主编 . -- 3 版 . -- 北京：中国中医药出版社，2025. 2. --（全国中医药行业高等职业教育“十四五”规划教材）.

ISBN 978-7-5132-9195-8

Ⅰ. R2

中国国家版本馆 CIP 数据核字第 2024KN5188 号

融合教材服务说明

全国中医药行业职业教育“十四五”规划教材为新形态融合教材，各教材配套数字教材和相关数字化教学资源（PPT 课件、视频、复习思考题答案等）仅在全国中医药行业教育云平台“医开讲”发布。

资源访问说明

到“医开讲”网站（jh.e-lesson.cn）或扫描教材内任意二维码注册登录后，输入封底“激活码”进行账号绑定后即可访问相关数字化资源（注意：激活码只可绑定一个账号，为避免不必要的损失，请您刮开序列号立即进行账号绑定激活）。

联系我们

如您在使用数字资源的过程中遇到问题，请扫描右侧二维码联系我们。

中国中医药出版社出版

北京经济技术开发区科创十三街 31 号院二区 8 号楼

邮政编码　100176

传真　010-64405721

保定市西城胶印有限公司印刷

各地新华书店经销

开本 850 × 1168　1/16　印张 15.5　字数 417 千字

2025 年 2 月第 3 版　2025 年 2 月第 1 次印刷

书号　ISBN 978 – 7 – 5132 –9195 – 8

定价　58.00 元

网址　www.cptcm.com

服务热线　010-64405510

购书热线　010-89535836

维权打假　010-64405753

微信服务号　zgzyycbs

微商城网址　https://kdt.im/LIdUGr

官方微博　http://e.weibo.com/cptcm

天猫旗舰店网址　https://zgzyycbs.tmall.com

如有印装质量问题请与本社出版部联系（010-64405510）

全国中医药行业高等职业教育“十四五”规划教材
全国高等医药职业院校规划教材（第六版）

《医古文》编委会

主　编

刘庆林（湖南中医药高等专科学校）　　江　琼（江西中医药高等专科学校）

副主编

姜艳菊（保山中医药高等专科学校）　　孙　晓（山东药品食品职业学院）
李　静（遵义医药高等专科学校）　　王春晖（山东省青岛卫生学校）

编　委（以姓氏笔画为序）

邬晓东（黑龙江中医药大学）　　江雨晴（南昌大学抚州医学院）
江俊林（广东潮州卫生健康职业学院）　　李晓梅（广西中医药大学）
陈　晓（山东省青岛第二卫生学校）　　陈香娇（江西中医药高等专科学校）
胡利军（濮阳医学高等专科学校）　　高　山（山东中医药高等专科学校）
曾恩锦（湖南中医药高等专科学校）

学术秘书

余智琪（江西中医药高等专科学校）

全国中医药行业高等职业教育“十四五”规划教材
全国高等医药职业院校规划教材（第六版）

《医古文》
融合出版数字化资源编创委员会

前 言

“全国中医药行业高等职业教育‘十四五’规划教材”是为贯彻党的二十大精神和习近平总书记关于职业教育工作和教材工作的重要指示批示精神，落实《中医药发展战略规划纲要（2016—2030年）》（以下简称《纲要》）等文件精神，在国家中医药管理局领导和全国中医药职业教育教学指导委员会指导下统一规划建设的，旨在提升中医药职业教育对全民健康和地方经济的贡献度，提高职业技术院校学生的实践操作能力，实现职业教育与产业需求、岗位胜任能力严密对接，突出新时代中医药职业教育的特色。鉴于由中医药行业主管部门主持编写的“全国高等医药职业院校规划教材”（三版以前称“统编教材”）在2006年后已陆续出版第三版、第四版、第五版，故本套“十四五”行业规划教材为第六版。

中国中医药出版社是全国中医药行业规划教材唯一出版基地，为国家中医、中西医结合执业（助理）医师资格考试大纲和细则、实践技能指导用书，全国中医药专业技术资格考试大纲和细则唯一授权出版单位，与国家中医药管理局中医师资格认证中心建立了良好的战略伙伴关系。

本套教材由50余所开展中医药高等职业教育的院校及相关医院、医药企业等单位，按照教育部公布的《高等职业学校专业教学标准》内容，并结合全国中医药行业高等职业教育“十三五”规划教材建设实际联合组织编写。本套教材供中医学、中药学、针灸推拿、中医骨伤、中医康复技术、中医养生保健、护理、康复治疗技术8个专业使用。

本套教材具有以下特点：

1. 坚持立德树人，融入课程思政内容和党的二十大精神。把立德树人贯穿教材建设全过程、各方面，体现课程思政建设新要求，发挥中医药文化的育人优势，推进课程思政与中医药人文的融合，大力培育和践行社会主义核心价值观，健全德技并修、工学结合的育人机制，努力培养德智体美劳全面发展的社会主义建设者和接班人。

2. 加强教材编写顶层设计，科学构建教材的主体框架，打造职业行动能力导向明确的金教材。教材编写落实“三个面向”，始终围绕中医药职业教育技术技能型、应用型中医药人才培养目标，以学生为中心，以岗位胜任力、产业需求为导向，内容设计符合职业院校学生认知特点和职业教育教学实际，体现了先进的职业教育理念，贴近学生、贴近岗位、贴近社会，注重科学性、先进性、针对性、适用性、实用性。

3. 突出理论与实践相结合，强调动手能力、实践能力的培养。鼓励专业课程教材融入中医药特色产业发展的新技术、新工艺、新规范、新标准，满足学生适应项目学习、案例学习、模块化学习等不同学习方式的要求，注重以典型工作任务、案例等为载体组织教学单元，有效地激发学生的学习兴趣和创新潜能。同时，编写队伍积极吸纳了职业教育“双师型”教师。

4. 强调质量意识，打造精品示范教材。将质量意识、精品意识贯穿教材编写全过程。教材围绕“十三五”行业规划教材评价调查报告中指出的问题，以问题为导向，有针对性地对上一版教材内容进行修订完善，力求打造适应中医药职业教育人才培养需求的精品示范教材。

5. 加强教材数字化建设。适应新形态教材建设需求，打造精品融合教材，探索新型数字教材。将新技术融入教材建设，丰富数字化教学资源，满足中医药职业教育教学需求。

6. 与考试接轨。编写内容科学、规范，突出职业教育技术技能人才培养目标，与执业助理医师、药师、护士等执业资格考试大纲一致，与考试接轨，提高学生的执业考试通过率。

本套教材的建设，得到国家中医药管理局领导的指导与大力支持，凝聚了全国中医药行业职业教育工作者的集体智慧，体现了全国中医药行业齐心协力、求真务实的工作作风，代表了全国中医药行业为“十四五”期间中医药事业发展和人才培养所做的共同努力，谨此向有关单位和个人致以衷心的感谢。希望本套教材的出版，能够对全国中医药行业职业教育教学发展和中医药人才培养产生积极的推动作用。需要说明的是，尽管所有组织者与编写者竭尽心智，精益求精，本套教材仍有一定的提升空间，敬请各教学单位、教学人员及广大学生多提宝贵意见和建议，以便修订时进一步提高。

国家中医药管理局教材办公室
全国中医药职业教育教学指导委员会
2024 年 12 月

编写说明

医古文是研究中医药古代文献语言文化现象的一门学科，是高等院校中医药类专业的基础课程，也是对学生进行人文素质教育的主要课程。医古文的教学目的，是通过对古代医学文选和古代汉语基础知识的学习及综合练习的训练，培养学生阅读古医籍的能力，为学习中医经典原著和其他古医籍文献消除文字文理上的困难，并为其他学习打下良好的基础。

本教材为全国中医药行业高等职业教育“十四五”规划教材，适用于中医学、针灸推拿、中医骨伤及相关专业。本教材深入贯彻落实党的二十大精神，融入课程思政内容，并附有融合出版数字化资源。

本教材在“十三五”规划教材的基础上进行修编，分上编、下编和附编三个部分。上编四个单元为文选，选注医学及与医学相关的文选30篇，选文以语言规范、词汇丰富、医理清楚为原则，并参考历版教材的传统篇目，以求教学具有连贯性。按体裁分为四个单元：医家传记、医论、医著序文和杂著医案。同一单元的文章主要以时代先后为序。正文前均有“提示”，扼要说明所据版本、作者生平、著作内容及选文的内容。下编为基础知识，分为汉字、词汇、语法和修辞、句读、文意理解、古代文化常识六章。旨在结合中医药高等职业教育学生的知识结构，强化基础知识，并提高古医籍阅读水平。所用例句绝大部分出自教材文选及其他医药相关古籍。附编为“繁简字对照表”与“常用异体字表”，前者按繁体字笔画编排，便于检索；后者列出本教材中的所有异体字及中医药常用异体字，便于学习。

为锻炼学生阅读古医籍的能力，本教材文选的原文部分使用繁体字，并依所据版本保留异体字。

本教材编写分工如下：胡利军、陈晓编写上编第一单元一至七篇；王春晖编写第二单元八至十一篇；曾恩锦编写第二单元十二至十五篇；姜艳菊编写第三单元十六至十九篇；邬晓东编写第三单元二十至二十三篇；李静编写第四单元二十四至二十六篇；江俊林编写第四单元二十七至三十篇；李晓梅编写下编第一章；刘庆林编写下编第二章；孙晓编写下编第三章；高山编写下编第四章；江雨晴编写下编第五章；江琼编写下编第六章；陈香娇、余智琪编写附编繁简字对照表、常用异体字表。刘庆林、江琼审定并统稿，余智琪协助主编完成统稿相关工作。

本教材于上一版教材承袭甚多，在此谨向沙涛教授及上一版教材的各位编者致谢。

《医古文》编委会

2024年12月

目 录

附 编

上编　文　选

第一单元　医家传记

一、秦医缓和*

扫一扫，查阅本节 PPT、视频等数字资源

【提示】本文选自《左传·成公十年》和《左传·昭公元年》，据阮刻《十三经注疏》本排印，标题后加。《左传》相传为春秋晚期鲁国史官左丘明编著，是我国第一部编年体史书，起于鲁隐公元年（前 722），止于鲁悼公十四年（前 453）。该书是研究春秋时期历史的重要文献。作者善于记叙纷繁复杂的重大历史事件，刻画人物形象，对后世的文学和史学发展有着重要影响。

本文记述了秦国医生医缓、医和为晋侯诊病的两则故事。文中"晋侯梦大厉"一则有些荒诞不经，但它反映了医缓诊断的正确，治疗手段的多样，并揭露了统治阶级杀害无辜的残暴行径。医和的故事记载了"六气致病"的病因学说，同时揭露了统治阶级荒淫纵欲的腐朽生活。文中"膏肓""二竖子"等典故，一直为后世广为引用。

晉侯夢大厲，被髮及地，搏膺而踊[1]，曰："殺余孫，不義。余得請於帝矣！"壞大門及寢門而入[2]。公懼，入於室[3]。又壞户[4]。公覺，召桑田巫[5]。巫言如夢。公曰："何如？"曰："不食新矣[6]。"

[1] 晋侯：晋景公姬獳（nòu），前 599—前 581 年在位。曾听信谗言，杀掉无辜的大夫赵同、赵括，故梦见赵氏先祖来报仇。　厉：恶鬼。　被：通"披"。　搏：击打。　膺：胸。　踊：跳跃。

[2] 大门：宫门。　寝门：寝宫的门。

[3] 室：寝宫内室。

[4] 户：单扇的门。此指寝宫与室相通的门。

[5] 觉：睡醒。此指惊醒。　桑田巫：桑田的巫者。桑田，地名，今河南灵宝附近。

[6] 不食新矣：不能吃到新麦了。指死在麦收前。新，指新收获的麦子。

公疾病[1]，求醫於秦。秦伯使醫緩爲之[2]。未至，公夢疾爲二豎子[3]，曰："彼良醫也。懼傷我，焉逃之[4]？"其一曰："居肓之上，膏之下[5]，若我何？"醫至，曰："疾不可爲也。在肓之上，膏之下，攻之不可，達之不及，藥不至焉[6]，不可爲也。"公曰："良醫也！"

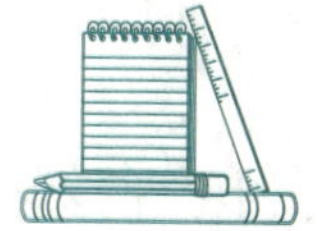

厚爲之禮而歸之[7]。

[1] 疾病：病重。古汉语中“疾”常指生一般的病，“病”常指病得很重，“疾病”连用时，专指病重。

[2] 秦伯：秦桓公，前603—前577年在位。　缓：医生的名字。　为：此指治疗。

[3] 竖子：小孩，儿童。后人称疾病为“二竖”本此。豎，“竖（竪）”的异体字。

[4] 焉：哪里。疑问代词。　逃：逃避，躲避。　之：去，往。

[5] 肓：心脏与膈膜之间。　膏：心尖脂肪。膏与肓都属人体内深层部位，针药难以达到，因又喻病重。“病入膏肓”的成语本此。

[6] 攻：指用灸法攻治。　达：指用针刺治疗。　焉：于此。兼有介词加代词的功能。

[7] 归：通“馈”，赠送。下文“厚其礼而归之”同此。

六月丙午，晉侯欲麥，使甸人獻麥，饋人爲之[1]。召桑田巫，示而殺之[2]。將食，張，如廁，陷而卒[3]。小臣有晨夢負公以登天，及日中，負晉侯出諸廁，遂以爲殉[4]。

[1] 丙午：丙午日。这是古代的干支纪日法。　欲麦：要尝新麦子。　甸人：官名，掌管公田。　馈人：宫中厨师。

[2] 示而杀之：因桑田巫曾预言其“不食新”，故出示新麦并杀之以泄愤。

[3] 张：通“胀”。　如：往，到……去。　卒（zú）：死亡。

[4] 小臣：官名。此指宫中执役的太监。　殉：殉葬，陪葬。

晉侯求醫於秦，秦伯使醫和視之[1]，曰：“疾不可爲也。是謂近女室，疾如蠱[2]。非鬼非食，惑以喪志。良臣將死，天命不佑[3]。”公曰：“女不可近乎？”對曰：“節之[4]。先王之樂，所以節百事也，故有五節[5]。遲速本末以相及[6]，中聲以降[7]。五降之後[8]，不容彈矣。於是有煩手淫聲[9]，慆堙心耳[10]，乃忘平和，君子弗聽也。物亦如之。至於煩，乃捨也已，無以生疾[11]。君子之近琴瑟[12]，以儀節也，非以慆心也。天有六氣，降生五味，發爲五色，徵爲五聲，淫生六疾[13]。六氣曰陰[14]、陽、風、雨、晦、明也。分爲四時，序爲五節，過則爲菑[15]：陰淫寒疾，陽淫熱疾，風淫末疾[16]，雨淫腹疾，晦淫惑疾[17]，明淫心疾[18]。女，陽物而晦時，淫則生内熱惑蠱之疾[19]。今君不節不時[20]，能無及此乎？”

[1] 晋侯：晋平公姬彪，前557—前532年在位，是荒淫无度的昏君。　秦伯：秦景公，前576—前537年在位。　和：医生的名字。　视：诊察。

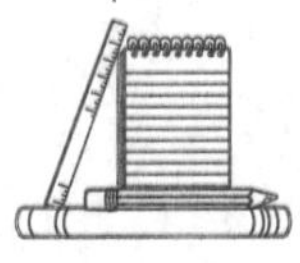

[2] 是：此，这。　谓：通“为”，因为。　女室：女色。　蛊：蛊疾。病名，

指心志沉迷惑乱的疾病，多认为或鬼或食引起，此因惑于女色所致，非通常病因，故称“疾如蛊”。

［3］良臣将死，天命不佑：此暗指良臣赵孟不能匡救君过，故将死而不为天所保佑。晋国正卿赵盾，字孟，因而其子孙多有称赵孟者，如赵武（谥文子）及其子赵成、其孙赵鞅（谥简子）、曾孙赵无恤（谥襄子），皆称赵孟。此指赵武。

［4］节：节制。下文“节百事”“以仪节也”“不节不时”同此。

［5］五节：指宫、商、角、徵、羽五声之节奏。

［6］迟速本末以相及：（五声）有迟有速，有本有末，递相连及。

［7］中声以降：奏乐时五声调和而得中和之声后，慢慢降于无声，表示一曲终了。中声，指和谐的音乐。以，而。

［8］五降：五声皆降。

［9］烦手：繁复的奏乐手法。　　淫声：杂声。

［10］慆堙（tāoyīn）心耳：指“慆心堙耳”，这是分承的修辞方法。意为使心志惑乱，使耳际充塞（杂音）。慆，惑乱。堙，堵塞。都是使动用法。

［11］“至于烦”三句：意为事情到了“烦手淫声”的程度就要舍弃它，这样才不会生病。

［12］琴瑟：古代弦乐器名。比喻女色。

［13］发：表现。　　征：验证。　　淫：过度。

［14］陰：“阴（陰）”的异体字。

［15］序：按次序排列。活用作动词。　　菑：“灾”的异体字。

［16］末疾：四肢的疾病。末，四末，即四肢。

［17］晦淫惑疾：意为夜间近女色过度，易患心神惑乱的疾病。晦，指夜晚。

［18］明淫心疾：意为白天思虑操劳过度，易患心神疲惫的疾病。明，指白昼。

［19］“女，阳物而晦时……惑蛊之疾”句：意为女人是男性之附属物，当在夜晚交欢，过度就会生内热蛊惑之病。阳，此指男性。

［20］不时：不按时，即不分昼夜地近女色。时，活用作动词。

出，告趙孟。趙孟曰：“誰當良臣？”對曰：“主是謂矣［1］。主相晉國，於今八年，晉國無亂，諸侯無闕，可謂良矣［2］。和聞之，國之大臣，榮其寵禄，任其大節［3］。有菑禍興，而無改焉，必受其咎［4］。今君至於淫以生疾，將不能圖恤社稷，禍孰大焉［5］？主不能禦，吾是以云也［6］。”趙孟曰：“何謂蠱？”對曰：“淫溺惑亂之所生也。於文，皿蟲爲蠱［7］。穀之飛亦爲蠱［8］。在《周易》，女惑男，風落山，謂之蠱［9］。皆同物也。”趙孟曰：“良醫也。”厚其禮而歸之。

［1］主是谓：宾语前置，“主”为前置的宾语，“是”为宾语前置的标志。主，指赵孟。

［2］相：辅佐。　　阙：通“缺”，缺失。

［3］荣：以……为荣。意动用法。　　大节：指关系国家安危存亡的大事。

［4］焉：之，此。代词。　　咎（jiù）：罪过，责任。

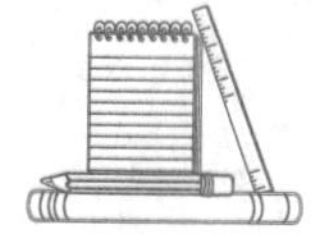

［5］图：图谋。　恤：顾念，顾恤。　社稷：本指土地神和五谷神，后代称国家。　孰：什么。　焉：于此。

［6］御：阻止，制止。　是以：因此。是，此。以，因。

［7］皿虫为蛊："蛊"会意字，由"皿""虫"二字组成。

［8］"谷之飞"句：谷物储久所生的飞虫也是蛊。

［9］"在《周易》，女惑男……谓之蛊"句：意为在《周易》中，蛊卦的含义是长女迷惑少男，风吹落木在山下。按，《周易》有蛊卦，卦象为䷑，艮上巽下，艮代少男与山，巽代长女与风。

练　习

（一）解词

1. 焉（逃之） 2.（若我）何 3. 谓（近女室） 4. 慆堙（心耳） 5. 淫（生六疾） 6.（过则为）菑 7. 晦（淫惑疾） 8.（公）疾病 9. 达（之不及） 10. 小臣（有晨）

（二）翻译

1. 晋侯梦大厉，被发及地，搏膺而踊，曰："杀余孙，不义。余得请于帝矣！"坏大门及寝门而入。公惧，入于室。又坏户。公觉，召桑田巫。巫言如梦。

2. 未至，公梦疾为二竖子，曰："彼良医也。惧伤我，焉逃之？"其一曰："居肓之上，膏之下，若我何？"医至，曰："疾不可为也。在肓之上，膏之下，攻之不可，达之不及，药不至焉，不可为也。"

3. 六月丙午，晋侯欲麦，使甸人献麦，馈人为之。召桑田巫，示而杀之。将食，张，如厕，陷而卒。小臣有晨梦负公以登天，及日中，负晋侯出诸厕，遂以为殉。

4. 于是有烦手淫声，慆堙心耳，乃忘平和，君子弗听也。物亦如之。至于烦，乃舍也已，无以生疾。君子之近琴瑟，以仪节也，非以慆心也。天有六气，降生五味，发为五色，征为五声，淫生六疾。

5. 有灾祸兴，而无改焉，必受其咎。今君至于淫以生疾，将不能图恤社稷，祸孰大焉？主不能御，吾是以云也。赵孟曰："何谓蛊？"对曰："淫溺惑乱之所生也。于文，皿虫为蛊。谷之飞亦为蛊。在《周易》，女惑男，风落山，谓之蛊。皆同物也。"赵孟曰："良医也。"厚其礼而归之。

扫一扫，查阅复习思考题答案

（三）思考

1. "疾为二竖子""在肓之上，膏之下"说的是哪两句成语？分别指什么？

2. 文中所论述的"六气"指什么？六气过度会导致哪些疾病？

3. 文中对"蛊"的解释有几种？具体是什么？

4. 文中的"阴、阳、风、雨、晦、明也。分为四时，序为五节，过则为灾：阴淫寒疾，阳淫热疾，风淫末疾，雨淫腹疾，晦淫惑疾，明淫心疾"是什么意思？

5. 文中的"天有六气，降生五味，发为五色，征为五声，淫生六疾"是什么意思？

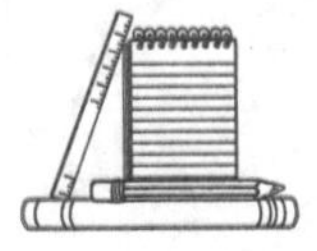

二、扁鹊传*

扫一扫，查阅本节PPT、视频等数字资源

【提示】本文选自《史记·扁鹊仓公列传》，据1959年中华书局点校本排印，并校以文渊阁四库本，有删节。《史记》作者司马迁（前145—前86？），字子长，西汉夏阳（今陕西韩城市南）人，杰出的历史学家和文学家。少而好学，壮而遍游全国，后继承其父司马谈之职，任太史令。因替投降匈奴的李陵辩解而获罪，下狱受宫刑。出狱后任中书令，遂忍辱含垢，发愤著书，耗多年心血，终完成《史记》。该书是我国第一部纪传体通史，记载了黄帝至汉武帝间长达3000多年的历史。全书分十二本纪、三十世家、七十列传、十表、八书，共130篇，善于以简练生动的语言塑造人物形象，刻画人物性格。

本文通过几则医案，生动地表现了扁鹊的医学成就。扁鹊善于综合运用望、闻、问、切四诊和汤剂、针灸、药熨、按摩等疗法，精通内、儿、妇产、五官各科，是一位医术全面、技术精湛，深受人民爱戴的医生，提出了"六不治"的治病原则和"信巫不信医"则不治的观点。

扁鵲者，勃海郡鄭人也，姓秦氏，名越人[1]。少時爲人舍長[2]。舍客長桑君過[3]，扁鵲獨奇之[4]，常謹遇之[5]。長桑君亦知扁鵲非常人也。出入十餘年，乃呼扁鵲私坐，間與語曰[6]："我有禁方[7]，年老，欲傳與公，公毋泄。"扁鵲曰："敬諾[8]。"乃出其懷中藥予扁鵲："飲是以上池之水三十日[9]，當知物矣[10]。"乃悉取其禁方書盡與扁鵲。忽然不見，殆非人也。扁鵲以其言飲藥三十日，視見垣一方人[11]。以此視病，盡見五藏癥結[12]，特以診脉爲名耳。爲醫或在齊，或在趙。在趙者名扁鵲。

[1] 扁鹊：相传黄帝时代即有神医扁鹊，但后世所说扁鹊均指东周时名医秦越人。

[2] 舍长：旅舍的主管人。

[3] 过：至，来到。下文"过虢""过小国""过齐""过邯郸"同此。

[4] 竒："奇"的异体字。认为……奇特。形容词意动用法。

[5] 谨：恭敬。　遇：接待，款待。

[6] 间（jiàn）与语：悄悄地跟他谈话。间，秘密地，悄悄地。与语，为"与之语"的省略。

[7] 禁方：秘方。

[8] 敬诺：恭敬地应诺。诺，答应的声音。

[9] 上池之水：未曾沾及地面的水，如草木上的露水。

[10] 当知物矣：应当看见鬼物了。物：鬼物。

[11] 视见垣一方人：看得见墙另一边的人。垣：矮墙。一方：另一边。

[12] 藏：同"脏（臟）"。

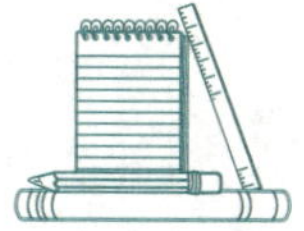

當晉昭公時，諸大夫彊而公族弱，趙簡子爲大夫，專國事[1]。簡子疾，五日不知人。大夫皆懼，於是召扁鵲。扁鵲入，視病，出，董安于問扁鵲[2]，扁鵲曰："血脈治也，而何怪[3]？昔秦穆公嘗如此，七日而寤。今主君之病與之同，不出三日必間[4]，間必有言也。"居二日半，簡子寤[5]。

[1] 晋昭公：春秋时晋国国君，姓姬名夷，前531—前526年在位。　彊："强"的异体字。　公族：诸侯或君王的同族。　赵简子：指赵鞅，又名孟。简，谥号。子，尊称。　專："专（尃）"的异体字，独揽。　国事：国家政事。

[2] 董安于：赵简子的家臣。

[3] 治：正常。形容词，与"乱"相对。　而何怪：你惊怪什么？而，你。何怪，即"怪何"。疑问代词"何"为宾语前置。

[4] 主君：对赵简子的敬称。　间（jiàn）：病愈。

[5] 居：过了，经过。　寤：醒。

其後扁鵲過虢[1]。虢太子死，扁鵲至虢宫門下，問中庶子喜方者曰[2]："太子何病，國中治穰過於衆事[3]？"中庶子曰："太子病血氣不時，交錯而不得泄，暴發於外，則爲中害[4]。精神不能止邪氣，邪氣畜積而不得泄[5]，是以陽緩而陰急[6]，故暴蹷而死[7]。"扁鵲曰："其死何如時？"曰："雞鳴至今[8]。"曰："收乎[9]？"曰："未也，其死未能半日也。""言臣齊勃海秦越人也，家在於鄭，未嘗得望精光，侍謁於前也[10]。聞太子不幸而死，臣能生之[11]。"中庶子曰："先生得無誕之乎[12]？何以言太子可生也？臣聞上古之時，醫有俞跗[13]，治病不以湯液醴灑、鑱石撟引、案扤毒熨[14]，一撥見病之應[15]，因五藏之輸[16]，乃割皮解肌，訣脈結筋，搦髓腦，揲荒爪幕[17]，湔浣腸胃，漱滌五藏，練精易形[18]。先生之方能若是，則太子可生也；不能若是，而欲生之，曾不可以告咳嬰之兒[19]！"終日，扁鵲仰天嘆曰："夫子之爲方也，若以管窺天，以郄視文[20]。越人之爲方也，不待切脈、望色、聽聲、寫形[21]，言病之所在。聞病之陽，論得其陰[22]；聞病之陰，論得其陽。病應見於大表，不出千里，決者至衆，不可曲止也[23]。子以吾言爲不誠，試入診太子，當聞其耳鳴而鼻張，循其兩股，以至於陰，當尚温也。"中庶子聞扁鵲言，目眩然而不瞚，舌撟然而不下[24]，乃以扁鵲言入報虢君。

[1] 虢（guó）：古国名。

［2］中庶子喜方者：爱好方药的中庶子。中庶子，太子的属官。“喜方”是“中庶子”的后置定语，“者”为定语后置的标志。

［3］国中治穰过于众事：国都中举行祈祷消灾的祭祀超越过其他所有的事情。国，国都。治，举行。穰，通“禳”，祈祷消灾的祭祀。过，超越，胜过。

［4］“太子病血气不时……为中害”句：太子患了血气不按时运行的病，正邪交错相争而邪气不能泄除，邪气突然在体表发作，便造成内脏受害。病，患。时，按时运行。两词均活用作动词。

［5］精神：指人体正气。　　止：制止。　　畜：同“蓄”。

［6］是以阳缓而阴急：因此精气衰微，阴邪亢盛。隂，“阴（陰）”的异体字。

［7］暴蹶：突然昏倒，不省人事。蹷，“蹶”的异体字，跌倒。

［8］鸡鸣：古代时辰的名称。相当于丑时（凌晨1～3时）。雞，“鸡（鷄）”的异体字。

［9］收：收殓（即装尸入棺）。

［10］精光：神采光泽。引申为尊容。　　侍谒：侍奉进见。

［11］生：使……生还。使动用法。

［12］先生得无诞之乎：先生您莫不是欺骗我吧？得无……乎，莫不是……吧。固定结构，也作“得毋……乎”。诞，欺骗。之，我。第一人称代词。

［13］俞跗：传说为黄帝时代名医。也写作俞拊、俞柎、俞附等。

［14］汤液：汤剂，汤药。　　醴灑：酒剂，药酒。醴（lǐ），甜酒。灑，通“釃”（shī），滤过的酒。　　镵（chán）石：镵针与砭石。　　挢（jiǎo）引：导引。古代的养生方法，主要是呼吸吐纳、屈伸手足，以使气血流通。　　案扤（wù）：按摩。案，通“按”。扤，摇动。　　毒熨（wèi）：用药物熨贴。毒，指药物。熨，药物加热在体外热敷的治病方法。

［15］一拨见病之应：一经诊察就能察知疾病所在。拨，诊察。应，疾病的感应部位。

［16］因：顺着，就着。　　输：同“腧”，腧穴。

［17］“割皮解肌……爪幕”句：割开皮肤，剖开肌肉，疏通经脉，结扎筋腱，按治髓脑，触动膏肓，疏理隔膜。诀，通“决”，疏通。脈，“脉”的异体字。搦（nuò），按摩。揲（shě），持。荒，通“肓”，膏肓。爪，同“抓”。幕，通“膜”，隔膜。

［18］湔浣（jiānhuàn）：洗涤。　　漱涤：洗涤。　　练精易形：修炼精气，矫正形容。易，改变。

［19］曾（zēng）：竟然，简直。　　咳（hái）：小儿笑声。《说文》“小儿笑”义，“咳”为正体字，“孩”为异体字。因“咳”与咳嗽之“咳”同形，所以后世表小儿笑只用“孩”，进一步引申作小孩义。

［20］以郄视文：从缝隙中看图纹。比喻见识浅陋。郄，“隙”的异体字。文，同“纹”。

［21］写形：指从外形审察病人。

［22］闻病之阳，论得其阴：诊察到病人的症状，即能推知其内在的病机。阳，指外表症状。阴，指内在病机。

［23］“病应见于大表……曲止也”句：疾病的症状应该显现在整个体表，只要病人不在千里之外，确诊的依据很多，不可一一尽述。见，同“现”，表现，显现。大表，整个体表。决者，确诊的依据。决，“决”的异体字。曲，委曲详尽。止，语气助词。

［24］“目眩然……而不下”句：眼睛昏花，不知眨动；舌头举起，不知放下。形容目

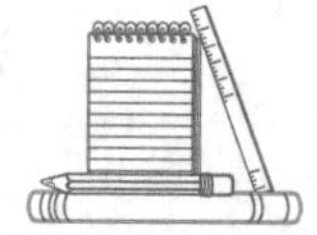

瞪口呆的样子。眩，眼睛昏花的样子。瞚，同“瞬”，眨眼。挢（jiǎo），举，翘。

虢君聞之大驚，出見扁鵲於中闕[1]，曰：“竊聞高義之日久矣[2]，然未嘗得拜謁於前也。先生過小國，幸而舉之[3]，偏國寡臣幸甚，有先生則活，無先生則棄捐填溝壑，長終而不得反[4]。”言未卒，因噓唏服臆，魂精泄横，流涕長潸，忽忽承䀹[5]，悲不能自止，容貌變更。扁鵲曰：“若太子病，所謂尸蹷者也[6]。太子未死也。”扁鵲乃使弟子子陽厲針砥石，以取外三陽五會[7]。有間[8]，太子蘇。乃使子豹爲五分之熨，以八減之齊和煮之，以更熨兩脇下[9]。太子起坐。更適陰陽，但服湯二旬而復故[10]。故天下盡以扁鵲爲能生死人。扁鵲曰：“越人非能生死人也，此自當生者，越人能使之起耳。”

[1] 中阙：宫殿的中门。

[2] 窃：私下，私自。谦辞。

[3] 幸：古汉语表示对人尊敬的副词，主语多为他人，现代汉语无确切的对应译词。如“先生何以幸教寡人？”（《史记·范雎蔡泽列传》）　举：救治。　之：指太子。

[4] 弃捐填沟壑：“死”的委婉语。捐，弃。壑，山谷。　反，同“返”。

[5] 因：就。　嘘唏：悲咽抽泣声，又写作“歔欷”。　服臆：因愤怒或哀伤而心气郁结。服，通“愊”（bì），郁结。臆，心间。　涕：眼泪。　长潸（shān）：长时间流泪。潸，“潸”的异体字，流泪。　忽忽：泪珠滚动的样子。　承䀹：（泪珠）挂在睫毛上。䀹，“睫”的异体字。

[6] 尸蹷：古病名。突然昏倒，其状如尸，但身脉犹如常人而动。

[7] 厉针砥石：研磨针石。厉，同“砺”，研磨。砥，研磨。　外：体表。此指头顶。　三阳五会：百会穴。

[8] 有间（jiàn）：有顷。

[9] 五分之熨：使药力深入体内五分的药熨。　八减之齐：古方名。减，“减”的异体字。齐，同“剂”，药剂。　更（gēng）：交替，轮换。　脇：“胁（脅）”的异体字。

[10] 更：再，又。　适：调适，调和。　但：只是。

扁鵲過齊，齊桓侯客之[1]。入朝見，曰：“君有疾在腠理[2]，不治將深。”桓侯曰：“寡人無疾。”扁鵲出，桓侯謂左右曰：“醫之好利也，欲以不疾者爲功。”後五日[3]，扁鵲復見，曰：“君有疾在血脈，不治恐深。”桓侯曰：“寡人無疾。”扁鵲出，桓侯不悦。後五日，扁鵲復見，曰：“君有疾在腸胃間，不治將深。”桓侯不應。扁鵲出，桓侯不悦。後五日，扁鵲復見，望見桓侯而退走[4]。桓侯使人問其故。扁鵲曰：“疾之居腠理也，湯熨之所及也；在血脈，針石之所及也；

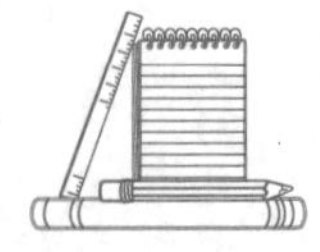

其在腸胃，酒醪之所及也[5]；其在骨髓，雖司命無奈之何[6]！今在骨髓，臣是以無請也。”後五日，桓侯體病[7]，使人召扁鵲，扁鵲已逃去。桓侯遂死。

［1］齐桓侯：《韩非子·喻老》作“蔡桓公”。　客之：把他当作客人。“客”为名词的意动用法。

［2］腠理：皮肉之间。

［3］后五日：五日后。

［4］走：跑。

［5］酒醪（láo）：药酒。醪，浊酒。

［6］司命：掌管生命之神。

［7］病：患重病。用作动词。

使聖人預知微，能使良醫得蚤從事，則疾可已[1]，身可活也。人之所病[2]，病疾多；而醫之所病，病道少。故病有六不治：驕恣不論於理，一不治也；輕身重財，二不治也；衣食不能適，三不治也；陰陽併[3]，藏氣不定，四不治也；形羸不能服藥，五不治也；信巫不信醫，六不治也。有此一者，則重難治也[4]。

扁鵲名聞天下。過邯鄲，聞貴婦人，即爲帶下醫[5]；過雒陽[6]，聞周人愛老人，即爲耳目痺醫[7]；來入咸陽，聞秦人愛小兒，即爲小兒醫：隨俗爲變。秦太醫令李醯自知伎不如扁鵲也[8]，使人刺殺之。至今天下言脈者，由扁鵲也[9]。

［1］使：假使，如果。　蚤：通“早”。及早。　从事：处理，处置。此指治疗。　已：停止。指痊愈。

［2］人之所病：人们所担忧的。病，担忧。下三个“病”字同此。

［3］阴阳并：阴阳偏亢。《素问·调经论》云：“血气未并，五脏安定。”

［4］重（zhòng）：很。

［5］贵：尊重。　带下医：妇科医生。妇女所患经带胎产诸病，多在带脉以下，故名。

［6］雒阳：洛阳。东周王都所在地，故下文言“周人”。

［7］痺：“痹”的异体字。风寒湿邪引起的关节、肌肉酸痛拘急的疾病。

［8］伎：通“技”，医技。

［9］由：遵循。

练　习

（一）解词

1. 垣（一方人）　2.（血脉）治　3. 而（何怪）　4. 毒熨　5. 咳（婴）　6. 有间　7. 厉（针）

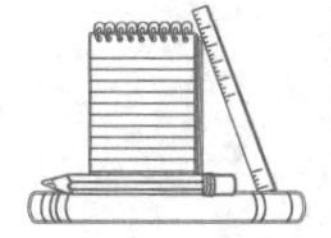

8. 客（之） 9. 蚤（从事） 10.（人之所）病 11. 带（下医） 12. 伎（不如） 13. 搦（髓脑） 14.（耳目）痺

（二）翻译

1. 当晋昭公时，诸大夫强而公族弱。赵简子为大夫，专国事。简子疾，五日不知人。大夫皆惧，于是召扁鹊。扁鹊入，视病，出，董安于问扁鹊，扁鹊曰："血脉治也，而何怪？昔秦穆公尝如此，七日而寤。今主君之病与之同，不出三日必间。"居二日半，简子寤。

2. 越人之为方也，不待切脉、望色、听声、写形，言病之所在。闻病之阳，论得其阴；闻病之阴，论得其阳。病应见于大表，不出千里，决者至众，不可曲止也。子以吾言为不诚，试入诊太子，当闻其耳鸣而鼻张，循其两股，以至于阴，当尚温也。

3. 扁鹊乃使弟子子阳厉针砥石，以取外三阳五会。有间，太子苏。乃使子豹为五分之熨，以八减之齐和煮之，以更熨两胁下。太子起坐。更适阴阳，但服汤二旬而复故。故天下尽以扁鹊为能生死人。扁鹊曰："越人非能生死人也，此自当生者，越人能使之起耳。"

4. 使圣人预知微，能使良医得蚤从事，则疾可已，身可活也。人之所病，病疾多；而医之所病，病道少。

5. 故病有六不治：骄恣不论于理，一不治也；轻身重财，二不治也；衣食不能适，三不治也；阴阳并，脏气不定，四不治也；形羸不能服药，五不治也；信巫不信医，六不治也。有此一者，则重难治也。

（三）思考

扫一扫，查阅
复习思考题答案

1."越人非能生死人也，此自当生者，越人能使之起耳"，反映了扁鹊怎样的医学观？

2. 扁鹊提出"六不治"的具体内容是什么？它对后世有何影响？

3. 怎样理解扁鹊能"视见垣一方人，以此视病，尽见五脏症结，特以诊脉为名耳"这几句话？

4. 扁鹊怎样分析虢太子的病？对虢太子采用什么样的治疗方法？

5."终日，扁鹊仰天叹曰……子以吾言为不诚，试入诊太子"体现了扁鹊什么精神？

扫一扫，查阅
本节 PPT、
视频等数字资源

三、华佗传*

【提示】本文选自《三国志·华佗传》，据 1959 年中华书局点校本排印，并校以文渊阁四库本。《三国志》作者陈寿（233—297），字承祚，巴西安汉（今四川南充）人。曾在蜀汉和晋初担任观阁令史和著作郎。《三国志》反映的是汉末魏蜀吴三国的历史，属纪传体的分国史，记事翔实，评价公允，与《史记》《汉书》《后汉书》并称为"前四史"。

本文较全面地记载了神医华佗的生平事迹和卓越的医学成就。华佗技术全面，精通各科，尤擅外科，发明"麻沸散"，施行外科大手术，比欧洲人的麻醉剂早了 1600 多年。他强调运动对于生命的意义，创立了"五禽戏"；他重视医学教育，培养了吴普、樊阿等一批优秀学生。对于华佗的不幸结局，作者字里行间流露出惋惜之情。

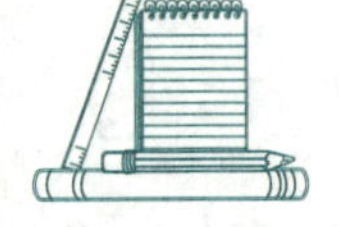

華佗，字元化，沛國譙人也，一名旉[1]。游學徐土，兼通數

經[2]。沛相陳珪舉孝廉，太尉黃琬辟，皆不就[3]。曉養性之術，時人以為年且百歲，而貌有壯容[4]。又精方藥，其療疾，合湯不過數種，心解分劑，不復稱量，煑熟便飲，語其節度，舍去，輙愈[5]。若當灸，不過一兩處，每處不過七八壯，病亦應除[6]。若當針，亦不過一兩處，下針言“當引某許，若至，語人”，病者言“已到”，應便拔針，病亦行差[7]。若病結積在內，針藥所不能及，當須刳割者，便飲其麻沸散[8]，須臾便如醉死，無所知，因破取[9]。病若在腸中，便斷腸湔洗，縫腹膏摩[10]，四五日差，不痛，人亦不自寤[11]，一月之間，即平復矣。

[1] 沛国：汉代分封的一个王国，在今安徽、江苏、河南三省交界处。　谯（qiáo）：沛国县名。今安徽亳（bó）县。按，曹操也是沛国谯县人，二人同乡。　旉：同“敷”。

[2] 游学：外出求学。　徐土：今徐州一带。　数经：多种经书。汉代一般指《诗经》《尚书》《仪礼》《周易》《春秋》等儒家五经。

[3] 沛相：沛国的相。“七国之乱”后，封国的相，由中央直接委派，掌实权。　举：推举，推荐。　孝廉：汉代选举人才的科目，孝指孝子，廉指廉士，合称孝廉。　太尉：官名。汉代掌握军权的最高长官。　辟（bì）：征召，征辟。　就：就任，到任。

[4] 养性：养生。　為：“为（爲）”的异体字。　且：将近。　歳：“岁（歲）”的异体字。

[5] 合汤：调配汤药。合，调配，调制。　分（fèn）剂：指所配药物的分量和比例。　煑：“煮”的异体字。　便：就。　语（yù）：告诉。下文“语人”“语之曰”“佗语普”同此。　节度：服药的方法和注意事项。　舍去：此指离开。下文“舍去”同此。　輙：“辄（輒）”的异体字。

[6] 壮：量词。在一个部位灸一次为一壮。　应：立即。下文“应便拔针”同此。

[7] 针：扎针，针刺。用作动词。　引某许：指针感循经络延引到某处。许，处所，此指部位。　行：将要。下文“亦行复差”同此。　差（chài）：同“瘥”，病愈。下文所有“差”同此。

[8] 刳（kū）：剖开。　饮其麻沸散：让病人饮服麻沸散。饮（yìn）：使……饮。动词的使动用法。其：此指病人。麻沸散：华佗发明的一种中药麻醉剂，后失传。

[9] 须臾：一会儿，片刻。　因：于是。

[10] 湔（jiān）洗：清洗。同义复用。　膏摩：用药膏敷摩。膏，用药膏。名词活用作状语。

[11] 人亦不自寤：病人也没有感觉。不自，无。自，词缀。用于形容词或副词后，构成双音节副词，一般不译，也可译成“地”，下文“故自刳裂”“意常自悔”“好自将爱”同此。寤，此指知觉、感觉。

故甘陵相夫人有娠六月，腹痛不安，佗視脉[1]。曰：“胎已死矣。”

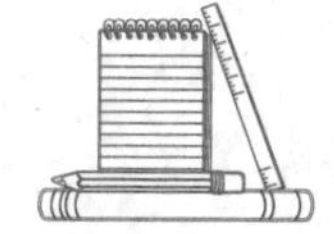

使人手摸知所在，在左則男，在右則女。人云“在左”，於是為湯下之[2]，果下男形，即愈。

縣吏尹世苦四支煩[3]，口中乾，不欲聞人聲，小便不利。佗曰：“試作熱食，得汗則愈；不汗，後三日死。”即作熱食，而不汗出。佗曰：“藏氣已絶於内，當啼泣而絶[4]。”果如佗言。

府吏兒尋、李延共止[5]，俱頭痛身熱，所苦正同。佗曰：“尋當下之[6]，延當發汗。”或難其異[7]。佗曰：“尋内實，延外實，故治之宜殊[8]。”即各與藥，明旦並起[9]。

鹽瀆嚴昕與數人共候佗，適至[10]，佗謂昕曰：“君身中佳否？”昕曰：“自如常。”佗曰：“君有急病見於面[11]，莫多飲酒。”坐畢歸，行數里，昕卒頭眩墮車，人扶將還，載歸家，中宿死[12]。

故督郵頓子獻得病已差，詣佗視脉[13]，曰：“尚虛，未得復，勿為勞事，御内即死[14]。臨死，當吐舌數寸。”其妻聞其病除，從百餘里來省之，止宿交接，中間三日發病，一如佗言[15]。

督郵徐毅得病，佗往省之。毅謂佗曰：“昨使醫曹吏劉租針胃管訖，便苦欬嗽，欲臥不安[16]。”佗曰：“刺不得胃管，誤中肝也，食當日減，五日不救[17]。”遂如佗言。

[1] 故：原来的。下文“故督邮”同此。　甘陵：县名。在今山东临清东。　视脉：诊病，看病。下文同。

[2] 下：使……下。使动用法。此指打胎。

[3] 苦：患。下文“所苦”“苦头风”“苦咳嗽”同此。　支：同“肢”。

[4] 藏气：五脏功能。藏，同“脏（臟）”。　前“绝”：丧失，衰竭。后“绝”：死亡。

[5] 兒（ní）：同“倪”，姓。　共止：一起居住。止，居住。下文“止宿交接”“止亲人舍”同此。

[6] 下：使……泻下。使动用法。

[7] 或：有人。　难（nàn）：质问，发问。　異：“异”的异体字。

[8]“寻内实”二句：原文作“寻外实，延内实”，误。《太平御览》和元刻本《类证普济本事方》引此均作“寻内实，延外实”，据改。　殊：不同。

[9] 明旦：第二天早晨。　并起：一起病愈。起，愈。

[10] 盐渎：县名。在今江苏盐城西北。　适：刚刚。

[11] 见：同“现”，表现，显现。

[12] 卒（cù）：通“猝”，突然。　堕：坠落。　将：扶。　中宿：半夜。

[13] 督邮：官名，汉代为郡守佐吏，掌督察纠举所领县违法之事。　诣（yì）：到，往。

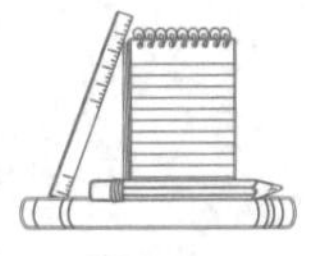

［14］劳事：房劳之事。　御内：与妻子性交。御，与女子交合。内，古代泛称妻妾，后专指妻子。

［15］省（xǐng）：看望，探望。　交接：性交。　间：间隔。　一：完全。

［16］曹吏：属吏。　胃管：中脘穴别名，在脐上四寸。　讫：毕，结束。　欬："咳"的异体字。　臥："卧"的异体字。

［17］刺不得：没刺中。　日：一天天地。活用作状语。　減："减"的异体字。

東陽陳叔山小男二歲得疾，下利常先啼，日以羸困[1]。問佗，佗曰："其母懷軀，陽氣內養，乳中虛冷，兒得母寒，故令不時愈[2]。"佗與四物女宛丸，十日即除。

彭城夫人夜之廁，蠆螫其手，呻呼無賴[3]。佗令溫湯近熱，漬手其中，卒可得寐，但旁人數為易湯，湯令煖之，其旦即愈[4]。

軍吏梅平得病，除名還家，家居廣陵，未至二百里，止親人舍[5]。有頃，佗偶至主人許，主人令佗視平，佗謂平曰："君早見我，可不至此。今疾已結，促去可得與家相見，五日卒[6]。"應時歸，如佗所刻[7]。

佗行道，見一人病咽塞，嗜食而不得下，家人車載欲往就醫[8]。佗聞其呻吟，駐車，往視，語之曰："向來道邊有賣餅家，蒜齏大酢，從取三升飲之，病自當去[9]。"即如佗言，立吐蛇一枚，縣車邊，欲造佗[10]。佗尚未還，小兒戲門前，逆見，自相謂曰："似逢我公，車邊病是也[11]。"疾者前入坐，見佗北壁縣此蛇輩約以十數[12]。

［1］东阳：县名。在今安徽天长西北。　男：儿子。　下利：腹泻。　日以：一天天地。

［2］"其母怀躯……不时愈"句：在小儿子哺乳期间，母亲又怀孕了，由于阳气需要内养胎儿，所以乳汁虚冷，导致小儿子受乳之寒，使下利病不能及时痊愈。怀躯，怀孕。令，使。不时，不能及时。

［3］彭城：县名。在今江苏铜山境内。　之：去，往。　蠆（chài）：蝎类毒虫。　螫（shì）：刺，蜇。　无赖：不堪其苦，不可忍耐。賴，"赖（賴）"的异体字。

［4］温汤：加热汤药。　卒（cù）：通"猝"，很快。　数（shuò）：多次。煖："暖"的异体字。

［5］除名：除去名籍，取消原有身份。此指退伍。　广陵：郡名。今江苏扬州。

［6］有顷：过了一会儿。　许：处。　结：深结，牢固。　促：赶紧。

［7］应时：立即。　所刻：预计的时间。刻，通"剋（今简化作克）"，限定。

［8］病：患。　车载：用车载着。车，用车。名词作状语。

［9］向来：刚才。　饼：面食的统称。　蒜齑（jī）：蒜泥。齑，切碎的姜、葱、蒜

等。　大酢（cù）：甚酸。酢，同“醋”。

［10］立：立刻，马上。　虵：“蛇”的异体字，此指人体内的寄生虫。　县：同“悬”，悬挂。下文“人命所县”同此。　造：到，往。

［11］逆见：迎面看见。逆，迎。　自相谓：自言自语。　公：指父亲。　车边病：车边悬挂的寄生虫。病，此指寄生虫。

［12］葷：“辈（輩）”的异体字。

又有一郡守病，佗以為其人盛怒則差，乃多受其貨而不加治，無何棄去，留書駡之[1]。郡守果大怒，令人追捉殺佗。郡守子知之，屬使勿逐[2]。守瞋恚既甚[3]，吐黑血數升而愈。

又有一士大夫不快[4]，佗云："君病深，當破腹取。然君壽亦不過十年，病不能殺君，忍病十歲，壽俱當盡，不足故自刳裂[5]。"士大夫不耐痛癢[6]，必欲除之。佗遂下手，所患尋差，十年竟死[7]。

廣陵太守陳登得病，胷中煩懣[8]，面赤不食。佗脉之曰[9]："府君胃中有蟲數升，欲成内疽，食腥物所為也[10]。"即作湯二升，先服一升，斯須盡服之[11]。食頃，吐出三升許蟲，赤頭皆動，半身是生魚膾也，所苦便愈[12]。佗曰："此病後三期當發[13]，遇良醫乃可濟救。"依期果發動[14]，時佗不在，如言而死。

［1］郡守：郡的太守。　货：财物。　无何：不久，不多时。　书：书信。　駡：“骂（罵）”的异体字。

［2］属使：嘱咐追赶的人。属，同“嘱”，嘱咐。

［3］瞋恚（chēnhuì）：愤怒。　既：已经。

［4］不快：不舒服，有病。

［5］不足：不值得。　故自：特地。故，特地。自，词缀。

［6］痛痒：痛。偏义复词，义偏于“痛”。

［7］寻：随即，很快。　竟：终于，果然。

［8］陈登：陈珪之子。建安二年，曹操授之以广陵太守。　胷：“胸”的异体字。　烦懑（mèn）：烦闷。

［9］脉：为……诊脉。为动用法。

［10］府君：对太守的尊称。　内疽（jū）：病名。腹内痈毒。　腥物：此指生鱼肉。腥，生肉。

［11］斯须：片刻，一会儿。

［12］食顷：吃一顿饭的时间。　许：左右。表约数。　生鱼脍：生的鱼肉丝。脍，切细的肉丝。

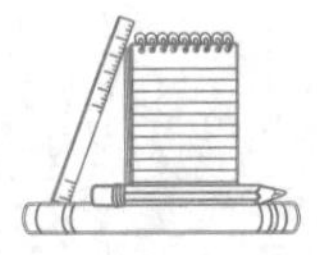

［13］后三期（jī）：三年后。期，周年。

［14］期：期限。　发动：发作。

太祖聞而召佗[1]，佗常在左右。太祖苦頭風[2]，每發，心亂目眩。佗針鬲[3]，隨手而差。

李將軍妻病甚，呼佗視脉。曰："傷娠而胎不去[4]。"將軍言："聞實傷娠，胎已去矣。"佗曰："案脉[5]，胎未去也。"將軍以為不然。佗捨去，婦稍小差。百餘日復動[6]，更呼佗。佗曰："此脉故事有胎[7]。前當生兩兒，一兒先出，血出甚多，後兒不及生。母不自覺，旁人亦不寤，不復迎[8]，遂不得生。胎死，血脉不復歸，必燥著母脊，故使多脊痛[9]。今當與湯，並針一處，此死胎必出。"湯針既加，婦痛急如欲生者。佗曰："此死胎久枯，不能自出，宜使人探之[10]。"果得一死男，手足完俱，色黑，長可尺所[11]，佗之絶技，凡此類也[12]。

[1] 太祖：指曹操。曹操死后，其子曹丕称帝，追尊谥号为武皇帝，其孙曹叡又定其庙号为太祖。

[2] 头风：病证名。一种顽固性头痛，经久不愈，时作时止，且多有并发症。

[3] 鬲：同"膈"，此指膈俞穴。

[4] 伤娠：流产。

[5] 案脉：根据脉象。案，根据。

[6] 稍：逐渐。　小：稍微。　动：发作。

[7] 故事：先例，惯例。此指按照惯例。

[8] 迎：接生，助产。

[9] 燥：干枯。　着（zhuó）：附着。　脊：此指后腹部。　多：常常。

[10] 探：摸取。

[11] 完：完备，完整。　可：大约。　尺所：一尺左右。所，表约数。

[12] 凡：皆，都。

然本作士人，以醫見業，意常自悔[1]。後太祖親理，得病篤重，使佗專視[2]。佗曰："此近難濟，恒事攻治，可延歲月[3]。"佗久遠家思歸，因曰："當得家書，方欲暫還耳[4]。"到家，辭以妻病，數乞期不反[5]。太祖累書呼，又勑郡縣發遣[6]。佗恃能厭食事，猶不上道[7]。太祖大怒，使人往檢：若妻信病，賜小豆四十斛[8]，寬假限日；若其虛詐，便收送之[9]。於是傳付許獄，考驗首服[10]。荀彧請曰："佗術實工，人命所縣，宜含宥之[11]。"太祖曰："不憂，天下當無此鼠輩耶？"遂考竟佗[12]。佗臨死，出一卷書與獄吏，曰："此可

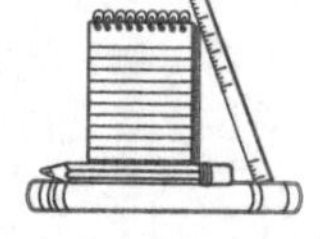

以活人[13]。”吏畏法不受，佗亦不彊，索火燒之。佗死後，太祖頭風未除。太祖曰：“佗能愈此。小人養吾病[14]，欲以自重，然吾不殺此子，亦終當不為我斷此根原耳。”及後愛子倉舒病困[15]，太祖歎曰：“吾悔殺華佗，令此兒彊死也[16]。”

［1］士人：读书人。　见业：立业。见，立。　常自：常常。自，词缀。

［2］亲理：亲自处理国事。此指曹操夺了皇权。　笃重：深重。

［3］近：大概。　恒：经常。　事：进行。

［4］远：远离。活用作动词。　当：刚刚，才。　方：正。　暂：短期。

［5］数（shuò）：多次。　乞期：请求延长假期。　反：同“返”。

［6］累：多次。　书：写信。　勑（chì）：“敕”的异体字，（皇帝）命令。“敕”本指皇帝的命令，此活用作动词。曹操虽未称帝，但史书以“太祖”呼之，故得用“敕”。　发遣：押送遣返。

［7］厌食事：厌倦拿食禄之事。指不愿意为曹操一个人服务。　犹：仍旧，还。

［8］信：的确，确实。　斛（hú）：容量单位。宋以前十斗为一斛。

［9］收：逮捕。　送：押送。

［10］传：递解，递送。　许狱：许昌的监狱。汉献帝建安元年（196），曹操将东汉都城由洛阳迁至许昌。　考验：拷问核实。　首服：供认服罪。

［11］荀彧（yù）：曹操的谋士，字文若。　工：高明。　县：同“悬”，系。　含宥（yòu）：宽恕。含，包含。宥，饶恕。

［12］考竟：在狱中处死。

［13］可以活人：指“可以（之）使人活”。以，用。后面省“之”字。活，使……活。使动用法。

［14］养：豢养。此指拖延。

［15］病困：病危。

［16］歎：“叹（嘆）”的异体字。　彊（qiǎng）死：死于非命。指活活死去。

初，軍吏李成苦欬嗽，晝夜不寐，時吐膿血，以問佗[1]。佗言：“君病腸臃[2]，欬之所吐，非從肺來也。與君散兩錢[3]，當吐二升餘膿血訖，快，自養，一月可小起，好自將愛，一年便健[4]。十八歲當一小發[5]，服此散，亦行復差。若不得此藥，故當死[6]。”復與兩錢散，成得藥去。五六歲，親中人有病如成者[7]，謂成曰：“卿今彊健，我欲死，何忍無急去藥，以待不祥[8]？先持貸我[9]，我差，為卿從華佗更索。”成與之。已故到譙，適值佗見收，忽忽不忍從求[10]。後十八歲，成病竟發，無藥可服，以至於死。

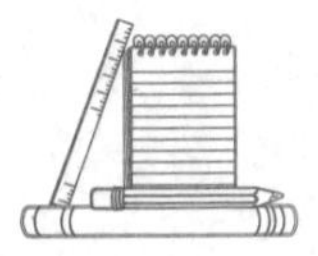

［1］初：史书都用“初”来进行补叙，上段华佗已死，此追叙生前事。　寐：原文作“寤”，误。《后汉书·华佗传》作“寐”，据改。

［2］臃："痈（癰）"的异体字，毒疮。《说文》："癰……或作臃。"

［3］散：药散。中药的一种剂型，药材打成粉末状。　钱：容量单位，也称钱匕。汉代用五铢钱量取药末至不散落为一钱匕，合今两克余。后世以"钱"为重量单位，实际分量历代不同。

［4］讫：止，完毕。　快：舒畅。　小起：稍微好转。　好自：好好地。自，词缀。　将爱：保养。将，将养，调养。

［5］十八岁：十八年后。下文"五六岁"指五六年后。

［6］故：通"固"，一定。

［7］亲中人有病如成者：亲戚中有人患了像李成一样的病。这句是定语后置，正常语序为"有病如成之亲中人"。"者"，定语后置的标志。

［8］卿：对人表示亲热的称呼。　去：通"弆"（jǔ），收藏。

［9］贷：借。

［10］已故：因此。已，通"以"。"以故"为古汉语常用固定结构。　适：正好，恰好。　值：遇到。　见：被。　收：逮捕。　忽："匆"的异体字。

廣陵吴普、彭城樊阿皆從佗學[1]。普依準佗治，多所全濟[2]。佗語普曰："人體欲得勞動，但不當使極爾[3]。動搖則穀氣得消，血脉流通，病不得生，譬猶户樞不朽是也[4]。是以古之仙者為導引之事，熊經鴟顧，引輓腰體[5]，動諸關節，以求難老。吾有一術，名五禽之戲：一曰虎，二曰鹿，三曰熊，四曰猨[6]，五曰鳥。亦以除疾，並利蹄足，以當導引。體中不快，起作一禽之戲，沾濡汗出，因上著粉，身體輕便，腹中欲食[7]。"普施行之，年九十余，耳目聰明，齒牙完堅[8]。阿善針術[9]。凡醫咸言背及胷藏之間不可妄針，針之不過四分，而阿針背入一二寸，巨闕、胷藏針下五六寸，而病輒皆瘳[10]。阿從佗求可服食益於人者，佗授以漆葉青黏散。漆葉屑一升，青黏屑十四兩，以是為率[11]。言久服去三蟲，利五藏，輕體，使人頭不白[12]。阿從其言，壽百餘歲。漆葉處所而有，青黏生於豐、沛、彭城及朝歌云[13]。

［1］吴普：著名医家，著有《吴普本草》。

［2］依准：依照。　治：治疗方法。用作名词。　多所全济：指所全济者多。主谓倒装。全，保全。济，医治好。

［3］劳动：运动，活动。　极：疲劳，疲惫。

［4］动摇：活动，运动。　譬犹：譬如。　户枢：门轴。

［5］熊经鸱（chī）顾：像熊一样攀挂，像鸱一样左右回顾。熊、鸱，名词作状语。经，悬挂，攀挂。"经"，原文作"颈"，字误，据《后汉书·华佗传》改。顾，回头看。　引輓：伸展。輓，"挽"的异体字，牵引，此指伸展。

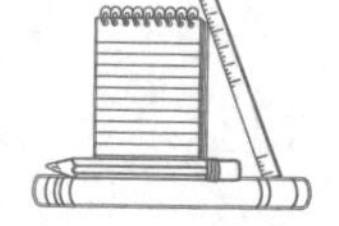

［6］五禽之戏：华佗模仿五种动物的动作而创造的保健体操。禽，鸟兽的总称。　猨："猿"的异体字。

［7］沾濡：湿润的样子。　因：于是，就。　上：体表。　著：拍，搽。

［8］耳目聪明：指耳聪目明。　齿牙完坚：指齿完牙坚。齿，门齿。牙，大牙。两句均是分承的修辞方式。

［9］善：擅长。

［10］凡：凡是，所有。　咸：都。　不过：不能超过。　巨阙：穴位名。在脐上六寸。　下：指进针。　瘳（chōu）：病愈。

［11］率（lǜ）：比例。

［12］三虫：指蛔虫、赤虫、蛲虫等多种寄生虫。　轻体：使身体轻便。轻，使……轻便。使动用法。

［13］处所：处处。　丰：汉代县名。今江苏丰县。　沛：汉代县名。今江苏沛县。　朝（zhāo）歌：汉代县名。今河南淇（qí）县。　云：语气助词，用于文章最后一句的末尾。

练　习

（一）解词

1. 苦（四支烦） 2. 之（厕） 3.（三升）许 4. 信（病） 5. 率（为率） 6.（漆叶）屑 7.（脓血）讫 8. 沾濡 9.（肠）臃 10.（熊经鸱）顾

（二）翻译

1. 一名旉，游学徐土，兼通数经。沛相陈珪举孝廉，太尉黄琬辟，皆不就。晓养性之术，时人以为年且百岁，而貌有壮容。又精方药，其疗疾，合汤不过数种，心解分剂，不复称量，煮熟便饮，语其节度。

2. 下针言"当引某许，若至，语人"，病者言"已到"，应便拔针，病亦行差。若病结积在内，针药所不能及，当须刳割者，便饮其麻沸散，须臾便如醉死，无所知，因破取。病若在肠中，便断肠湔洗，缝腹膏摩。

3. 即如佗言，立吐蛇一枚，县车边，欲造佗。佗尚未还，小儿戏门前，逆见，自相谓曰："似逢我公，车边病是也。"疾者前入坐，见佗北壁县此蛇辈约以十数。

4. 佗恃能厌食事，犹不上道。太祖大怒，使人往检：若妻信病，赐小豆四十斛，宽假限日；若其虚诈，便收送之。于是传付许狱，考验首服。荀彧请曰："佗术实工，人命所县，宜含宥之。"

5. 佗语普曰："人体欲得劳动，但不当使极尔。动摇则谷气得消，血脉流通，病不得生，譬犹户枢不朽是也。是以古之仙者为导引之事，熊经鸱顾，引挽腰体，动诸关节，以求难老。"

扫一扫，查阅复习思考题答案

（三）思考

1. 文章是怎样体现华佗不被名利所诱、不被威武所屈的精神？华佗为什么被曹操杀害？

2. 华佗的医学成就有哪些？

3. 怎样理解"然本作士人，以医见业，意常自悔"？

4. "兼通数经"与"合汤不过数种"的"数"在表意上有何不同？

5. 本文从哪几个方面说明华佗是"人命所县"的人？

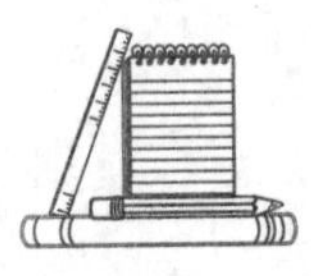

四、皇甫谧传

【提示】本文选自《晋书·皇甫谧传》，据 1959 年中华书局点校本排印，并校以文渊阁四库本，有删节。《晋书》为唐代房玄龄等人修撰。房玄龄（578—648），临淄（今属山东淄博）人。唐初名相，居相位十五年，举贤兴教，佐理朝政，后封为梁国公。《晋书》一百三十卷，记载两晋封建王朝的兴衰史，是一部纪传体的史书。

本文较详尽地记述了魏晋时期的医学家和文史学家皇甫谧的生平事迹。皇甫谧年轻时感奋叔母所教，勤力求学，博览典籍，以著述为务。中年患风痹，婴沉疴三十年，仍手不释卷，笃守其志。他不慕名利，频诏不就，终身不仕，唯道是奋，在医学、文学、史学等方面都有很高成就。病后潜心医学，撰成《针灸甲乙经》，对我国针灸学的发展作出了杰出贡献。

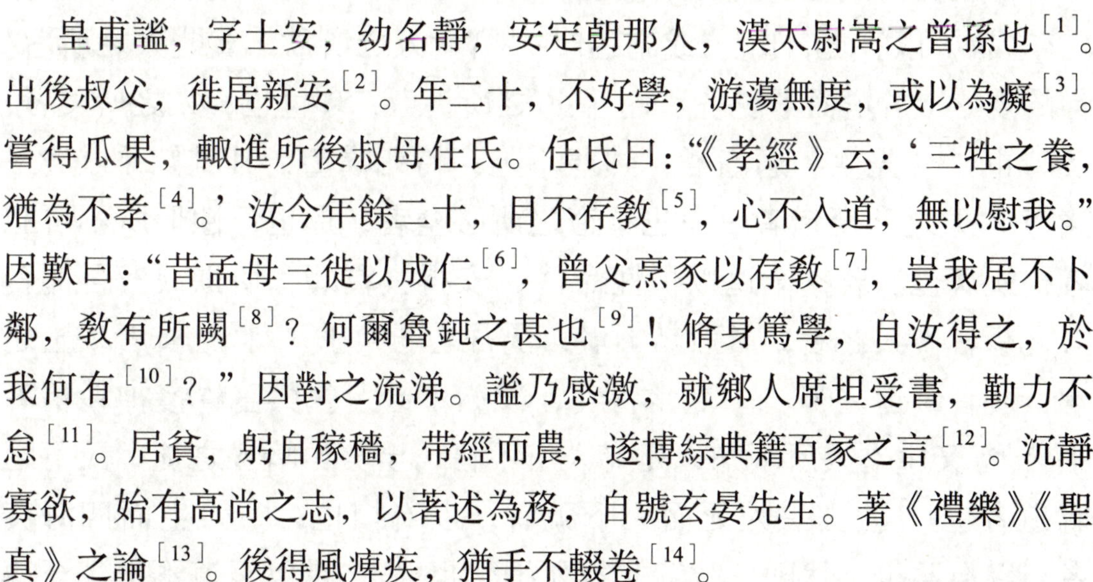

皇甫謐，字士安，幼名靜，安定朝那人，漢太尉嵩之曾孫也[1]。出後叔父，徙居新安[2]。年二十，不好學，游蕩無度，或以為癡[3]。嘗得瓜果，輒進所後叔母任氏。任氏曰："《孝經》云：'三牲之養，猶為不孝[4]。'汝今年餘二十，目不存教[5]，心不入道，無以慰我。"因歎曰："昔孟母三徙以成仁[6]，曾父烹豕以存教[7]，豈我居不卜鄰，教有所闕[8]？何爾魯鈍之甚也[9]！脩身篤學，自汝得之，於我何有[10]？"因對之流涕。謐乃感激，就鄉人席坦受書，勤力不怠[11]。居貧，躬自稼穡，带經而農，遂博綜典籍百家之言[12]。沉靜寡欲，始有高尚之志，以著述為務，自號玄晏先生。著《禮樂》《聖真》之論[13]。後得風痺疾，猶手不輟卷[14]。

[1] 安定：郡名。在今甘肃灵台。　朝（zhū）那：县名。在今甘肃平凉市西北。　汉太尉嵩：指皇甫嵩。东汉灵帝时为北地太守，以破黄巾功，领冀州牧，拜太尉。

[2] 出后叔父：过继给叔父。出后，过继，出继。下文"所后"义同。　徙：迁移，移居。下"三徙"同此。　新安：郡名。在今浙江淳安西。

[3] 或：有人。　癡："痴"的异体字。

[4] 三牲之养，犹为不孝：即使每天用三牲来奉养父母，还是不孝之子。三牲，指牛、羊、猪，这是祭祀用品。養，"养（養）"的异体字。

[5] 教："教"的异体字。

[6] 孟母三徙：相传孟子幼年时，居住环境不好，孟母为教育孟轲，三次迁居，最终使孟子有了很好的学习环境。后喻母教之德。

[7] 曾父烹豕（shǐ）：曾参（孔子弟子）的儿子闹着要随母亲去赶集，曾妻哄儿子说回家杀猪吃，儿子便不闹了。曾妻归后，发现曾参正要捕猪杀之，妻止之，说与儿戏言，曾参认为不能失信于子，终杀猪以兑现诺言。豕，猪。

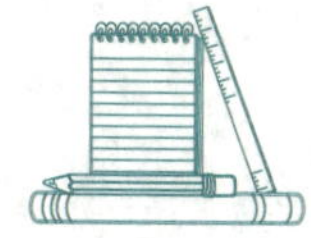

［8］卜：选择。　阙：通“缺”，缺失。

［9］何尔鲁钝之甚也：为什么你鲁莽愚钝得这么严重。尔，你。鲁钝，鲁莽愚钝。之，结构助词，连接谓语与补语。甚，严重，厉害。

［10］脩身：修养身心。脩，“修”的异体字。　笃学：专心学习。　于我何有：即“于我有何”，“何”为宾语前置。对我来说有什么（益处）呢？

［11］感激：感动激奋。　就：跟从。　席坦：人名。

［12］躬自：亲自。　稼穑（sè）：此指从事农业劳动。稼，播种。穑，收获。　农：做农活。　博综：博通。

［13］《礼乐》《圣真》：皇甫谧早年著作，已佚。

［14］痺：“痹”的异体字。　辍（chuò）：停止。

或勸謐修名廣交[1]。謐以為非聖人孰能兼存出處，居田里之中亦可以樂堯舜之道，何必崇接世利，事官鞅掌，然後為名乎[2]？作《玄守論》以答之，曰：“或謂謐曰：‘富貴人之所欲，貧賤人之所惡。何故委形待於窮而不變乎[3]？且道之所貴者，理世也；人之所美者，及時也[4]。先生年邁齒變，饑寒不贍，轉死溝壑，其誰知乎[5]？’謐曰：‘人之所至惜者，命也；道之所必全者，形也；性形所不可犯者，疾病也。若擾全道以損性命[6]，安得去貧賤存所欲哉？吾聞食人之禄者懷人之憂，形强猶不堪，況吾之弱疾乎[7]！且貧者，士之常；賤者，道之實[8]。處常得實，没齒不憂，孰與富貴擾神耗精者乎[9]？又生為人所不知，死為人所不惜，至矣！喑聾之徒，天下之有道者也[10]。夫一人死而天下號者，以為損也；一人生而四海笑者，以為益也。然則，號笑非益死損生也[11]。是以至道不損，至德不益。何哉？體足也[12]。如迴天下之念以追損生之禍，運四海之心以廣非益之病，豈道德之至乎[13]！夫唯无損，則至堅矣；夫唯無益，則至厚矣。堅，故终不損；厚，故终不薄。苟能體堅厚之實，居不薄之真，立乎損益之外，游乎形骸之表，則我道全矣[14]。’”遂不仕。耽翫典籍，忘寢與食，時人謂之“書淫”[15]。或有箴其過篤[16]將損耗精神，謐曰：“朝聞道，夕死可矣[17]。況命之脩短分定懸天乎[18]！”。

叔父有子既冠，謐年四十喪所生後母，遂還本宗[19]。

［1］修名：端正名分。此指出仕任职。

［2］出处（chǔ）：出仕为官和居家为民。　乐：以……为乐。意动用法。　崇：崇尚。　接：接近，接触。此指追求。　事官：从事官务。　鞅掌：烦劳。语出《诗·小

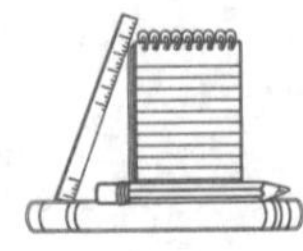

雅·北山》。

[3] 委形：犹“委身”。置身，寄身。　穷：不得志。

[4] 理世：治世。　及时：逢时。指得到有利时机。

[5] 赡（shàn）：富足。

[6] 扰全道：扰乱保全身体之道。

[7] 堪：承受。　況：“况”的异体字。

[8] 实：本质，实质。

[9] 没齿：终身。　孰与：与……相比，哪一种更好？

[10] 喑聋之徒，天下之有道者也：对外事哑口不言和充耳不闻之人，才是天底下得道之人。喑（yīn），哑。

[11] 号笑非益死损生也：号哭和欢笑并不会使死者受益，使生者受损。

[12] 体：此指道德。　足：完备，完美。

[13] 迴：“回”的异体字，扭转。　运：此指扭转，义同“回”。

[14] 苟：如果。　体：体察，领悟。　居：安处。　表：外。

[15] 耽：酷爱。　翫：“玩”的异体字，研习，研究。　滛：“淫”的异体字。

[16] 箴（zhēn）：劝告，规劝。　过笃：过于专心。笃，专心，虔诚。

[17] “朝闻道”两句：早晨得知真理，就是晚上死去也满足了。语出《论语·里仁》。

[18] 修：长。　分（fèn）定：本分所定，命定。

[19] 既冠（guàn）：已经成人。冠，古代男子年二十束发加冠，举行成人礼。　所生后母：指养育他的后母，即其叔母。

城陽太守梁柳，謐從姑子也，當之官，人勸謐餞之[1]。謐曰：“柳為布衣時過吾[2]，吾送迎不出門，食不過鹽菜。貧者不以酒肉為禮，今作郡而送之，是貴城陽太守而賤梁柳，豈中古人之道[3]？是非吾心所安也。”

[1] 城阳：郡名。在今山东莒（jǔ）县。　从姑：父亲的堂姊妹。即皇甫谧与梁柳为堂表兄弟。　之官：赴任。之，去，往。　饯之：为他饯行。饯，设酒食送行。

[2] 布衣：平民的代称。　过：来访，拜访。

[3] 作郡：担任郡太守。　贵：认为……尊贵。意动用法。　贱：认为……低贱。意动用法。　中（zhòng）：符合。

其後武帝頻下詔敦逼不已[1]。謐上疏自稱草莽臣，曰：“臣以尫弊，迷於道趣，因疾抽簪，散髮林皐，人綱不閑，鳥獸為羣[2]。陛下披榛採蘭，並收蒿艾[3]。是以皐陶振褐，不仁者遠[4]。臣惟頑蒙，備食晉粟，猶識唐人擊壤之樂，宜赴京城，稱壽闕外[5]。而小人無良，致災速禍，久嬰篤疾，軀半不仁，右脚偏小，十有九載[6]。又服寒食藥[7]，違錯節度，辛苦荼毒[8]，於今七年。隆冬裸袒食冰，

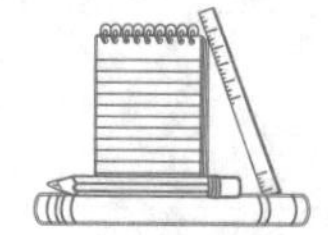

當暑煩悶，加以欬逆，或若温瘧，或類傷寒，浮氣流腫，四肢酸重。於今困劣，救命呼噏，父兄見出，妻息長訣[9]。仰迫天威，扶輿就道，所苦加焉，不任進路，委身待罪，伏枕歎息[10]。臣聞韶衛不並奏，雅鄭不兼御[11]。故郤子入周，禍延王叔[12]；虞丘稱賢，樊姬掩口[13]。君子小人，禮不同器[14]，況臣糠𪍿，糅之彫胡[15]！庸夫錦衣，不稱其服也。竊聞同命之士，咸以畢到，唯臣疾疢，抱釁牀蓐，雖貪明時，懼斃命路隅[16]。設臣不疾，已遭堯舜之世，執志箕山，猶當容之[17]。臣聞上有明聖之主，下有輸實之臣；上有在寬之政，下有委情之人[18]。唯陛下留神垂恕，更旌瓌俊[19]，索隱於傅巖[20]，收釣於渭濵[21]，無令泥滓久濁清流[22]。"謐辭切言至，遂见聽许[23]。

［1］武帝：晋武帝司马炎，265—290年在位。　敦逼：敦促逼迫。

［2］尫（wāng）："尪"的异体字，瘦弱。　弊：衰弱，疲困。　道趣：学术旨趣。　抽簪：指弃官归隐。古代官员须以簪连冠于发，故称弃官引退为抽簪。　林皋：山林。皋，土山。　人纲：人伦纲纪。　闲：同"娴"，熟悉。　羣："群"的异体字。

［3］披榛（zhēn）采兰：拔开榛丛，采摘兰花。比喻君主探访征用隐居的人才。　蒿艾：均是野草。此以蒿艾喻自己不才。

［4］皐陶（gāoyáo）：虞舜时的司法官。原为布衣，是舜从民间选拔而出。皐，"皋"的异体字。　振褐：抖掉布衣上的尘土。比喻从百姓到朝廷任官。褐，古代贫贱之人所穿的短布衣。

［5］惟：虽然。　"犹识"句：还记得唐尧时老人击壤的歌曲。传说唐尧时，有老人歌曰："日出而作，日落而息，凿井而饮，耕田而食，帝何力于我哉？"后成为歌颂太平盛世的典故。　称寿阙外：臣子在宫廷门楼下呼颂万岁。

［6］无良：无善德。　災："灾"的异体字。　速：招致。　婴：遭受，缠绕。　笃疾：重病。　不仁：麻木没有感觉。　十有九载：十九年。

［7］寒食药：指寒食散，也叫五石散。古人将紫石英、白石英、赤石脂、钟乳石、硫黄五种矿石配制起来服用，以兴奋壮阳，赶时髦等，相当于今吸毒。因五石散热性极大，服后需寒食、寒饮、寒衣，所以也称寒食散。

［8］辛苦荼毒：痛苦于寒食散的火邪毒害。

［9］呼噏：即"呼吸"。比喻时间短促。此指急迫。噏，"吸"的异体字。　见出：嫌弃我。犹"见弃"。见，代替宾语"我"，可译作"我"。出，弃。　妻息：妻子儿女。息，子女。

［10］天威：帝王的威严。　扶舆就道：扶车上路。　不任进路：不能胜任进身之路。进，进身（即入仕为官）。

［11］韶：乐曲名，相传舜所作。此喻高雅之乐。　卫：指卫乐，卫献公好淫乐而得名。此喻低俗之乐。　雅郑：雅乐和郑声，意同"韶卫"。　御：使用，应用。

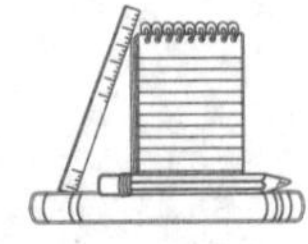

[12]“郤子入周”两句：鲁成公十六年（前575）晋师在鄢陵大败楚军。晋厉公派郤至入周报功。郤至归功于己，并重赂周大夫王叔简公。王叔即唆使在朝公卿上言周简王，擢升郤至为上卿。郤至返晋，于次年即被晋厉公处死。王叔因此而受到牵累。事见《国语·周语中》。此自嘲不祥。

[13]“虞丘称贤”两句：春秋时虞丘子做楚相十余年，未曾引贤，楚庄王却称其为贤相，招致夫人樊姬掩口窃笑。事见《列女传·楚庄樊姬》。此自嘲不贤。

[14]“君子小人”两句：君子和小人，按照礼制是不能同才使用的。

[15]穅䵖（gǒng）：谷糠麦麸。喻自己才智低劣。穅，“糠”的异体字。　糅：混杂。　彫胡：菰（gū）米。喻才高之贤士。彫，“雕”的异体字。

[16]同命之士：同时拜官之人。命，受命。　以：通“已”，已经。　疢（chèn）：热病。此泛指疾病。　抱衅：指负罪。衅，罪过。　牀：“床”的异体字。　明时：政治清明的时代。

[17]设：假使。　箕（jī）山：传说唐尧时的大贤人许由隐于箕山，后以箕山为退隐的典故。

[18]输实：竭尽忠诚。　在：存问，慰问。　委情：倾注全心。

[19]唯：希望。　垂恕：施予宽恕。　更旌瑰俊：再选拔杰出的人才。旌（jīng），识别。瓌（guī），“瑰”的异体字。

[20]索隐于傅巖：到傅岩去寻求隐士。傅岩，古地名。传说（人名）版筑于傅岩之野，殷高宗求贤，举傅说为相。巖，“岩（巖）”的异体字。

[21]收钓于渭滨：到渭水之滨访求贤士。传说姜子牙垂钓于渭滨，周文王访贤得之，后佐武王灭殷。濵，“滨（濱）”的异体字。

[22]无令泥滓久浊清流：不要让泥滓长期地把清水弄混浊。无，通“毋”，不要。泥滓，喻自己。清流，喻贤才。

[23]见：被。　听许：准许。聴，“听（聽）”的异体字。

太康三年卒，時年六十八[1]。謐所著詩、賦、誄、頌、論、難甚多[2]，又撰《帝王世紀》《年曆》《高士》《逸士》《列女》等傳，《玄晏春秋》，並重於世。門人摯虞、張軌、牛綜、席純，皆為晉名臣。

[1]太康：晋武帝司马炎年号（280—289年）。

[2]诔（lěi）：哀悼死者之文。　颂：颂扬功德之文。　论：辩说道理之文。　难（nàn）：驳诘责难之文。

练　习

（一）解词

1. 出后　2. 三牲　3. 卜（邻）　4. 感激　5. 稼穑　6. 辍（卷）　7. 鞅掌　8. 没齿　9. 孰与　10. 从（姑）　11. 饯（之）　12. 贱（梁柳）　13. 中（古人）　14.（不）闲　15. 速（祸）　16.（妻）息　17. 输实　18. 唯（陛下）　19.（更）旌　20. 诔　21.（傅）岩　22.（呼）噏　23. 厄（弊）　24. 荼毒　25. 抽簪　26. 皋陶　27. 辍（卷）

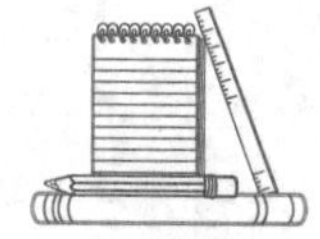

（二）翻译

1.“修身笃学，自汝得之，于我何有？”因对之流涕。谧乃感激，就乡人席坦受书，勤力不怠。居贫，躬自稼穑，带经而农，遂博综典籍百家之言。沉静寡欲，始有高尚之志，以著述为务，自号玄晏先生。

2.居田里之中亦可以乐尧舜之道，何必崇接世利，事官鞅掌，然后为名乎？作《玄守论》以答之，曰：“或谓谧曰，富贵，人之所欲；贫贱，人之所恶。何故委形待于穷而不变乎？且道之所贵者，理世也；人之所美者，及时也。”

3.谧曰：“人之所至惜者，命也；道之所必全者，形也；性形所不可犯者，疾病也。若扰全道以损性命，安得去贫贱存所欲哉？吾闻食人之禄者怀人之忧，形强犹不堪，况吾之弱疾乎！且贫者，士之常；贱者，道之实。处常得实，没齿不忧，孰与富贵扰神耗精者乎？又生为人所不知，死为人所不惜，至矣！”

4.柳为布衣时过吾，吾送迎不出门，食不过盐菜。贫者不以酒肉为礼，今作郡而送之，是贵城阳太守而贱梁柳，岂中古人之道？是非吾心所安也。

（三）思考

扫一扫，查阅复习思考题答案

1.文中以“孟母三徙以成仁，曾父烹豕以存教”比喻什么？

2.文中“武帝频下诏”，而皇甫谧终不就的原因有哪些？

3.皇甫谧认为的“道全”是什么？“体足”的含义是什么？

4.文中“韶卫不并奏，雅郑不兼御”“郤子入周，祸延王叔”“虞丘称贤，樊姬掩口”各表达的是什么意思？

5.怎样理解“至道不损，至德不益”？

扫一扫，查阅本节PPT、视频等数字资源

五、东垣老人传

【**提示**】本文选自《医史》卷五，据天一阁抄本排印。《医史》共十卷，明代李濂（1489—?）编撰，收载历代名医传记72篇。本文的作者是砚坚，即砚弥坚，一名贤，字伯固，应城（今湖北应城）人。元初名士，被招致北上，定居真定，授徒为业。旋任真定路儒学教授及国子监司业，不久即辞官还乡。著有《郧城集》。李杲（1180—1251），字明之，真定（今河北省保定市）人，晚年自号东垣老人，金元时期著名医家。中医“脾胃学说”创始人，提出“内伤脾胃，百病由生”的观点，形成了独具一格的脾胃内伤学说。著有《脾胃论》《兰室秘藏》等。

本文记述了李东垣的事迹和为人特点。李东垣虽出身富家，但洁身自爱，交结儒士，勤于学习，乐于助人，认为学医不是博取个人名利的手段，而是为了“传道医人”，并以此为标准，选定罗天益为自己的接班人，且循循善诱，悉心培养。文中某些细节描写具体生动，对李杲的治验事迹略而不书，在医家传记中别具一格。

東垣老人李君，諱杲，字明之。其先世居眞定[1]，富於金财。大定初，校籍眞定、河间，户冠兩路[2]。君之幼也，异於群兒；及長，

忠信篤敬，愼交遊，與人相接，無戲言[3]。衢间衆人以爲懽洽處，足跡未嘗到，蓋天性然也[4]。朋儕頗疾之，密議一席，使妓戲狎，或引其衣，即怒罵，解衣焚之[5]。由鄉豪接待國使，府尹聞其妙齡有守也，諷妓強之酒，不得辭，稍飲，遂大吐而出[6]。其自愛如此。受《論语》《孟子》於王内翰從之，受《春秋》於馮内翰叔獻[7]。宅有隙地，建書院，延待儒士[8]。或不給者，盡周之[9]。泰和中，歲饑，民多流亡，君極力賑救，全活者甚衆[10]。

［1］先：祖辈。　世居真定：世代居于真定。真定，今河北正定。春秋时属中山国的东垣邑，故李杲以之为号。

［2］大定：金世宗完颜雍的年号（1161—1189年）。　校（jiào）籍：查核户籍。　河间：今河北河间市。　户冠两路：指李家（财富）居真定、河间两个地区之首。冠，居于首位。路，宋元时代的地方行政区域名，元代的“路”相当于今之地区。

［3］交游：交际，交朋友。　接：交往。

［4］衢（qú）：四通八达的道路。此指街坊、街道。　欢洽处：欢乐惬意的地方。懽，“欢（歡）”的异体字。　跡：“迹（蹟）”的异体字。

［5］朋侪（chái）：朋友辈。　疾：通“嫉”，妒忌。　戏狎（xiá）：轻浮地开玩笑。狎，亲昵而不庄重。

［6］国使：国家派出的使节。此指南宋派出的使者。　守：操守；品行。　讽：用语言暗示。　强之酒：强使他（李杲）饮酒。酒，活用作动词。

［7］内翰：翰林的别称。

［8］延待：接待。

［9］不给（jǐ）：生活不丰足。给，生活丰足。　周：周济，救济。

［10］泰和：金章宗完颜璟的年号（1201—1208年）。　岁饥：年成荒歉。岁，一年的农业收成。饥，年收成很差或颗粒无收。　全：保全。

母王氏寢疾，命里中數醫拯之，温涼寒熱，其説异同。百藥備嘗，以水濟水，竟莫知爲何證而斃[1]。君痛悼不知醫而失其親，有願曰：“若遇良醫，當力學以志吾過[2]。”聞易水潔古老人張君元素，醫名天下，捐金帛詣之[3]。學數年，盡得其方法。進納得官，監濟源稅[4]。彼中民感時行疫癘，俗呼爲大頭天行[5]。醫工遍閱方書，無與對證者；出己見，妄下之，不效，復下之，比比至死[6]。醫不以爲過，病家不以爲非。君獨惻然於心，廢寢食，循流討源，察標求本，製一方，與服之，乃效。特壽之於木，刻揭於耳目聚集之地，用之者無不效[7]；時以爲仙人所傳，而鏨之於石碣[8]。

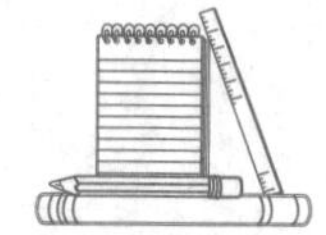

［1］寝疾：卧病，卧床不起的重疾。　里中：指同里。　异同：不同，不一致。偏

义复词，义偏于“异”。　以水济水：犹言以寒治寒。指误诊误治。

［2］愿：愿望，希望。　志：记住，牢记。

［3］名：闻名。　捐：舍弃。　诣：到，往。

［4］进纳：古代称交纳钱粮向官府买取官爵。　监：监察，主管。　济源：地名。今河南济源。在黄河以北，接近山西。

［5］大头天行：病名，又称大头瘟、大头风、大头伤寒，是感受风温时毒，邪气侵入三阴经络，以头面红肿、咽喉不利为主症的疾病。天行，流行病。

［6］比比：一个挨着一个，接连不断地。

［7］乃：竟然，居然。　寿：镌刻，镌镂。　刻揭：刻印公布。

［8］鋆（zàn）：雕刻，镌刻。　石碣（jié）：石碑。碣，圆顶的石碑。

君初不以醫爲名，人亦不知君之深於醫也。君避兵往梁，遂以醫游公卿間，其明效大驗，具載别書[1]。壬辰北渡，寓東平；至甲辰，還鄉里[2]。一日，謂友人周都運德父曰：“吾老，欲遺傳後世，艱其人奈何[3]？”德父曰：“廉臺羅天益謙甫，性行敦樸，嘗恨所業未精，有志於學，君欲傳道，斯人其可也[4]。”他日，偕往拜之。君一见曰：“汝来學覓錢醫人乎？學傳道醫人乎？”謙甫曰：“亦傳道耳[5]。”遂就學，日用飲食，仰給於君[6]。學三年，嘉其久而不倦也，予之白金二十兩[7]，曰：“吾知汝活計甚難，恐汝動心，半途而止，可以此給妻子[8]。”謙甫力辭不受。君曰：“吾大者不惜，何吝乎細？汝勿復辭。”君所期者可知矣。臨终，平日所著書檢勘卷帙[9]，以類相從，列於几前，囑謙甫曰：“此書付汝，非爲李明之、羅謙甫，蓋爲天下後世，愼勿湮没，推而行之。”行年七十有二，時辛亥二月二十五日也[10]。君殁，迄今十有七年，謙甫言猶在耳，念之益新。噫嘻！君之學，知所托矣。

［1］往梁：到汴梁去。一本作“汴梁”。今河南开封。　游：交往，交际。

［2］壬辰：金哀宗开兴元年（1232）。是年，元兵南下，大举攻金，围困汴梁。　东平：今属山东。　甲辰：1244 年。其时金已被元兵所灭。

［3］周都运德父：姓周，名都运，字德父。古人名、字连称，一般名在前，字在后。下文“罗天益谦甫”同。　遗传：一本作“道传”。据下文，似应作“传道”。　艰：难。　奈何：如何，怎么办。

［4］罗天益：字谦甫，元代医家。　尝：通“常”，常常。

［5］亦：仅仅，只是。

［6］仰给：仰赖，依赖。

［7］嘉：赞许，嘉奖。　白金：即白银。

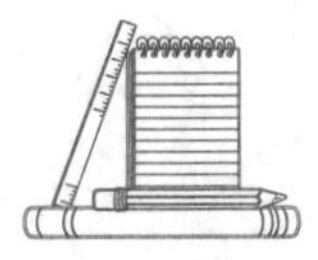

［8］活计：生计，谋生的手段。此指家庭的生活。　给（jǐ）：供给，供养。　妻子：妻儿。

［9］卷帙（zhì）：书籍。

［10］行年：经过的岁年，等于说“享年”。　辛亥：1251年。

练　习

（一）解词

1. 冠（两路） 2. 衢（间） 3. 朋侪 4. 疾（之） 5. 守（有守） 6. 讽（妓） 7. 周（之） 8. 寝疾 9. 异同 10. 志（吾过） 11. 比比 12. 寿（之） 13. 鬐（之） 14. 石碣 15. 尝（恨） 16. 亦（传道） 17. 仰给 18. 给（妻子） 19. 妻子 20. 行年 21. 卷帙 22. 活计 23. 奈何

（二）翻译

1. 君之幼也，异于群儿；及长，忠信笃敬，慎交游，与人相接，无戏言。衢间众人以为欢洽处，足迹未尝到，盖天性然也。

2. 朋侪颇疾之，密议一席，使妓戏狎，或引其衣，即怒骂，解衣焚之。由乡豪接待国使，府尹闻其妙龄有守也，讽妓强之酒，不得辞，稍饮，遂大吐而出。其自爱如此。

3. 母王氏寝疾，命里中数医拯之。温凉寒热，其说异同。百药备尝，以水济水，竟莫知为何证而毙。君痛悼不知医而失其亲，有愿曰：“若遇良医，当力学以志吾过。”

4. 君一见曰：“汝来学觅钱医人乎？学传道医人乎？”谦甫曰：“亦传道耳。”遂就学，日用饮食，仰给于君。学三年，嘉其久而不倦也，予之白金二十两。

5. “吾知汝活计甚难，恐汝动心，半途而止，可以此给妻子。”谦甫力辞不受。君曰：“吾大者不惜，何吝乎细？汝勿复辞。”君所期者可知也。临终，平日所著书检勘卷帙，以类相从，列于几前，嘱谦甫曰：“此书付汝，非为李明之、罗谦甫，盖为天下后世，慎勿湮没，推而行之。”行年七十有二，时辛亥二月二十五日也。君殁，迄今十有七年，谦甫言犹在耳，念之益新。

（三）思考

1. 李杲为何要选择学医？

2. 李杲有哪些高贵品格至今仍值得我们学习？

3. 结合现实，你是如何理解“学觅钱医人乎，学传道医人乎”的？

4. 文中通过哪些事例体现李杲的“忠信笃敬”“传道”和“医人”？

5. 李杲师从何人？著有何书？擅长治疗哪些疾病？

扫一扫，查阅
复习思考题答案

扫一扫，查阅本节 PPT、视频等数字资源

六、丹溪翁传*

【提示】本文节选自《九灵山房集》卷十，据四部丛刊本排印，有删节。作者戴良（1317—1383），字叔能，号九灵山人，浦江（今浙江浦江县）人，元代学者，通经史百家之说。著有《九灵山房集》，书中载有多篇有关医学方面的文章。

本文较全面地记述了朱丹溪的生平事迹和医学理论。首先介绍了朱氏学医的经历，其攻读《素》《难》等医学经典，深入研究刘完素、张从正、李杲等人的医学思想，“去其短而用其长”。其次介绍了朱氏“阳常有余，阴常不足”的医学观点，并通过大量医案，说明他辨证施治、不拘古方的高超医技。最后赞扬他执心以正、立身以诚、不务名利的高尚品德。

丹溪翁者，婺之義烏人也，姓朱氏，諱震亨，字彦修，學者尊之曰丹溪翁[1]。翁自幼好學，日記千言。稍長，從鄉先生治經，爲舉子業[2]。後聞許文懿公得朱子四傳之學，講道八華山，復往拜焉[3]。益聞道德性命之説，宏深粹密，遂爲專門[4]。一日，文懿謂曰：“吾卧病久，非精於醫者，不能以起之[5]。子聰明異常人，其肯游藝於醫乎[6]？”翁以母病脾，於醫亦粗習，及聞文懿之言，即慨然曰：“士苟精一藝，以推及物之仁，雖不仕於時，猶仕也[7]。”乃悉焚棄向所習舉子業，一於醫致力焉[8]。

［1］婺（wù）：婺州。今浙江金华市。　义乌：县名，属金华。　讳：“名”的委婉说法，表尊敬。　学者：学习的人，学生。　丹溪翁：朱家住义乌丹溪，故人称丹溪翁。

［2］长（zhǎng）：年龄增大。　治经：研究经学。治，研究。　举子业：有关科举考试的学业，也叫举业。

［3］许文懿公：指许谦（1270—1337），字益之，自号白云山人，金华人，元代理学家，著有《读书丛说》《白云集》等，卒谥文懿。　朱子：指南宋理学家朱熹。　四传（zhuàn）：关于《论语》《孟子》《大学》《中庸》四书的注解。传，解释经义的注解。　道：道学。也称理学。

［4］益：逐渐。　道德性命之说：我国古代哲学的一个流派。认为人、物之性都是天生的，人性是天道天理在人身上的体现。　宏深粹密：广博、深奥、专精、严密。　专门：专职研究。

［5］起之：使之起。起，愈。此是使动用法。之，我。第一人称代词。

［6］異：“异”的异体字。　其：或许，大概。　游艺：修习技艺。艺，技艺，技术。

［7］苟：如果。　以推及物之仁：用来推行由爱己而及于众人的仁爱。以，用来。及物之仁，指由爱己而及于众人的仁爱。物，万物，此指众人。　仕：做官。

［8］悉：尽，全。　向：原先，从前。　一：专一，专心。　焉：句尾语气助词。

時方盛行陳師文、裴宗元所定大觀二百九十七方[1]，翁窮晝夜是習[2]。既而悟曰[3]："操古方以治今病，其勢不能以盡合。苟將起度量，立規矩，稱權衡[4]，必也《素》《難》諸經乎！然吾鄉諸醫鮮克知之者[5]。"遂治裝出游，求他師而叩之[6]。乃渡浙河，走吴中，出宛陵，抵南徐，達建業，皆無所遇[7]。及還武林，忽有以其郡羅氏告者[8]。羅名知悌，字子敬，世稱太無先生，宋理宗朝寺人[9]，學精於醫，得金劉完素之再傳，而旁通張從正、李杲二家之説[10]，然性褊甚，恃能厭事，難得意[11]。翁往謁焉，凡數往返，不與接[12]。已而求見愈篤，羅乃進之[13]，曰："子非朱彦修乎？"時翁已有醫名，羅故知之。翁既得見，遂北面再拜以謁，受其所教[14]。羅遇翁亦甚懽，即授以劉、張、李諸書，爲之敷揚三家之旨，而一斷於經，且曰："盡去而舊學，非是也[15]。"翁聞其言，涣焉無少凝滯於胸臆[16]。居無何，盡得其學以歸[17]。

［1］方：正，正在。　"大观"八字：指《校正太平惠民和剂局方》，简称《局方》。北宋徽宗大观年间，由太医陈师文、裴宗元等将当时太医局熟药所的处方校正补充而成。

［2］翁穷昼夜是习：朱丹溪整天整夜学习它。穷，穷尽。是习，即习是。是，此。作"习"的前置宾语。

［3］既而：不久。

［4］"苟将……称权衡"句：如果要建起医学法度，确立治疗规范，符合医治准则。

［5］鲜（xiǎn）：少。　克：能。

［6］治装：整理行装。　叩：叩问，请教。

［7］浙河：钱塘江。　吴中：今江苏吴市。　宛陵：今安徽宣城。　南徐：今江苏镇江。　建业：今南京。

［8］武林：今杭州。

［9］宋理宗：南宋皇帝赵昀（yún），1225—1264年在位。　寺人：宦官，太监。

［10］刘完素：金代著名医家。刘完素、张从正、李杲、朱丹溪四人，人称"金元四大家"。　再传（chuán）：从某人的弟子受业，叫某人的再传。罗知悌从荆山浮屠学医，荆山浮屠又从刘完素学医，故云再传。　旁：广泛。

［11］褊：原指衣服狭小，后引申指心胸狭小。　恃（shì）：凭借，依仗。　厌事：厌倦于事。

［12］谒（yè）：拜见，进见。　凡：总共，总计。

［13］已而：旋即，不久。　笃：诚恳。　进之：让朱进见。进，进见。此用为使动用法。

［14］北面：面向北。古礼臣拜君、卑幼拜尊长，皆面向北行礼。　再拜：两拜。古代礼节，表示恭敬。

［15］懽："欢（歡）"的异体字。　敷扬：传授发挥。敷，传布，此指传授。

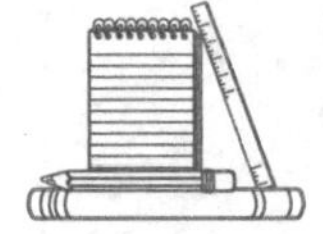

一：完全。　断：决断。　而：你，你的。　是：正确。

[16] 涣焉：解开消散的样子。　凝滞：停止流动。此指存疑。　胸臆：胸。臆，胸。同义复用。

[17] 居：过了，经过。　无何：不久，不多时。

鄉之諸醫泥陳、裴之學者，聞翁言，即大驚而笑且排，獨文懿喜曰："吾疾其遂瘳矣乎[1]！"文懿得末疾，醫不能療者餘十年，翁以其法治之，良驗[2]。於是諸醫之笑且排者，始皆心服口譽。數年之間，聲聞頓著[3]。翁不自滿足，益以三家之説推廣之。謂劉、張之學，其論臟腑氣化有六[4]，而於濕、熱、相火三氣致病爲最多，遂以推陳致新瀉火之法療之，此固高出前代矣。然有陰虛火動，或陰陽兩虛濕熱自盛者，又當消息而用之[5]。謂李之論飲食勞倦，内傷脾胃，則胃脘之陽不能以升舉，并及心肺之氣，陷入中焦[6]，而用補中益氣之劑治之，此亦前人之所無也。然天不足於西北，地不滿於東南[7]。天，陽也；地，陰也。西北之人，陽氣易於降；東南之人，陰火易於升[8]。苟不知此，而徒守其法，則氣之降者固可愈，而於其升者亦從而用之，吾恐反增其病矣。乃以三家之論，去其短而用其長，又復參之以太極之理，《易》《禮記》《通書》《正蒙》諸書之義，貫穿《内經》之言，以尋其指歸[9]。而謂《内經》之言火，蓋與太極動而生陽、五性感動之説有合[10]；其言陰道虛[11]，則又與《禮記》之養陰意同。因作《相火》及《陽有餘陰不足》二論，以發揮之。

[1] 泥（nì）：拘泥。　瘳（chōu）：病愈。

[2] 末：四肢。　余十年：十年有余。　良：的确，实在。

[3] 声闻（wèn）：声誉。闻，声誉，名声。　顿著：顿，马上。著，显露。

[4] 其论脏腑气化有六：刘完素、张从正论述脏腑感受致病之气，有风、寒、暑、湿、燥、火六种。

[5] 消息：斟酌。

[6] "则胃脘之阳"三句：那么脾胃阳气就不能升发，连及心肺之气，都陷入中焦。

[7] "天不足于……东南"句：古人以天为阳，地为阴。西北地区气候寒冷，阴盛而阳不足；东南地区气候温热，阳盛而阴不足。天不足，即阳不足；地不满，即阴不足。语见《素问·阴阳应象大论》。

[8] 阴火：指心火。《脾胃论》云："心火者，阴火也。起于下焦，其系于心。"

[9] 太极：指衍生万物之本原。　《通书》：北宋周敦颐所著《周子通书》。　《正蒙》：书名，北宋张载所著。　寻：探求，研究。　指归：主旨。

［10］五性感动：五行属性中火性恒动。

［11］阴道虚：指人体精血阴气最易损耗。《素问·太阴阳明论》："故阳道实，阴道虚。"

於是翁之醫益聞［1］。四方以病來迎者，遂輻湊於道［2］，翁咸往赴之。其所治病凡幾，病之狀何如，施何良方，飲何藥而愈，自前至今，驗者何人，何縣里，主名，得諸見聞，班班可紀［3］。

浦江鄭義士病滯下，一夕忽昏仆，目上視，溲注而汗泄［4］。翁診之，脈大無倫，即告曰："此陰虛而陽暴絶也，蓋得之病後酒且内，然吾能愈之［5］。"即命治人參膏，而且促灸其氣海［6］。頃之手動，又頃而唇動［7］。及參膏成，三飲之，甦矣［8］。其後服參膏盡數斤，病已。

天臺周進士病惡寒，雖暑亦必以綿蒙其首，服附子數日［9］，增劇。翁診之，脈滑而數，即告曰："此熱甚而反寒也。"乃以辛涼之劑，吐痰一升許，而蒙首之綿減半；仍用防風通聖飲之，愈［10］。周固喜甚，翁曰："病愈後須淡食以養胃，内觀以養神，則水可生，火可降；否則，附毒必發，殆不可救［11］。"彼不能然，後告疽發背死。

［1］闻：出名，有名。

［2］辐凑：又作"辐辏"。车辐集中于轴心。喻聚集。湊，"凑"的异体字。

［3］凡几：共多少。　主名：病主姓名。此指患者姓名。　班班：明显的样子。　纪：通"记"，记载。

［4］滞下：痢疾。　溲注：小便失禁。溲，大小便。此指小便。注，流。

［5］脉大无伦：脉虚大不整齐。伦，次序。脈："脉"的异体字。　内：御内，行房事。

［6］治：犹"修治"。炮制。　气海：穴位名。在脐下一寸五分。

［7］顷之：不久，一会儿。顷，顷刻。之，助词。　顷而：不久，一会儿。而，助词。

［8］甦："苏"的异体字。

［9］天台：县名。属浙江。　数日：原文作"数百"。"百"乃"日"之讹字。今据《格致余论》改。

［10］涼："凉"的异体字。　仍：乃，于是。　防风通圣：方名。即防风通圣散，乃刘完素《宣明论方》中方剂。　饮（yìn）之：给病人饮服。饮，使……饮。动词的使动用法。

［11］内观：犹"内视"。指不视外物，排除杂念。这是道家的修炼方法之一。　殆：恐怕。

一男子病小便不通，醫治以利藥，益甚。翁診之，右寸頗弦滑，

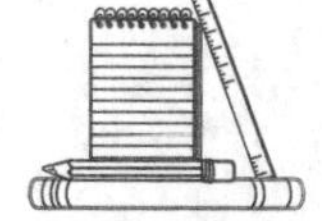

曰："此積痰病也，積痰在肺。肺爲上焦，而膀胱爲下焦，上焦閉則下焦塞，辟如滴水之器，必上竅通而後下竅之水出焉[1]。"乃以法大吐之，吐已，病如失。

一婦人產後有物不上如衣裾，醫不能喻[2]。翁曰："此子宫也，氣血虚，故隨子而下。"即與黄芪當歸之劑，而加升麻舉之，仍用皮工之法，以五倍子作湯洗濯，皺其皮[3]。少選，子宫上[4]。翁慰之曰："三年後可再生兒，無憂也。"如之。

一貧婦寡居病癩，翁見之惻然[5]，乃曰："是疾世號難治者，不守禁忌耳。是婦貧而無厚味，寡而無欲，庶幾可療也[6]。"即自具藥療之，病愈。後復投四物湯數日，遂不發動[7]。

翁之爲醫，皆此類也。

[1] 辟：通"譬"，比喻，比方。　滴水之器：指漏壶。古代利用滴水多寡来计量时间的一种仪器，也称"滴漏"。

[2] 衣裾（jū）：衣袍。《说文·衣部》："裾，衣袍也。"　喻：明白，理解。

[3] 皮工：制皮革的人。　洗濯：洗涤。濯，洗。同义复用。　皱：皱缩。

[4] 少选：犹"须臾"。一会儿。

[5] 癞：麻风病。古也称疠风。　恻然：同情的样子。

[6] 庶几：或许。

[7] 四物汤：方名。见《太平惠民和剂局方》。　数日：原文作"数百"。"百"乃"日"之讹字，径改。　发动：发作。

蓋其遇病施治，不膠於古方，而所療則中；然於諸家方論，則靡所不通[1]。他人靳靳守古，翁則操縱取捨，而卒與古合[2]。一時學者咸聲隨影附，翁教之亹亹忘疲[3]。

翁春秋既高，乃徇張翼等所請，而著《格致餘論》《局方發揮》《傷寒辨疑》《本草衍義補遺》《外科精要新論》諸書，學者多誦習而取則焉[4]。

翁簡慤貞良，剛嚴介特，執心以正，立身以誠，而孝友之行，實本乎天質[5]。奉時祀也，訂其禮文而敬泣之；事母夫人也，時其節宜以忠養之[6]。寧歉於己，而必致豐於兄弟；寧薄於己子，而必施厚於兄弟之子[7]。非其友不友，非其道不道[8]。好論古今得失，慨然有天下之憂。世之名公卿多折節下之，翁爲直陳治道，無所顧忌[9]。然但語及榮利事，則拂衣而起[10]。與人交，一以三綱五紀

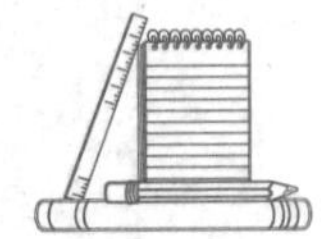

爲去就[11]。嘗曰："天下有道，則行有枝葉；天下無道，則辭有枝葉[12]。夫行，本也；辭，從而生者也。"苟見枝葉之辭，去本而末是務，輒怒溢顔面，若將浼焉[13]。翁之卓卓如是，則醫特一事而已[14]。然翁講學行事之大方，已具吾友宋太史濂所爲翁墓誌[15]，兹故不録，而竊録其醫之可傳者爲翁傳，庶使後之君子得以互考焉[16]。

[1] 盖：句首语气助词。　胶：胶着，拘泥。　靡：无，没有什么。

[2] 靳靳（jìnjìn）：拘泥的样子。　操纵取舍：比喻翁医术高明，运用自如。操，握住。纵，放开。　卒（zú）：最终，最后。

[3] 声随影附：像回声一样相随，像影子一样依附。声、影，均名词活用作状语，表示"像回声一样""像影子一样"。　亹亹（wěiwěi）：勤奋的样子。

[4] 春秋：指年龄。　徇：顺从。　取则：取为准则。

[5] 简悫（què）贞良：简朴、诚挚、坚贞、和悦。宋苏洵《谥法》云"一德不解曰简"，"行见中外曰悫"，"清白守节曰贞"，"温良好乐曰良"。　刚严：刚毅、严肃。　介特：独特不凡，清高而不随俗。　孝友：孝敬父母，友爱兄弟。　天质：自然品质。

[6] 时祀：每年四季祭祀祖先。　文：祭文。　事：侍奉。　母夫人：对母亲的尊称。　时：按时调节。活用作动词。　节宣：此指饮食起居。

[7] 歉：不足。与"丰"相反。

[8] 非其友不友，非其道不道：不是那种志同道合的人不去结交，不是正确的道理不遵循。前"友"，同志。后"友"，结交。活用作动词。后"道"，遵循。活用作动词。

[9] 折节下之：屈己向他请教。下，下问，请教。

[10] 拂衣：挥动衣服。表示愤怒。

[11] 一：完全。　三纲五纪：指三纲五常。封建社会的伦理道德准则。君臣、父子、夫妇为三纲；仁、义、礼、智、信为五常。　去就：指绝交或亲近。

[12]"尝曰……枝叶"句：曾经说：天下行正道时，那么实际行为就兴盛；天下不行正道时，那么浮夸空谈就盛行。语见《礼记·表记》。

[13] 末是务：指务末。"末"为"务"的前置宾语，"是"为宾语前置的标志。务，从事，致力，求。　浼（měi）：玷污。

[14] 卓卓：超群不凡的样子。　如是：如此。　特：仅，只是。

[15] 大方：大略，大概。　宋太史濂：指明初著名文学家宋濂，因他主修《元史》，故称太史。曾写墓志《故丹溪先生朱公石表辞》，载于《宋学士全集》卷五十，又附录于《丹溪心法》内。

[16] 兹：此，这。　两"传"字：立传。活用作动词。　庶：或许，也许。

論曰：昔漢嚴君平，博學無不通，賣卜成都[1]。人有邪惡非正之問，則依蓍龜爲陳其利害[2]。與人子言，依於孝；與人弟言，依於順；與人臣言，依於忠。史稱其風聲氣節，足以激貪而厲俗[3]。翁在婺得道學之源委，而混迹於醫[4]。或以醫來見者，未嘗不以葆精

毓神開其心[5]。至於一語一默，一出一處[6]，凡有關於倫理者，尤諄諄訓誨，使人奮迅感慨激厲之不暇[7]。左丘明有云："仁人之言，其利溥哉[8]！"信矣[9]。若翁者，殆古所謂直諒多聞之益友[10]，又可以醫師少之哉[11]？

［1］论：传记最后的总评语。　严君平：名遵，西汉蜀郡（今成都）人，卖卜于成都街头，以忠孝信义教人，终身不仕。下文所述事迹，引自《汉书·王贡两龚鲍传序》。　卖卜：以卜卦为业。

［2］蓍（shī）龟：蓍草和龟甲，古代占卜用物。　利害：祸害。偏义复词，义偏于"害"，"利"不表义。

［3］风声：风度声誉。　气节：志气节操。　激贪：抑制贪婪之风。激，抑制。　厉俗：劝勉良好的世俗。厉，同"励"。下文"激厉"同此。

［4］源委：本末。　混迹：指行踪混杂在大众间。常有隐身的意思。

［5］葆精毓（yù）神：保养精神。葆，通"保"。毓，养育。　开：启发。

［6］"一语"八字：语本《周易·系辞上》："君子之道，或出或处，或默或语。"一，或。出，出仕。处，隐退。

［7］奋迅：精神振奋，行动迅速。　激厉：受到激发勉励。　不暇：来不及。

［8］仁人之言，其利溥哉：仁德之人的教诲，它的益处真大呀！语出《左传·昭公三年》。溥，博，广大。

［9］信：确实。

［10］殆古所谓直谅多闻之益友：大概是古人所说的正直、诚信、博学的良师益友。语本《论语·季氏》。谅，诚实可信。殆：大概。

［11］少（shǎo）：轻视。

练　习

（一）解词

1. 益（闻） 2. 起（之） 3. 一（于医） 4. 克（知之者） 5. 叩（之） 6. 恃（能） 7. 进（之） 8. 居（无何） 9.（居）无何 10. 泥（陈） 11.（声）闻 12. 消息 13. 殆（不可救） 14.（能）喻 15. 少选 16. 溲（注） 17. 徇（张翼） 18. 大方 19. 溥（哉） 20. 少（之） 21. 源委 22. 奋迅 23. 信（矣） 24. 葆精毓神 25. 卓卓 26. 简慤 27. 阴道虚

（二）翻译

1. 翁自幼好学，日记千言。稍长，从乡先生治经，为举子业。后闻许文懿公得朱子四传之学，讲道八华山，复往拜焉。

2. 翁之医益闻。四方以病来迎者，遂辐凑于道，翁咸往赴之。其所治病凡几，病之状何如，施何良方，饮何药而愈，自前至今，验者何人，何县里，主名，得诸见闻，班班可纪。

3. 翁简慤贞良，刚严介特，执心以正，立身以诚，而孝友之行，实本乎天质。奉时祀也，订其礼文而敬泣之。事母夫人也，时其节宣以忠养之。宁歉于己，而必致丰于兄弟；宁薄于己子，而必施厚于兄弟之子。

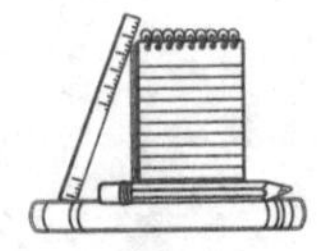

4. 与人交，一以三纲五纪为去就。尝曰：“天下有道，则行有枝叶；天下无道，则辞有枝叶。夫行，本也；辞，从而生者也。”苟见枝叶之辞，去本而末是务，辄怒溢颜面，若将浼焉。翁之卓卓如是，则医特一事而已。

5. 昔汉严君平，博学无不通，卖卜成都。人有邪恶非正之问，则依蓍龟为陈其利害。与人子言，依于孝；与人弟言，依于顺；与人臣言，依于忠。史称其风声气节，足以激贪而厉俗。

（三）思考

1. “起度量，立规矩，称权衡”是什么意思？本文为什么要引用这句话？

2. “天不足于西北，地不满于东南”的含义是什么？

3. 朱丹溪“乃以三家之论，去其短而用其长”中“三家之论”指的是什么？朱丹溪倡导的医学观点是什么？

4. 文中“许文懿公得朱子四传之学”的“四传”指的是什么？

5. 如何理解“天下有道，则行有枝叶；天下无道，则辞有枝叶”？

扫一扫，查阅复习思考题答案

七、徐灵胎先生传*

扫一扫，查阅本节 PPT、视频等数字资源

【提示】本文选自《小仓山房诗文集》卷三十四，据《四库备要》本排印。作者袁枚（1716—1797），字子才，号简斋，世称随园老人，钱塘（今浙江杭州）人，清代著名文学家。曾任江苏溧水、江浦、沭阳等地知县，后辞官，在南京小仓山下修葺随园定居。著有《随园诗话》《小仓山房诗文集》等。

本文记录了清代吴江医家徐灵胎（1693—1771）的生平事迹。传文采用倒叙法，以徐灵胎病逝作引，再为徐灵胎立传，全面记述了徐灵胎的家世、生平、品德和成就。选录的治疗病案，以表现徐灵胎“奇方异治”的创新精神；介绍治水工程，用以说明徐灵胎富有经世济民之才。赞文中点明了被卓越医技掩盖的高尚德行。文末追记作者求徐灵胎治病，初次相识之情景。传文采用第一人称，感情真挚，读来亲切动人。

乾隆二十五年，文華殿大學士蔣文恪公患病，天子訪海内名醫，大司寇秦公首薦吴江徐靈胎[1]。天子召入都[2]，命視蔣公疾。先生奏疾不可治[3]。上嘉其樸誠[4]，欲留在京師效力。先生乞歸田里，上許之。後二十年，上以中貴人有疾，再召入都[5]。先生已七十九歲，自知衰矣，未必生還，乃率其子爔載楄柎以行，果至都三日而卒[6]。天子惋惜之，賜帑金，命爔扶櫬以歸[7]。

嗚呼！先生以吴下一諸生，兩蒙聖天子蒲輪之徵，巡撫司道到門速駕，聞者皆驚且羡，以爲希世之榮[8]。余，舊史官也，與先生有撫塵之好，急思採其奇方異術，奮筆書之，以垂醫鑑而活蒼生，倉

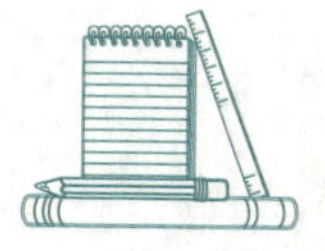

猝不可得[9]。今秋訪爔於吴江，得其《自述》《紀略》[10]，又訪諸吴人之能道先生者，爲之立傳[11]。

［1］乾隆二十五年：1760年。　文华殿：清宫殿名。　大学士：官名。为清代文臣中最高职位，主统率百官，赞理朝政。　蒋文恪：指蒋溥，字质甫，江苏常熟人。文恪是其谥号。　海内：国内，天下。　大司寇：刑部尚书的别称，主管刑狱。　秦公：指秦蕙田，字树峰，江苏无锡人。　吴江：今江苏吴江。

［2］都：京都。此指北京。

［3］奏：臣子向皇帝呈报。

［4］上：皇上。　嘉：赞许，嘉奖。　朴诚：敦厚诚实。

［5］中贵人：皇帝宠幸的宦官。　再：第二次。

［6］爔（xī）：徐灵胎之子徐爔。　楄柎（piánfù）：棺材里的垫尸板。此指棺材。　卒：死。

［7］帑（tǎng）金：国库所藏的金银。帑，国库。　扶榇（chèn）：扶棺，护棺。榇，棺材。

［8］吴下：指苏南地区。　诸生：秀才。　蒲轮：用蒲草包裹车轮的车子，可使车辆减轻震动，古代常用于礼聘贤才。此指皇帝派出的专车。　征：征召，征聘。　巡抚：清代各省最高行政官员。　司道：巡抚以下的诸如藩司、臬司、道台等官员。　速：请。希世：世上少有。为“希于世”之省略。希，通“稀”，少。

［9］抚尘之好：喻深厚的友情。抚尘，指儿童堆泥聚沙玩。　採：“采”的异体字。　異：“异”的异体字。　奋笔：挥笔。　垂：流传。　医鉴：喻医学经验。鑑，“鉴（鑒）”的异体字，镜子。　活苍生：使苍生活。活，使动用法。苍生，指百姓。　仓猝：匆忙。

［10］《自述》：指徐灵胎自己写的传记《自序》。　《纪略》：指徐灵胎第一次受召后写的《述恩纪略》。

［11］“又访诸”句：又向能讲述先生事迹的吴江人访问。定语后置句。诸，之于。之，指徐灵胎。

傳曰：“先生名大椿，字靈胎，晚自號洄溪老人。家本望族[1]。祖釚，康熙十八年鴻詞科翰林，纂修《明史》[2]。先生生有异稟，聰強過人[3]。凡星經、地志、九宫、音律[4]，以至舞刀奪槊、勾卒、嬴越之法，靡不宣究，而尤長於醫[5]。每視人疾，穿穴膏肓，能呼肺腑與之作語[6]。其用藥也，神施鬼設，斬關奪隘，如周亞夫之軍從天而下[7]。諸岐黄家目瞠心駭，帖帖讋服，而卒莫測其所以然[8]。”

［1］望族：有名望的家族。

［2］祖釚（qiú）：祖父徐釚。　鸿词科：即博学鸿词科。封建时代科举考试的科目之一，考期不固定，科目由皇帝临时决定。

［3］异稟：特殊的禀赋。稟，“禀”的异体字。　聪强：聪明强记。強，“强”的异

体字，此指记忆力好。

［4］星经：关于天文星象的书籍。　地志：关于地理的书籍。　九宫：古代一种算法。　音律：此指音乐。

［5］舞刀夺槊（shuò）：指舞刀弄枪。槊，长矛。　勾卒：古代军阵名。指作战时将部队分为两翼，作钳形前进的一种战法。　嬴越之法：指秦国、越国的攻战之法。嬴，秦多嬴姓，故代称秦国。　靡：无，没有什么。　宣究：广泛研究。

［6］穿穴膏肓：洞察脏腑。穿穴，穿过。此指洞察。膏肓，此泛指脏腑。　作语：谈话，交谈。

［7］神施鬼设：像鬼神一样地设方用药。喻处方用药神奇灵验。神、鬼，均名词作状语。　斩关夺隘：攻克关口，夺取要塞。喻用药神奇，无病不克。　周亚夫：西汉名将，以治军严谨、用兵出奇著称。

［8］岐黄家：指医家。古人以为医之始本于岐伯、黄帝，故称医家为岐黄家。　憆（chēng）：同“瞠”，瞪眼直视的样子。　帖帖：服帖顺从的样子。　詟（zhé）服：慑服。此指敬服，佩服。詟，恐惧。

蘆墟迮耕石臥病，六日不食不言，目炯炯直視[1]。先生曰：“此陰陽相搏證也[2]。”先投一劑，須臾目瞑能言；再飲以湯，竟躍然起[3]。唶曰：“余病危時，有紅黑二人纏繞作祟，忽見黑人爲雷震死，頃之，紅人又爲白虎銜去，是何祥也[4]？”先生笑曰：“雷震者，余所投附子霹靂散也；白虎者，余所投天生白虎湯也[5]。”迮驚，以爲神。

張雨村兒生無皮，見者欲嘔，將棄之。先生命以糯米作粉，糝其體，裹以絹，埋之土中，出其頭，飲以乳，兩晝夜而皮生[6]。

任氏婦患風痺，兩股如針刺[7]。先生命作厚褥，遣強有力老嫗抱持之，戒曰：“任其顛撲叫號，不許放鬆，以汗出爲度[8]。如其言，勿藥而愈[9]。”

有拳師某，與人角伎，當胸受傷，氣絶口閉[10]。先生命覆臥之，奮拳擊其尻三下，遂吐黑血數升而愈[11]。

［1］芦墟：地名，在江苏吴江县境内。　迮（zé）：姓。　臥：“卧”的异体字。　炯炯：光亮的样子。此指目光炯炯，眼睛不能闭合而眠。

［2］搏：斗。

［3］跃然：跳跃的样子。　起：病愈。

［4］唶（jiè）：赞叹声。　祥：征兆，预兆。

［5］附子霹雳散：即附子根，能回阳去寒。古称附子根为霹雳散。　天生白虎汤：西瓜瓤，能清暑解热。《本草求真》称西瓜瓤为天生白虎汤。

［6］糁（sǎn）：撒敷。　出其头：使头露出。

［7］股：大腿。

［8］妪（yù）：老年妇女。　度：限度，标准。

［9］药：服药。活用作动词。

［10］角（jué）伎：比武。角，较量。伎，通“技”。下文“伎绝”同此。

［11］覆卧之：使之覆卧。覆卧，使动用法。　尻（kāo）：屁股。

先生長身廣顙，音聲如鐘，白鬚偉然，一望而知爲奇男子[1]。少時留心經濟之學[2]，於東南水利尤所洞悉。雍正二年，當事大開塘河，估深六尺，傍塘岸起土[3]。先生爭之曰："誤矣！開太深則費重，淤泥易積，傍岸泥崩，則塘易倒。"大府是之[4]。改縮淺短，離塘岸一丈八尺起土，工費省而塘以保全[5]。乾隆二十七年，江浙大水，蘇撫莊公欲開震澤七十二港，以洩太湖下流[6]。先生又爭之曰："誤矣！震澤七十二港，非太湖之下流也。惟近城十餘港，乃入江故道，此眞下流所當開濬者[7]。其餘五十餘港，長二百餘里，兩岸室廬墳墓以萬計[8]，如欲大開，費既重而傷民實多；且恐湖泥倒灌，旋開旋塞[9]。此乃民間自濬之河，非當官應辦之河也。"莊公以其言入奏，天子是之。遂賦工屬役，民不擾而工已竣[10]。

［1］颡（sǎng）：额。　伟然：壮美的样子。

［2］经济：即“经世济民”。治理国家，济助百姓。

［3］雍正二年：1724年。　当事：执掌专项事务的当权者。此指当局，官府。　塘河：堤旁的河道。塘，堤防。　傍：靠近。

［4］大府：明清时称总督、巡抚为大府。　是之：认为他的意见正确。下“天子是之”同此。是，“认为……正确”。意动用法。

［5］改缩浅短：即“改浅缩短”。

［6］乾隆二十七年：1762年。　苏抚：江苏巡抚。　庄公：指庄有恭，字容可，号滋圃，广东番禺人。　震泽：清代县名。今属江苏，位于太湖之东。　七十二港：与太湖相通的七十二条河。　洩：“泄”的异体字。　下流：下游。

［7］故道：旧的河道。　濬（jùn）：“浚”的异体字，疏通。

［8］室庐：房屋。庐，房舍。

［9］旋：随即。副词。

［10］赋工属役：将工程交付下属的役吏办理。赋，交付。属役，下属的役吏。　竣：完成，完工。

先生隱於洄溪，矮屋百椽[1]。有畫眉泉，小橋流水，松竹鋪紛[2]。登樓，則太湖奇峰鱗羅布列，如兒孫拱侍狀[3]。先生嘯傲其間，望之疑眞人之在天際也[4]。所著有《難經經釋》《醫學源流》等

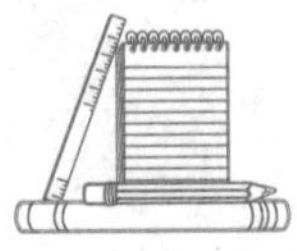

書，凡六種。其中釽剺利弊，剖析經絡，將古今醫書存其是，指其非，久行於世[5]。

子爔，字榆村，儻蕩有父風，能活人濟物，以世其家[6]。孫垣，乙卯舉人，以詩受業隨園門下[7]。

［1］隐：隐居。　洄溪：徐灵胎家乡的地名。　椽（chuán）：本指椽子。此代称房屋。

［2］画眉泉：泉名。传说西施用此泉调粉画眉，故名。　铺纷：铺陈缤纷。此为茂盛繁多貌。

［3］鳞罗：像鱼鳞一样罗列。鳞，像鱼鳞一样。用作状语。　拱：拱手。两手相合以示敬意。

［4］啸傲：放歌长啸，傲然自得。形容狂放不受拘束。　真人：道家指修养本性而得道的人，也指有养生之道而长寿的人。此处指仙人。

［5］釽剺（pīluò）利弊：即釽利剺弊，取利除弊。这是分承的修辞方式。釽，截取。剺，剔除。　剖析经络：剖析经脉和络脉。此处比喻分析来龙去脉。　是：正确之处。活用作名词。

［6］傥蕩（tǎngdàng）：潇洒超脱，亦作“傥荡”。蕩，同“荡”。　风：风度，风采。　济物：犹“济人”。救助他人。物，指自己以外的人。　世：继承。活用作动词。

［7］乙卯：指 1795 年。　受业：从师学习。　随园：指作者自己。

贊曰：“紀稱德成而先，藝成而後，似乎德重而藝輕[1]。不知藝也者，德之精華也。德之不存，藝於何有[2]？人但見先生藝精伎絶，而不知其平素之事親孝，與人忠，葬枯粟乏，造修輿梁，見義必爲，是據於德而後游於藝者也[3]。宜其得心應手，驅遣鬼神[4]。嗚呼！豈偶然哉？”

［1］“纪称”二句：古书上说品德的成就居首位，技艺的成就在其次。纪，指古书。此指《礼记》。

［2］德之不存，艺于何有：德行不存在，在技艺方面还能有什么呢？之，结构助词，取消句子的独立性。艺于何有，即“于艺有何”。何有，有何。“何”为宾语前置。

［3］事：侍奉。　亲：父母。　葬枯：埋葬无人收殓的尸骨。　粟乏：施舍粮食救济贫困的人。粟，活用作动词。乏，活用作名词。　舆梁：桥梁。　“据于德”八字：立足于品德然后从事技艺的人啊。语出《论语・述而》。

［4］宜：当然，无怪。一般用于句子开头，表示后面所述的话本当如此。

猶記丙戌秋，余左臂忽短縮不能伸，諸醫莫效[1]。乃拕舟直詣洄溪，旁無介紹，惴惴然疑先生之未必我見也[2]。不料名紙一投，蒙奓門延請，握手如舊相識，具雞黍爲歡，清談竟日，贈丹藥一丸而别[3]。故人李蓴溪迎而笑曰：“有是哉！子之幸也。使他人來此一見，

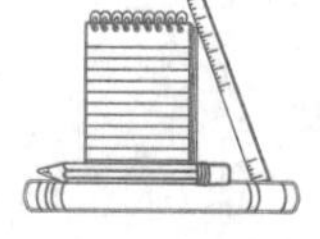

費黄金十笏矣[4]。”其爲世所欽重如此。先生好古，不喜時文，與余平素意合，故采其嘲學究俳歌一曲[5]，載《詩話》中以警世云[6]。

[1] 丙戌：1766年。　效：取效。活用作动词。

[2] 拖舟：指驾船。拕，“拖”的异体字。　诣：到，往。　惴惴（zhuì）然：忐忑不安的样子。　我见：见我。“我”为宾语前置。

[3] 名纸：名片。古亦称“名刺”。　奓（zhà）：开启。　延请：邀请。延，请。同义复用。　具鸡黍：备办饭菜。具，备办，准备。　清谈：本指空谈玄理。此指闲谈。　竟日：终日，整天。

[4] 故人：旧交，老友。　李蒪（chún）溪：指李光远，字蒪溪，吴江人。　笏（hù）：条，块。量词，用于金银、墨等。

[5] 古：此处指古文。　时文：指当时应付科举考试的八股文。　学究：指迂腐的读书人。　俳（pái）歌：古代民间舞乐。此指道情，民间说唱之一。

[6]《诗话》：指《随园诗话》。

练　习

（一）解词

1. 奏（疾） 2. 中贵人 3. 楄柎 4.（扶）椋 5. 希世 6. 抚尘 7. 医鉴 8. 苍生 9. 岐黄家 10. 愯 11. 帖帖 12. 詟服 13. 喈（曰） 14.（何）祥 15. 糁（其体） 16.（广）颡 17. 经济 18. 世（其家） 19. 名纸 20. 奓（门） 21. 拖舟 22.（十）笏 23. 钡剳 24. 鳞罗 25. 傥荡 26. 清谈 27. 时文

（二）翻译

1. 每视人疾，穿穴膏肓，能呼肺腑与之作语。其用药也，神施鬼设，斩关夺隘，如周亚夫之军从天而下。诸岐黄家目愯心骇，帖帖詟服，而卒莫测其所以然。

2. 芦墟迮耕石卧病，六日不食不言，目炯炯直视。先生曰：“此阴阳相搏证也。”先投一剂，须臾目瞑能言；再饮以汤，竟跃然起。喈曰：“余病危时，有红黑二人缠绕作祟，忽见黑人为雷震死，顷之，红人又为白虎衔去，是何祥也？”

3. 有拳师某，与人角伎，当胸受伤，气绝口闭。先生命覆卧之，奋拳击其尻三下，遂吐黑血数升而愈。

4. 纪称德成而先，艺成而后，似乎德重而艺轻。不知艺也者，德之精华也。德之不存，艺于何有？人但见先生艺精伎绝，而不知其平素之事亲孝，与人忠，葬枯粟乏，造修舆梁，见义必为，是据于德而后游于艺者也。宜其得心应手，驱遣鬼神。呜呼！岂偶然哉？

5. 不料名纸一投，蒙奓门延请，握手如旧相识，具鸡黍为欢，清谈竟日，赠丹药一丸而别。故人李蒪溪迎而笑曰：“有是哉！子之幸也。使他人来此一见，费黄金十笏矣。”其为世所钦重如此。

扫一扫，查阅复习思考题答案

（三）思考

1. 本传文用什么手法写徐灵胎的生平事迹？
2. 文章中哪些方面反映出徐灵胎的高尚品质？
3. 本文通过什么事件表明徐灵胎富有经世济民的才干？
4. 文中用“神施鬼设，斩关夺隘，如周亚夫之军从天而下”说明什么？
5. 谈谈你对“德”“艺”是如何理解的。

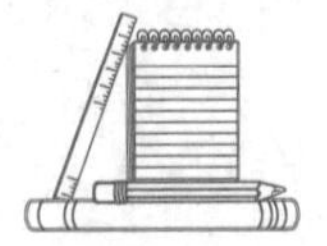

第二单元 医 论

八、养生论*

扫一扫，查阅本节 PPT、视频等数字资源

【提示】本文选自《嵇中散集》卷三，据明黄省曾刻本，并参照《昭明文选》中华书局 1997 年影印本排印。作者嵇康（223—263），字叔夜，谯郡铚（今安徽宿县西南）人，三国魏文学家、思想家、音乐家。因曾任中散大夫，世称“嵇中散”。为“竹林七贤”之一，与阮籍齐名。能诗善文，以文见长。嵇康崇尚老庄之学，信奉服食养生之道，主张回归自然，厌恶儒家的繁琐礼教，后遭诬陷，为司马昭所杀。今传《嵇中散集》十卷。

本文围绕“导养得理，以尽性命”可以长寿的论点，反复强调“形恃神以立，神须形以存”的形神互依关系，运用一系列具体事例，从正反两个方面论述修性保神和服食养身两种互相关联的养生方法，说明唯有摒除物欲，坚持不懈，方能获效。文章波澜起伏，含义深远，感染力强。

世或有謂神仙可以學得，不死可以力致者[1]；或云上壽百二十，古今所同，過此以往，莫非妖妄者[2]。此皆兩失其情[3]。請试粗論之。

夫神仙雖不目見，然記籍所載，前史所傳，較而論之，其有必矣[4]。似特受异氣，禀之自然，非積學所能致也[5]。至於導養得理[6]，以盡性命，上獲千餘歲，下可數百年，可有之耳。而世皆不精，故莫能得之。

[1] 或：有人。　　致：获得，实现。

[2] 上寿：高寿。指最长的寿命。　　莫非：没有一个不是。　　妖妄：虚假。

[3] 此：指上文的两种说法。　　情：实情。

[4] 目见：亲眼见到。目，用眼睛。活用作状语。　　较：通“皎”，明白，清楚。

[5] 自然：天然。　　积学：长期学习。

[6] 导养：导气养性。道家的养生之术。

何以言之？夫服藥求汗，或有弗獲；而愧情一集，涣然流離[1]。終朝未餐，則囂然思食；而曾子銜哀，七日不飢[2]。夜分而坐，則低迷思寢；内懷殷憂，則達旦不瞑[3]。勁刷理鬢，醇醴發顏，僅乃

得之；壮士之怒，赫然殊觀，植髮衝冠[4]。由此言之，精神之於形骸，猶國之有君也。神躁於中，而形喪於外，猶君昏於上，國亂於下也。

[1] 或：有时。 涣然流离：大汗淋漓。涣，水盛的样子。流离，淋漓。

[2] 终朝：整个早晨。 嚣然：饥饿的样子。嚣，通“枵”，空虚。 曾子：名参，字子舆，孔子学生，以孝著称，因亲丧而七日未食。 衔：含。引申为藏在心里。

[3] 夜分：夜半。 低迷：昏昏沉沉，模模糊糊。 殷忧：深忧。 瞑：通“眠”。下文“榆令人瞑”同此。

[4] 劲刷：梳子。古代多用竹木制成，比棕毛刷坚硬，故称劲刷。 醇醴：厚味酒，烈酒。 赫然：盛怒的样子。 殊观：不同的景象。此指不同于常人的怒容。 植：竖起，树立。

夫爲稼於湯之世[1]，偏有一溉之功者，雖終歸於燋爛，必一溉者後枯。然则，一溉之益固不可誣也[2]。而世常謂一怒不足以侵性，一哀不足以傷身，輕而肆之，是猶不識一溉之益，而望嘉穀於旱苗者也[3]。是以君子知形恃神以立，神須形以存，悟生理之易失[4]，知一過之害生。故修性以保神，安心以全身，愛憎不棲於情，憂喜不留於意，泊然無感，而體氣和平；又呼吸吐納，服食養身，使形神相親，表裏俱濟也[5]。

夫田種者，一畝十斛，謂之良田，此天下之通稱也[6]。不知區種可百餘斛[7]。田、種一也，至於樹養不同，則功效相懸[8]。謂商無十倍之價[9]，農無百斛之望，此守常而不變者也。

[1] 为稼：种庄稼。 汤：商代开国的君王。传说商汤时曾大旱七年。

[2] 然则：“既然这样，那么”。 诬：抹杀，以有为无。

[3] 侵：伤害。 轻而肆之：轻率地放纵情欲。轻，轻率。肆，放纵。 嘉谷：好的庄稼。

[4] 生理：养生之理。

[5] 栖：留。 泊：恬静，淡泊。 亲：亲附，结合。

[6] 田种（zhòng）：散播漫种的耕作方法。种，动词。 斛（hú）：古代容量单位。宋以前十斗为一斛，南宋末改为五斗。

[7] 区种：把作物种在带状低畦或方形浅穴的小区内，精耕细作，集中施肥、灌水，适当密植的耕作方法。

[8] 种（zhǒng）：种子。名词。 树养：种植管理的方法。

[9] 价：此指利润。

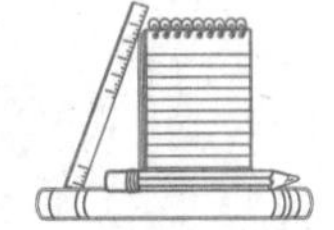

且豆令人重，榆令人瞑[1]，合歡蠲忿，萱草忘憂[2]，愚智所共知

也。薰辛害目，豚魚不養[3]，常世所識也。虱處頭而黑[4]，麝食柏而香[5]，頸處險而癭[6]，齒居晉而黄[7]。推此而言，凡所食之氣，蒸性染身[8]，莫不相應。豈惟蒸之使重而無使輕，害之使暗而無使明，薰之使黄而無使堅，芬之使香而無使延哉[9]？

故神農曰“上藥養命，中藥養性”者[10]，誠知性命之理，因輔養以通也。而世人不察，惟五穀是見，聲色是耽[11]，目惑玄黄，耳務淫哇[12]。滋味煎其府藏，醴醪鬻其腸胃，香芳腐其骨髓，喜怒悖其正氣，思慮銷其精神，哀樂殃其平粹[13]。夫以蕞爾之軀，攻之者非一塗[14]，易竭之身，而外内受敵。身非木石，其能久乎[15]？

[1] 且：句首语气助词。　重：身体重滞。《神农本草经》言黑大豆“久服令人身重”。　榆：植物名。亦称白榆。《神农本草经》言其皮、叶皆能“疗不眠”。

[2] 合欢：树皮入药，能除郁解闷。《神农本草经》言其“安五脏，和心志，令人欢乐无忧”。　蠲（juān）：消除。　萱草：古人以为可以使人忘忧的一种草。也叫忘忧草。

[3] 薰辛：腥膻辛辣的肉、菜等食物。此指大蒜（依李善说）。薰，通“荤”。　豚鱼：指河豚。李时珍言其“不中食”。

[4] 虱处头而黑：《抱朴子》认为头虱着身则渐白，身虱着头则渐黑。

[5] 柏：此指柏叶。陶弘景言麝“常食柏叶”。

[6] 颈处险而瘿：生活在山区的人，颈部易生瘿。因山区多轻水。《吕氏春秋・尽数》：“轻水所，多秃与瘿人。”险，通“岩”，山崖。瘿，颈项部生长的肿瘤，类似甲状腺肿大一类病。

[7] 齿居晋而黄：生活在晋地（今山西一带）的人，牙齿易变黄。因晋地产枣。李时珍言“啖枣多，令人齿黄生䘌（nì）”，可参。

[8] 蒸性染身：熏陶情志，影响形体。

[9] 芬：香气。此指香气侵袭。　延：当为“脡”（据黄省曾注）。脡，生鱼肉酱。此指腥臭味。

[10] “故神农……者”句：所以《神农本草经》说：“上品药能延年益寿，中品药能陶冶性情。”

[11] “惟五谷”两句均为宾语前置，正常语序应为“惟见五谷，耽声色”，“是”宾语前置的标志。声色，指歌舞和女色。耽，沉溺。

[12] 玄黄：《周易・坤卦・文言》有“天玄而地黄”句，后以“玄黄”代称天地。此泛指自然界的事物，以应上文“惟五谷是见”。　淫哇：淫邪不正之声。哇，淫声。

[13] 鬻：通“煮”，煎熬，腐蚀。此指伤害。　悖：扰乱。　销：消耗。　殃：危害，残害。　平粹：宁静纯粹的情绪。

[14] 蕞尔：小的样子。尔，词尾。　涂：同“途”，途径，道路。

[15] 其：难道，岂。

其自用甚者，飲食不節，以生百病；好色不倦，以致乏絶。風

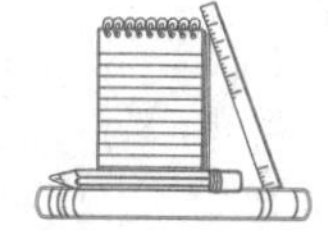

寒所災，百毒所傷，中道夭於衆難[1]。世皆知笑悼，謂之不善持生也[2]。至於措身失理，亡之於微，積微成損，積損成衰，從衰得白，從白得老，從老得終，悶若无端[3]。中智以下，謂之自然。縱少覺悟，咸歎恨於所遇之初，而不知慎衆險於未兆[4]。是由桓侯抱將死之疾，而怒扁鵲之先見[5]，以覺痛之日爲受病之始也。害成於微，而救之於著，故有無功之治；馳騁常人之域，故有一切之壽[6]。仰觀俯察[7]，莫不皆然。以多自證，以同自慰，謂天地之理，盡此而已矣。縱聞養生之事，則斷以所見，謂之不然；其次狐疑，雖少庶幾，莫知所由[8]；其次自力服藥，半年一年，勞而未驗，志以厭衰，中路復廢[9]。或益之以畎澮，而泄之以尾閭，欲坐望顯報者[10]；或抑情忍欲，割棄榮願，而嗜好常在耳目之前，所希在數十年之後，又恐兩失，内懷猶豫，心戰於内，物誘於外，交賒相傾，如此復敗者[11]。

夫至物微妙，可以理知，難以目識。譬猶豫章生七年[12]，然後可覺耳。今以躁競之心，涉希靜之塗[13]，意速而事遲，望近而應遠，故莫能相終。

夫悠悠者既以未效不求，而求者以不專喪業，偏恃者以不兼無功，追術者以小道自溺[14]。凡若此類，故欲之者萬無一能成也。

[1] 自用：只凭自己主观意图行事，不听劝告。　中道：中途。此指生命的中途。

[2] 笑悼：可笑又可哀。　持生：养生。

[3] 措身：安身。　亡：失，疏忽。　闷若无端：迷迷糊糊地不知衰亡的原因。闷若，犹“闷闷然”，愚昧的样子。无端，无因。

[4] 纵：纵使，即使。　少：稍微。　未兆：尚未显露征兆。兆，征兆，苗头。

[5] “是由”两句：事见《扁鹊传》。由，通“犹”，好似。

[6] 驰骋：纵马奔驰。引申为奔竞，趋附。　一切：一时，短时。

[7] 仰观俯察：指全面观察。

[8] 庶：庶慕，仰慕。　几：微。此指养生的精妙。　所由：所从，如何做。

[9] 自力：尽自己的力量。　劳：辛劳，辛苦。　志：志向。此指养生的志向。　以：通“已”，已经。

[10] 畎浍（quǎnkuài）：田间水沟。同义复用。畎，田中小沟。浍，田中水沟。　尾闾：传说中海水所归之处。此以“畎浍”喻补益之少，以“尾闾”喻消耗之多。

[11] 所希：此指养生的效验。希，希求。　战：交战，斗争。　交：近。此指物质嗜好之近。　赊：远。此指养生效验之远。　倾：倾轧，排挤。

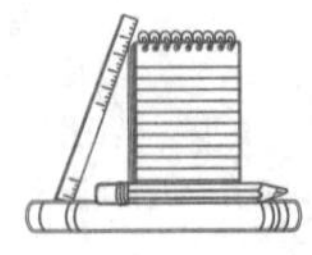

[12] 豫：枕木。　章：樟木。《史记·司马相如列传》张守节《正义》：“二木生至七

年，枕、章乃可分别。”

［13］希静：无声。此指清心寡欲的修养。

［14］悠悠：众多。 “偏恃”句：作者认为修性保神和服食养身是两种互相联系的养生方法，应配合进行，偏执其一，则难获功效。 追：求。 溺：沉迷。

善養生者則不然也，清虛静泰[1]，少私寡欲。知名位之傷德，故忽而不營，非欲而彊禁也[2]；識厚味之害性，故棄而弗顧，非貪而後抑也。外物以累心不存，神氣以醇泊獨著[3]，曠然無憂患，寂然無思慮[4]。又守之以一，養之以和，和理日濟，同乎大顺[5]。然後蒸以靈芝，潤以醴泉，晞以朝陽，綏以五絃，無爲自得，體妙心玄，忘歡而後樂足，遺生而後身存[6]。若此以往，庶可與羡門比壽，王喬爭年[7]，何爲其無有哉。

［1］清虚静泰：指心地清净，行动安和。

［2］营：求。

［3］累：带累，使受害。 存：留意，关注。 醇泊：淳朴恬静。醇，淳朴，淳厚。泊，恬静，淡泊。

［4］旷然：开朗的样子。 寂然：心神安静的样子。

［5］守之以一：即“守一”。道家修养之术，谓专一精思以通神。语出《庄子·在宥》：“我守其一以处其和，故我修身千二百岁矣，吾形未常衰。”《抱朴子·地真》：“守一存真，乃能通神。”一，专一。 大顺：指安定的境界。语见《老子·第六十五章》。

［6］醴泉：甘美的泉水。 晞（xī）：晒。 绥：安抚。 五弦：此指乐器。 无为：清静虚无，顺应自然，道家称为“无为”。 体妙心玄：身体轻妙，心境高远。玄，奥妙，微妙。引申为深沉静默。

［7］庶：几乎，差不多。 羡门：神话人物。事见《史记·秦始皇本纪》。 王乔：即王子乔。神话人物。一说名晋，字子晋，相传为周灵王太子，喜吹笙作凤凰鸣声，为浮丘公引往嵩山修炼，三十余年后升天而去。事见《列仙传》。

练 习

（一）解词

1. 较（而） 2. 流离 3. 嚣（然） 4. 衔（哀） 5. 殷（忧） 6.（不可）诬 7. 玄黄 8. 淫哇 9. 蕞（尔） 10.（一）涂 11. 自用 12. 措（身） 13. 一切 14. 畎浍 15. 尾闾 16. 交赊 17. 晞（以） 18.（不）存 19.（守之以）一 20. 绥（然） 21. 庶 22. 旷然 23. 五弦 24. 醇泊 25. 悠悠 26. 清虚静泰

（二）翻译

1. 夫以蕞尔之躯，攻之者非一涂，易竭之身，而外内受敌。身非木石，其能久乎？

2. 世人不察，惟五谷是见，声色是耽，目惑玄黄，耳务淫哇。滋味煎其腑脏，醴醪鬻其肠胃，香芳腐其骨髓，喜怒悖其正气，思虑销其精神，哀乐殃其平粹。

3. 清虚静泰，少私寡欲。知名位之伤德，故忽而不营，非欲而强禁也；识厚味之害性，

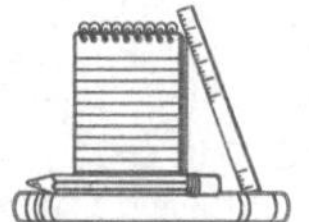

故弃而弗顾，非贪而后抑也。外物以累心不存，神气以醇泊独著，旷然无忧患，寂然无思虑。又守之以一，养之以和，和理日济，同乎大顺。然后蒸以灵芝，润以醴泉，晞以朝阳，绥以五弦，无为自得。

4. 纵少觉悟，咸叹恨于所遇之初，而不知慎重险于未兆。是由桓侯抱将死之疾，而怒扁鹊之先见，以觉痛之日为受病之始也。害成于微，而救之于著，故有无功之治；驰骋常人之域，故有一切之寿。

5. 仰观俯察，莫不皆然。以多自证，以同自慰，谓天地之理，尽此而已矣。纵闻养生之事，则断以所见，谓之不然；其次狐疑，虽少庶几，莫知所由；其次自力服药，半年一年，劳而未验，志以厌衰，中路复废。或益之以畎浍，而泄之以尾闾，欲坐望显报者；或抑情忍欲，割弃荣愿，而嗜好常在耳目之前，所希在数十年之后，又恐两失，内怀犹豫。

扫一扫，查阅复习思考题答案

（三）思考

1. 文中指出哪两种自我养生方法？

2. “夫田种者，一亩十斛，谓之良田，此天下之通称也。不知区种可百余斛。”此句说明了什么养生道理？

3. “清虚静泰，少私寡欲。知名位之伤德，故忽而不营，非欲而强禁也”是什么意思？

4. “故修性以保神，安心以全身，爱憎不栖于情，忧喜不留于意，泊然无感，而体气和平；又呼吸吐纳，服食养身，使形神相亲，表里俱济也”指出了哪些养生方法？

5. 怎样理解“夫至物微妙，可以理知，难以目识。譬犹豫章生七年，然后可觉耳”这句话？

6. “旷然无忧患，寂然无思虑。又守之以一，养之以和，和理日济，同乎大顺”是什么意思？

扫一扫，查阅本节 PPT、视频等数字资源

九、大医精诚*

【提示】本文选自《备急千金要方》，据1955年人民卫生出版社影印北宋刻本排印。作者孙思邈（581—682），京兆华原（今陕西耀县）人，隋唐间著名医药学家。他博涉经史百家学术，儒佛道医，无所不通。终身不仕，隐居山林，行医民间，世称“孙真人”“药王”。一生著述很多，主要有《备急千金要方》和《千金翼方》各三十卷（合称《千金方》）。孙思邈以为“人命至重，有贵千金，一方济之，德逾于此，故以为名”。《千金方》是我国现存最早的一部临床实用百科全书。

本文为有关医德规范论述的千古名篇。孙思邈认为，要成为一名大医，必须做到两点：一是“精”，即医术要精湛。医道是“至精至微之事”，医者必须“博极医源，精勤不倦”。二是“诚”，即医德要高尚。作者从“心”“体”“法”三方面，对大医提出了严格的要求。这些看法至今仍有一定的教育意义。

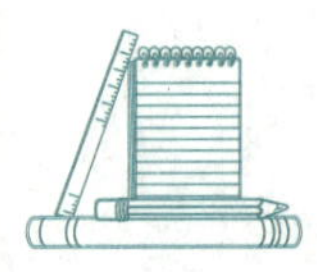

張湛曰：“夫經方之難精，由來尚矣[1]。”今病有内同而外异，亦有内异而外同，故五臟六腑之盈虚，血脈榮衛之通塞，固非耳目之所察，必先診候以審之[2]。而寸口關尺，有浮沈絃緊之亂[3]；俞穴流注，有高下淺深之差[4]；肌膚筋骨，有厚薄剛柔之异。惟用心精微者，始可與言於兹矣[5]。今以至精至微之事，求之於至麤至淺之思，其不殆哉[6]？若盈而益之，虚而損之，通而徹之，塞而壅之，寒而冷之，熱而温之，是重加其疾，而望其生，吾見其死矣[7]。故醫方卜筮，藝能之難精者也，既非神授，何以得其幽微[8]？世有愚者，讀方三年，便謂天下無病可治；及治病三年，乃知天下無方可用。故學者必須愽極醫源，精勤不倦，不得道聽途説，而言醫道已了，深自誤哉[9]！

［1］张湛：字处度，东晋学者，撰有《养生集要》和《列子注》。　经方：通常指《伤寒杂病论》等书中的方剂。此泛指医道。　尚：久远。

［2］今：犹“夫”。句首语气助词。　荣卫：营卫。荣，通“营”。　固：本来。　候：脉象，脉候。

［3］寸口关尺：指寸、关、尺。手腕上的脉诊部位称为寸口，分为寸、关、尺三部。寸口，此指寸。　浮沈弦紧：泛指各种脉象。浮脉，“举之有余，按之不足”。沈，同“沉”。沉脉，“举之不足，按之有余”。弦脉，“举之无有，按之如弓弦状”。紧脉，“数如切绳状”。

［4］俞穴：即腧穴。泛指人体脏腑经络气血输注出入的部位。俞，通“腧”。　流注：指经络气血运行灌注。　高下：高低。

［5］始可与言于兹矣：才可在这方面跟他讨论。“与言于兹”为“与之言于兹”之省略。兹，此。

［6］今：如果，若。　于：以，用。　麤：“粗”的异体字。　其不殆哉：怎么不危险呢？

［7］盈：满。指实证。　彻：通彻，通利。使动用法，下“冷”亦使动用法。　是：此。指代上述六种误治法。　而：通“尔”，你。

［8］卜筮（bǔshì）：古代占卜术。用龟甲叫卜，用蓍（shī）草叫筮，合称卜筮。　艺能之难精者也：即“难精之艺能者也”定语后置，意为“是难以精通的技能呀”。

［9］学者：学习的人。　愽极：广泛深入研究。形容词用如动词。愽，“博”的异体字。　道听途说：在道路上听到，在道路上传说。泛指没有根据的传闻。道、途，皆是名词作状语。　了：穷尽。

凡大醫治病，必當安神定志，無欲無求，先發大慈惻隱之心，誓願普救含靈之苦[1]。若有疾厄來求救者，不得問其貴賤貧富，長幼妍蚩，怨親善友，華夷愚智，普同一等，皆如至親之想[2]。亦不得瞻前顧後，自慮吉凶，護惜身命。見彼苦惱，若己有之，深心悽愴，勿避嶮巇、晝夜、寒暑、飢渴、疲勞，一心赴救，無作功夫形迹之心[3]。如此可爲蒼生大醫，反此則是含靈巨賊[4]。自古名賢治病，

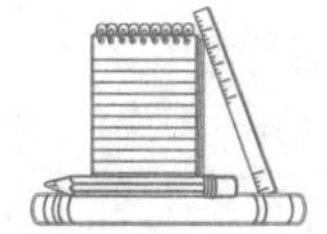

多用生命以濟危急，雖曰賤畜貴人，至於愛命，人畜一也[5]。損彼益己，物情同患，況於人乎[6]！夫殺生求生，去生更遠[7]。吾今此方所以不用生命爲藥者，良由此也[8]。其蝱蟲、水蛭之屬，市有先死者，則市而用之，不在此例[9]。只如雞卵一物，以其混沌未分，必有大段要急之處，不得已隱忍而用之[10]。能不用者，斯爲大哲，亦所不及也。其有患瘡痍、下痢，臭穢不可瞻視，人所惡見者，但發慙愧悽憐憂恤之意，不得起一念蔕芥之心，是吾之志也[11]。

[1] 大医：指品德高尚、医术精湛的医生。　发：产生。　大慈：谓心肠极其慈善。佛教用语。　恻隐：怜悯，同情。　含灵：人类。佛教名词。

[2] 疾厄：疾苦，疾病。此指患疾病之人。厄，困苦。　妍蚩（yánchī）：美丑。妍，姣美。蚩，同“媸”，丑陋。　怨亲善友：谓关系亲疏。　华夷：中外。夷，少数民族。

[3] 悽：“凄”的异体字。　险巇（xī）：艰险崎岖。巇，“险（險）”的异体字。　无：通“毋”，不要。　作：产生。　功夫：时间。此指耽搁时间。　形迹：世故。此指婉言推辞。

[4] 苍生：百姓。

[5] 生命：指除人以外的活物。　贱畜贵人：认为牲畜低贱，人类贵重。贱、贵，均意动用法。　一：同一，一样。

[6] 物情同患：生物之情共同厌恶的。患，厌恨。

[7]“夫杀生”两句：杀害生命来求得生存，背离生存之道更远。

[8] 生命：指活物。　良：的确，确实。

[9] 蝱：“虻”的异体字。　前“市”：市场。　后“市”：购买。名词活用为动词。

[10] 鸡卵：鸡蛋。雞，“鸡（鷄）”的异体字。　混沌：天地未分时的状态。此指鸡雏成形前的状态。　大段：重要，紧要。与下文“要急”同义复用。　隐忍：克制忍耐。

[11] 其：若，如果。　疮痍（yí）：疮疡。痍，创伤。　慙：“惭（慚）”的异体字。　一念：一丝，些许。　蔕芥：微小的梗阻。喻郁积在胸中的怨恨或不快。蔕，“蒂”的异体字。

夫大醫之體，欲得澄神内視，望之儼然，寬裕汪汪，不皎不昧[1]。省病診疾，至意深心；詳察形候，纖毫勿失；處判針藥，無得參差[2]。雖曰病宜速救，要須臨事不惑[3]。惟當審諦覃思，不得於性命之上，率爾自逞俊快，邀射名譽，甚不仁矣[4]！又到病家，縱綺羅滿目，勿左右顧眄[5]；絲竹湊耳，無得似有所娱[6]；珍羞迭薦，食如無味[7]；醽醁兼陳，看有若無[8]。所以爾者，夫壹人向隅，滿堂不樂，而況病人苦楚，不離斯須[9]，而醫者安然懽娱，傲然自得，茲乃人神之所共恥，至人之所不爲[10]。斯蓋醫之本意也。

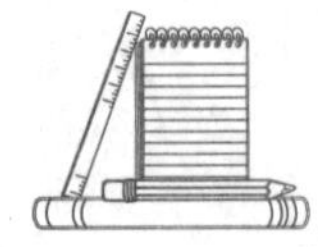

［1］体：体态，风度。 澄神：静心。 内视：指不视外物，排除杂念。 俨然：庄重的样子。 宽裕：气度宽宏。 汪汪：水宽大的样子。此喻胸怀宽广。 不皎不昧：此指不卑不亢。皎，明亮，此指傲慢。昧，昏暗，此指卑微。

［2］省（xǐng）：诊察。 参差（cēncī）：不一致。此指差错。

［3］冝："宜"的异体字。

［4］审谛：全面审察。审，详尽。谛，审察。 覃思：深思。覃，深。 率尔：草率的样子。 逞：炫耀。 邀射：追求。邀，求。射，追求。同义复用。 名誉：名声和赞誉。

［5］又：再者。 绮（qǐ）罗：指美女。绮罗本指绫罗绸缎，后代称穿着绮罗的贵妇、美女。 顾眄（miǎn）：犹"顾盼"。顾，回头看。眄，斜看。

［6］丝竹：指音乐。丝，指弦乐；竹，指管乐。 凑：进入。

［7］珍羞：贵重珍奇的食品，亦作"珍馐"。"羞"同"馐"，古今字。 迭：轮流，交替。 荐：进献。

［8］醽醁（línglù）：美酒名。 兼陈：同时陈列。

［9］尔：这样。 向隅："向隅而泣"的缩语。对着墙角哭泣。

［10］恥："耻"的异体字。 至人：思想道德等方面达到最高境界的人。

夫爲醫之法，不得多語調笑，談謔諠譁，道說是非，議論人物，衒燿聲名，訾毁諸醫，自矜己德［1］。偶然治差一病，則昂頭戴面，而有自許之皃，謂天下無雙，此醫人之膏肓也［2］。

老君曰［3］："人行陽德，人自報之；人行陰德，鬼神報之［4］。人行陽惡，人自報之；人行陰惡，鬼神害之。"尋此貳途，陰陽報施，豈誣也哉［5］？所以醫人不得恃己所長，專心經略財物，但作救苦之心，於冥運道中，自感多福者耳［6］。又不得以彼富貴，處以珍貴之藥，令彼難求，自衒功能，諒非忠恕之道［7］。志存救濟，故亦曲碎論之，學者不可恥言之鄙俚也［8］。

［1］谈谑（xuè）：谈笑。谑，开玩笑。 喧哗：大声吵闹。諠，"喧"的异体字。譁，"哗（嘩）"的异体字。 道：说。 衒："炫"的异体字。 燿："耀"的异体字。 訾（zǐ）毁：诋毁，诽谤。同义复用。訾，诋毁。 矜（jīn）：夸耀。

［2］差：同"瘥"（chài），病愈。 戴面：仰面。 许：赞许。 皃："貌"的异体字。 膏肓：喻不可救药的恶劣行径。

［3］老君：指老子。姓李，名耳，春秋时思想家，道家学派的创始人。唐代乾封元年追尊为"玄元皇帝"，武后改曰"老君"，俗称"太上老君"。

［4］阳德：指公开做的有德于人的行为。 阴德：指暗中做的有德于人的行为。 报：回报。

［5］寻：探求，研究。 阴阳报施：指上文所云阳施则有阳报，阴施则有阴报。 诬：欺骗。

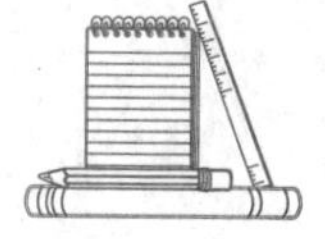

［6］经略：谋取。　作：产生。　冥运道中：迷信者称人死后所处的阴间世界。

［7］谅：确实；实在。　忠恕之道：儒家的伦理思想。忠，待人忠诚。恕，推己及人。

［8］救济：救世济民。　曲碎：琐碎。　耻：认为……耻辱。意动用法。　鄙俚：粗俗。

练　习

（一）解词

1. 尚（矣）　2. 恻隐　3. 含灵　4. 妍蚩　5. 市（而用之）　6. 大段　7. 隐忍　8. 内视　9. 参差　10. 覃（思）　11. 邀射　12. 名誉　13. 顾眄　14. 丝竹　15. 珍羞　16. 迭（荐）　17. 经略　18. 谅（非）　19. 救济　20. 耻（言）　21. 差　22. 经略　23. 寻　24. 戴面　25. 膏肓　26. 醽醁　27. 蒂芥　28. 险巇

（二）翻译

1. 寸口关尺，有浮沉弦紧之乱；俞穴流注，有高下浅深之差；肌肤筋骨，有厚薄刚柔之异。惟用心精微者，始可与言于兹矣。今以至精至微之事，求之于至粗至浅之思，其不殆哉？

2. 又到病家，纵绮罗满目，勿左右顾眄；丝竹凑耳，无得似有所娱；珍羞迭荐，食如无味；醽醁兼陈，看有若无。所以尔者，夫一人向隅，满堂不乐，而况病人苦楚，不离斯须。

3. 又不得以彼富贵，处以珍贵之药，令彼难求，自炫功能，谅非忠恕之道。志存救济，故亦曲碎论之，学者不可耻言之鄙俚也。

4. 自古名贤治病，多用生命以济危急，虽曰贱畜贵人，至于爱命，人畜一也。损彼益己，物情同患，况于人乎！夫杀生求生，去生更远。吾今此方所以不用生命为药者，良由此也。其虻虫、水蛭之属，市有先死者，则市而用之。

5. 若有疾厄来求救者，不得问其贵贱贫富，长幼妍蚩，怨亲善友，华夷愚智，普同一等，皆如至亲之想。

（三）思考

扫一扫，查阅复习思考题答案

1. 大医的条件、标准是什么？简述之。

2. 本文从“心”“体”“法”三方面对医者提出了哪些要求？

3. 作者孙思邈思想体系复杂，本文有哪些具体反映？

4.“大医之体，欲得澄神内视，望之严然，宽裕汪汪，不皎不昧。省病诊疾，至意深心；详察形候，纤毫勿失；处判针药，无得参差”这句话是什么意思？

5.“大医精诚”之“精诚”含义是什么？

6. 文中“至精至微之事”指什么？“至粗至浅之思”指什么？

（四）背诵全文

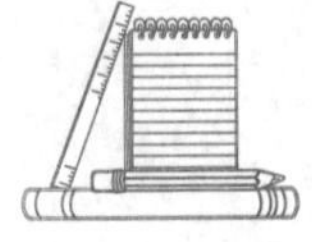

十、鉴 药*

扫一扫，查阅本节 PPT、视频等数字资源

【提示】本文选自《刘宾客文集》，据文渊阁四库本排印。作者刘禹锡（772—842），字梦得，晚年任太子宾客，故又称刘宾客，洛阳人，一说为彭城（今江苏铜山）人。唐代进步的政治家，朴素的唯物主义思想家和著名的文学家。刘禹锡傲岸耿介，不屈求权贵；正直不阿，不与流俗合污；力学古人，忧国不谋身。著作有《刘宾客文集》。刘禹锡博通医学，编集《传信方》两卷，元代后渐次散佚，今人从古方书辑录成《传信方集释》一书，共收45方。

本文叙述作者从患病、求医到听信哄言，以至服药过量，使病情加重，幸得医生而调治痊愈的经过。文章先叙后议，构思巧妙，行文简练，意义宽宏。本文展现了刘禹锡反对"循往以御变"的变化思想与"过当则伤和"的"度"的思想。这也是中医哲学的核心。

劉子閒居，有負薪之憂，食精良弗知其旨[1]，血氣交沴，煬然焚如[2]。客有謂予："子病，病積日矣。乃今我里有方士淪跡於醫[3]，厲者造焉而美肥，輒者造焉而善馳，矧常病也[4]。將子詣諸[5]！"

［1］闲居：避人独居。閒，"闲"的异体字。《礼记·孔子闲居》："孔子闲居，子夏侍。" 负薪之忧：病的委婉说法。 旨：美味。

［2］血气交沴（lì）：气血错乱不畅通。交，错杂，交错。沴，水流不畅。 炀（yáng）然焚如：热得像火烧的样子。比喻体温很高。炀，焚烧。然、如，词尾。

［3］乃今：而今，方今。方士：古代指求仙炼丹以求长生不死的人，后来概称医、卜、星、相之流为方士。 沦迹于医：指行医。沦迹，犹"混迹"。沦，沉没，隐没。跡，"迹"的异体字。

［4］厉：通"癞"，癞疮，麻风病。 造：到，往。 焉：于此，在那里。 辄（zhé）：足疾。症见两足不能相过。 矧（shěn）：何况，况且。

［5］将子诣诸：请您到他那里去吧。将（qiāng），愿，请。诣，到，往。诸，之乎，兼词。

予然之，之醫所[1]。切脈觀色聆聲，參合而後言曰："子之病，其興居之節舛、衣食之齊乖所由致也[2]。今夫藏鮮能安穀，府鮮能母氣，徒爲美疢之囊橐耳[3]！我能攻之。"乃出藥一丸，可兼方寸[4]，以授予曰："服是，足以瀹昏煩而鉏蘊結，銷蠱慝而歸耗氣[5]。然中有毒，須其疾瘳而止，過當則傷和，是以微其齊也[6]。"予受藥以餌[7]。過信而骽能輕，痹能和；涉旬而苛癢絶焉，抑搔罷焉；踰月而視分纖，聽察微，蹈危如平，嗜糲如精[8]。

［1］然：认为……正确。意动用法。 之：去，往。

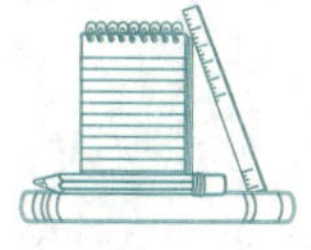

［2］聆：听。 参合：综合。 其：大概。 兴居之节：起居的规律。兴，起。 舛（chuǎn）：错乱，混乱。 衣食之齐：衣食的调理。齐，同“剂”，调理，调节。 乖：违背，背离。此指不协调。

［3］今夫：句首语气助词，多不译，有时可根据文意译成“如今”。 “藏鲜”十字：五脏六腑很少能受纳水谷，滋生精气。互备的修辞方式。蔵，“藏”的异体字。藏，同“脏（臟）”。府，同“腑”。母，化生。名词活用作动词。 徒：仅，只。 美疢（chèn）：指疾病。 囊橐（tuó）：口袋，袋子。此借喻为疾病的滋生处。

［4］可兼方寸：大约超过一寸见方。可，大约。兼，此指超过。左思《魏都赋》：“明珠兼寸，尺璧有盈。”

［5］瀹（yuè）：疏导，治理。 锄（chú）蕴结：铲除郁结。鉏，“锄”的异体字。铲除，消灭。 销蛊慝（gǔtè）：消除病害。销，通“消”，消除。蛊慝，灾害，病害。 归耗气：使耗损的正气恢复。

［6］须：等待。 瘳（chōu）：病愈。 微其齐：使它的剂量微小。微，使动用法。齐，同“剂”。

［7］饵：食，服用。

［8］信：两晚。 骽：“腿”的异体字。 能：犹“乃”。就。下句同。 抑搔：按摩抓搔。《礼记·内则》：“疾痛苛痒，而敬抑搔之。”抑，按。 踰：“逾”的异体字。 蹈危：登高。蹈，登。危，高地。 粝：糙米。

或聞而慶予，且閧言曰：“子之獲是藥幾神乎，誠難遭已[1]。顧醫之態，多嗇術以自貴，遺患以要財[2]。盍重求之[3]？所至益深矣。”予昧者也，泥通方而狃既效，猜至誠而惑勦説，卒行其言[4]。逮再餌半旬，厥毒果肆，岑岑周體，如痁作焉[5]。悟而走諸醫[6]，醫大吒曰：“吾固知夫子未達也！”促和蠲毒者投之，濱於殆，而有喜[7]。异日進和藥，乃復初[8]。

［1］閧：“哄”的异体字，劝诱，怂恿。 已：犹“矣”。了。

［2］顾：只是。 态：习气。 要（yāo）：要挟。此指索取。

［3］盍：何不。

［4］泥（nì）：拘泥。 通方：共通的道理。 狃（niǔ）：贪求。 惑勦（chāo）说：迷惑于别人的哄言。勦，“剿”的异体字。

［5］逮（dài）：及，及至。 厥：其。 岑岑（cén）周体：全身胀痛。谓语前置。岑岑，胀痛的样子。 痁（shān）：一种只热不寒的疟疾。

［6］走：跑。诸：于。

［7］吒（zhà）：“咤”的异体字，发怒声。 和：调和，调配。 蠲（juān）毒者：解毒药。蠲，消除，解除。 投：施药。 之：我。 滨：临近。 殆：危险。

［8］异日：他日。

劉子慨然曰：善哉醫乎[1]！用毒以攻疹[2]，用和以安神，易則

兩躓[3]，明矣。苟循往以御變，昧於節宣，奚獨吾儕小人理身之弊而已[4]！

[1] 善哉医乎：医生高明啊！谓语前置。

[2] 疹：通“疢”，病。

[3] 易：改变。 踬（zhì）：绊倒，跌倒。

[4] 苟：如果。 循往：因循旧法。 御变：指处理变化了的新情况。 昧：不懂，不明白。 节宣：调节和宣散。 奚：哪里。 吾侪（chái）：我们，我辈。侪，辈，等。

练 习

（一）解词

1. 闲居 2. 负薪之忧 3. 厉（者） 4. 辄（者） 5. 矧（常病） 6. 将（子） 7.（诣）诸 8. 然（之） 9. 兴居（之节） 10.（节）舛 11. 囊橐 12. 瀹（昏烦） 13. 销（蛊慝） 14. 须（其疾） 15.（微其）齐 16.（过）信 17. 顾（医） 18. 逮（再饵） 19. 痁（作焉） 20.（易则两）踬 21. 疹 22. 苟 23. 节宣 24. 蠲 25. 御变 26. 滨

（二）翻译

1. “子之获是药几神乎，诚难遭已。顾医之态，多啬术以自贵，遗患以要财。盍重求之？所至益深矣。”予昧者也，泥通方而狃既效，猜至诚而惑剿说，卒行其言。逮再饵半旬，厥毒果肆，岑岑周体，如痁作焉。悟而走诸医，医大吒曰：“吾固知夫子未达也！”

2. 切脉观色聆声，参合而后言曰：“子之病，其兴居之节舛、衣食之齐乖所由致也。今夫藏鲜能安谷，府鲜能母气，徒为美疢之囊橐耳！我能攻之。”乃出药一丸，可兼方寸，以授予曰：“服是，足以瀹昏烦而锄蕴结，销蛊慝而归耗气。然中有毒，须其疾瘳而止。”

3. 过信而骽能轻，痹能和；涉旬而苛痒绝焉，抑搔罢焉；逾月而视分纤，听察微，蹈危如平，嗜粝如精。

4. 刘子慨然曰：善哉医乎！用毒以攻疹，用和以安神，易则两踬，明矣。苟循往以御变，昧于节宣，奚独吾侪小人理身之弊而已！

5. 食精良弗知其旨，血气交沴，炀然焚如。客有谓予：“子病，病积日矣。乃今我里有方士沦迹于医，厉者造焉而美肥，辄者造焉而善驰，矧常病也。将子诣诸！”

（三）思考

1. 文中提出的服药原则是什么？

2. 作者如何看待大多数医生的习气？你是如何看的？

3. 本文哪些句子说的是毒药和良药辨证之理？

4. 如何理解“苟循往以御变，昧于节宣，奚独吾侪小人理身之弊而已”？

5. 本文作者生病的原因是什么？他想通过自己的生病经历告诉我们什么道理？

扫一扫，查阅复习思考题答案

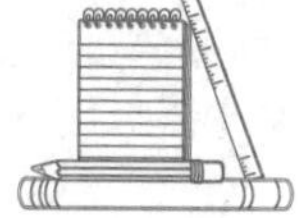

扫一扫，查阅本节PPT、视频等数字资源

十一、病家两要说*

【提示】本文选自《景岳全书》卷三，据上海科技出版社1955年影印岳峙楼藏版排印。作者张介宾（1563—1640），字会卿，号景岳，别号通一子，山阴（今浙江绍兴）人，明代著名医学家。十四岁师从于名医金英数年，尽得其真传。中年从军，足迹曾至河北、辽宁一带，后亲老家贫，返乡致力于医学研究。治病主张补益真阴元阳，提出“阳非有余，而阴常不足”的观点。主要著作有《类经》《景岳全书》。《景岳全书》是一部综合性医书，凡六十四卷，系张介宾博采诸家之说，结合个人学术见解及临床经验编撰而成。

本文提出病家之“两要”：一是忌浮言。二是知真医。其认为择医之要在于择真医，而要择真医，须有定见，不为庸医及非医者的浮言所惑；任医之要在于知真医，只有熟察于平时，方能避免“渴而穿井”之叹。

醫不貴於能愈病，而貴於能愈難病；病不貴於能延醫，而貴於能延真醫[1]。夫天下事，我能之，人亦能之，非難事也；天下病，我能愈之，人亦能愈之，非難病也。惟其事之難也，斯非常人之可知；病之難也，斯非常醫所能療。故必有非常之人，而後可爲非常之事；必有非常之醫，而後可療非常之病。第以醫之高下，殊有相懸[2]。譬之升高者[3]，上一層有一層之見，而下一層者不得而知之；行遠者，進一步有一步之聞，而近一步者不得而知之。是以錯節盤根，必求利器[4]；《陽春》《白雪》，和者爲誰[5]？夫如是，是醫之於醫尚不能知，而矧夫非醫者[6]！昧真中之有假，執似是而實非。鼓事外之口吻，發言非難；撓反掌之安危，惑亂最易[7]。使其言而是，則智者所見畧同，精切者已算無遺策，固無待其言矣；言而非，則大隳任事之心，見幾者寧袖手自珍，其爲害豈小哉[8]？斯時也，使主者不有定見，能無不被其惑而致悮事者鮮矣[9]！此浮言之當忌也[10]。

[1] 愈：使……愈，治愈。使动用法。　延：请。

[2] 第：只，只是。　以：因为。　殊：很，极。　相悬：相差很远。

[3] 升：登。

[4] 错节盘根：又作“盘根错节”，指树根盘曲，枝叶交错，不易砍。比喻事物复杂。

[5] “阳春”两句：高雅的乐曲，能唱和的又有几人呢？《阳春》《白雪》，古代楚国的高雅乐曲名，语出宋玉《对楚王问》。此比喻良医的高明见解。和（hè），跟着唱。

[6] 矧（shěn）：何况，况且。

［7］眛：不懂，不明白。　鼓：鼓动，掉弄。　口吻：口舌。　挠：扰乱。

［8］畧："略"的异体字。　遗策：失策，失计。　隳（huī）：毁坏。　任事：担当医事的医生。任，担当。　见几（jī）：事前洞察事物细微的迹象。几，细微。

［9］悮："误"的异体字。

［10］浮言：没有事实根据的话。

又若病家之要，雖在擇醫，然而擇醫非難也，而難於任醫；任醫非難也，而難於臨事不惑，確有主持，而不致朱紫混淆者之爲更難也[1]。倘不知此，而偏聽浮議，廣集羣醫，則騏驥不多得，何非冀北駑羣[2]？帷幄有神籌，幾見圯橋傑豎[3]？危急之際，奚堪庸妄之悮投[4]？疑似之秋，豈可紛紜之錯亂[5]？一着之謬，此生付之矣。以故議多者無成，醫多者必敗。多，何以敗也？君子不多也。欲辨此多，誠非易也。然而尤有不易者，則正在知醫一節耳。

［1］要：要点，要事。　任：委任，任用。　主持：主张，主见。　朱紫混淆：比喻以邪乱正或真伪混淆。朱，正色。紫，杂色。语出《论语·阳货》。

［2］浮议：毫无根据的议论。　骐骥（qíjì）：骏马。　冀北驽（nǔ）群：冀北的劣马。冀，古地名，在今河北一带，以产良马著称。驽，劣马。

［3］"帷幄"两句：中军帐里有神机妙算，可是能几次见到像张良那样的杰出人物？此喻良医难得。帷幄，军帐。筹，策。指计谋。圯（yí）桥杰竖，指张良。张良年轻时在圯桥遇黄石公，得《太公兵法》，后成为刘邦的重要谋士。事见《史记·留侯世家》。圯桥，在今江苏睢宁北古下邳城东南小沂水上。竖，小孩，儿童。

［4］奚（xī）：哪里，怎么。　堪：承受，经得起。　庸妄：此指庸医。　悮："误"的异体字。　投：此指医生施药，开药。

［5］疑似：真假难分。　秋：时。此指关键时刻。　纷纭：指不同意见。　错乱：指互相干扰。

夫任醫如任將，皆安危之所關。察之之方，豈無其道？第欲以慎重與否觀其仁，而怯懦者實似之；穎悟與否觀其智，而狡詐者實似之；果敢與否觀其勇，而猛浪者實似之[1]；淺深與否觀其博[2]，而强辯者實似之。執拗者若有定見[3]，誇大者若有奇謀。熟讀幾篇，便見滔滔不竭；道聞數語，謂非鑿鑿有憑[4]。不反者，臨涯已晚；自是者，到老無能[5]。執兩端者，冀自然之天功[6]；廢四診者，猶瞑行之瞎馬[7]。得穩當之名者，有躭閣之悮[8]；昧經權之玅者[9]，無格致之明[10]。有曰專門，决非通達，不明理性，何物聖神[11]？又若以己之心度人之心者，誠接物之要道，其於醫也則不可，謂人

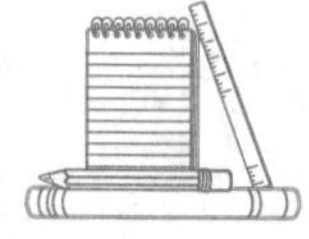

己氣血之難符[12]；三人有疑從其二同者，爲決斷之玅方，其於醫也亦不可，謂愚智寡多之非類。凡此之法，何非徵醫之道[13]，而徵醫之難，於斯益見[14]。然必也小大方圓全其才[15]，仁聖工巧全其用[16]，能會精神於相與之際，燭幽隱於玄冥之間者[17]，斯足謂之真醫，而可以當性命之任矣。惟是皮質之難窺，心口之難辨，守中者無言，懷玉者不衒，此知醫之所以爲難也[18]。故非熟察於平時，不足以識其蘊蓄；不傾信於臨事，不足以盡其所長[19]。使必待渴而穿井，鬥而鑄兵，則倉卒之間，何所趨賴[20]？一旦有急，不得已而付之庸劣之手，最非計之得者[21]。子之所慎：齋、戰、疾[22]。凡吾儕同有性命之慮者[23]，其毋忽於是焉！

噫[24]！惟是伯牙常有也，而鍾期不常有[25]；夷吾常有也，而鮑叔不常有[26]。此所以相知之難，自古苦之，誠不足爲今日怪。倘亦有因予言而留意於未然者，又孰非不治已病治未病，不治已亂治未亂之明哲乎！惟好生者畧察之[27]。

[1] 猛浪：鲁莽。

[2] 浅深：偏义复词。义偏于“深”。

[3] 执拗：固执倔强，抝，“拗”的异体字。

[4] 道闻：在路上听说。意即道听途说。道，在路上。活用作状语。　凿凿：确实，有根据。形容词。

[5] 不反：指执迷不悟。反，同“返”，返回。　自是：自以为是。

[6] 执两端：抓住两头，或过或不及。此指处方施治模棱两可。　冀：希望。　自然：非人为的。

[7] 暝：夜晚，日暮。

[8] 耽阁：指“耽搁”。躭，“耽”的异体字。阁，通“搁”。

[9] 经权：权变。偏义复词，义偏于“权”。经，经常。权，权变，权宜。　玅：“妙”的异体字。

[10] 格致：“格物致知”的略语。指穷究事物之理而获得知识。

[11] “有曰专门”四句：有人自称是专科，那绝不是通达之人，不明白物理人性，算得什么神医？何物，什么。圣神，犹“神圣”。泛指医生中堪称圣和神的人。语本《难经·六十一难》。

[12] 接物：与人交往。　谓：通“为”，因为。下“谓”同此。

[13] 征：验证，考察。

[14] 益：更加。　见：同“现”，表现，显现。

[15] 小大方圆：指心小、胆大、行方、智圆。语本《旧唐书·孙思邈传》。

[16] 仁圣工巧：指望、闻、问、切四诊。《难经·六十一难》：“望而知之谓之神，闻而

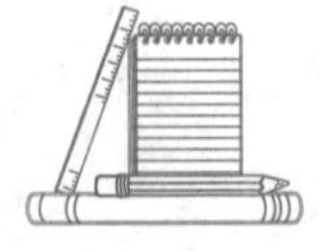

知之谓之圣，问而知之谓之工，切脉而知之谓之巧。”仁，此处意相当于“神”。

［17］会：集中。　相与：与病人交接。指诊察病人。　烛：洞察。活用作动词。　幽隐：隐微的病情。　玄冥：不能明了的病情。

［18］皮质：实质。偏义复词，义偏于“质”。皮，指外表。质，实质。　心口：内心。偏义复词，义偏于“心”。　守中：保持内心的虚无清静。此指寡言少语。语本《老子》:“多言数穷，不如守中。”　怀玉：此喻怀有真才。　衒:“炫”的异体字，炫耀。

［19］蕴蓄：蕴藏积蓄。此指潜在的才能。　倾信：完全信任。倾，竭尽。

［20］使：假使，如果。　穿井：挖井，打井。穿，挖掘，开凿。　兵：兵器。　何所趋赖：依赖什么呢？趋赖，依赖，依靠。语本《素问·四气调神大论》。

［21］计之得者：得当的计策。定语后置。得，得当。

［22］“子之所慎”句：孔子小心谨慎的三件事：斋戒、战争、疾病。语本《论语·述而》。斋，古人在祭祀或典礼之前清心洁身，以示庄重的仪式。

［23］吾侪（chái）：我们，我辈。侪，辈。

［24］噫（yī）：唉，哎。叹词，用于语段之首。

［25］伯牙：俞伯牙。春秋时人，善弹琴。　钟期：钟子期。春秋时人，善听琴，伯牙的知音。伯牙、钟期事见《吕氏春秋·本味》和《列子·汤问》。

［26］夷吾：指管仲。名夷吾，字仲。春秋初期齐国政治家，辅佐齐桓公成就霸业。　鲍叔：指鲍叔牙。春秋时齐国大夫，以知人著称，曾荐举管仲为卿。参见《史记·管晏列传》。

［27］惟：希望。　畧:“略”的异体字。

练　习

（一）解词

1. 延（真医）　2. 第（以医）　3. 和（者为谁）　4. 矧（夫非医者）　5. 浮言　6. 朱紫（混淆）　7. 任（医）　8.（神）筹　9. 猛浪　10. 冀（自然）　11. 瞑（行）　12. 昧（经权）　13. 格致　14. 谓（人已）　15. 何物　16. 怀玉　17. 征（医）　18. 吾侪　19. 趋赖　20. 惟（好生）　21. 会　22. 怪　23. 惟　24. 蕴蓄　25. 骐骥　26. 畧

（二）翻译

1. 是以错节盘根，必求利器;《阳春》《白雪》，和者为谁？夫如是，是医之于医尚不能知，而矧夫非医者！昧真中之有假，执似是而实非。

2. 倘不知此，而偏听浮议，广集群医，则骐骥不多得，何非冀北驽群？帷幄有神筹，几见圯桥杰竖？危急之际，奚堪庸妄之误投？疑似之秋，岂可纷纭之错乱？一着之谬，此生付之矣。

3. 凡此之法，何非征医之道，而征医之难，于斯益见。然必也小大方圆全其才，仁圣工巧全其用，能会精神于相与之际，烛幽隐于玄冥之间者，斯足谓之真医，而可以当性命之任矣。

扫一扫，查阅复习思考题答案

（三）思考

1. 为什么说“此知医之所以为难也”？

2. 文中所说的“真医”应具备哪些条件？

3. 病家的“两要”指什么？有何价值？

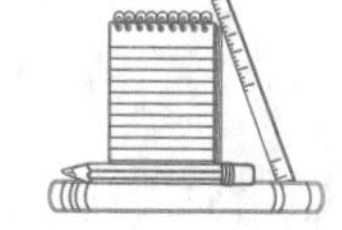

4.“非医者”有何表现？谈谈你的看法。

5.文中“以故议多者无成，医多者必败。多，何以败也？君子不多也”。其中“多”是什么意思？

6.文中“伯牙常有也，而钟期不常有；夷吾常有也，而鲍叔不常有”。两个典故比喻什么？说明什么？

扫一扫，查阅本节PPT、视频等数字资源

十二、不失人情论*

【提示】本文选自《医宗必读》卷一，据明崇祯十年（1637）刊本排印。作者李中梓（1588—1655），字士材，号念莪，华亭（今上海松江）人，明末清初著名医学家。少习儒业，淡于仕途，转而习医，遂成名家。著有《内经知要》《医宗必读》《伤寒括要》《士材三书》等。《医宗必读》共十卷，大抵收采“先贤名论”润色而成，内容包括医论、内景图说、诊断、本草、病机，并有病证的诊治和医案。

本文系作者在张介宾《类经·脉色类》为“不失人情”一句经文所做按语基础上加工润色而成。文中剖析了病人之情、旁人之情和医人之情，指出医疗过程中种种人为的困难，要求人们了解这些人情，不为陋习所中。

嘗讀《内經》至《方盛衰論》，而殿之曰[1]“不失人情”[2]，未嘗不瞿然起，喟然嘆軒岐之入人深也[3]！夫不失人情，醫家所甚亟，然戞戞乎難之矣[4]。大約人情之類有三：一曰病人之情，二曰旁人之情，三曰醫人之情。

[1]殿之曰：在其篇末说。殿，行军在后曰殿。

[2]不失人情：《素问·方盛衰论》意为不要违背人情。本篇将人情分为三种，指人的体质、心理和恶俗习气等。

[3]瞿（jù）然：惊的样子。　喟（kuì）然：感叹的样子。喟，叹。　轩岐：黄帝和岐伯。

[4]亟（jí）：急切，迫切。　戞戞（jiájiá）：困难的样子。戞，“戛”的异体字。

所謂病人之情者，五藏各有所偏，七情各有所勝[1]。陽藏者宜涼，陰藏者宜熱[2]；耐毒者緩劑無功，不耐毒者峻劑有害。此藏氣之不同也[3]。動靜各有欣厭[4]，飲食各有愛憎；性好吉者危言見非，意多憂者慰安云僞[5]；未信者忠告難行，善疑者深言則忌。此好惡之不同也。富者多任性而禁戒勿遵，貴者多自尊而驕恣悖理。此交際之不同也[6]。貧者衣食不周，况乎藥餌[7]；賤者焦勞不適，懷抱可知[8]。此調治之不同也。有良言甫信，謬説更新，多歧亡羊，終

成畫餅[9]。此無主之爲害也[10]。有最畏出奇[11]，惟求穩當，車薪杯水，難免敗亡。此過慎之爲害也。有境遇不偶，營求未遂，深情牽挂，良藥難醫[12]。此得失之爲害也。有性急者遭遲病，更醫而致雜投；有性緩者遭急病，濡滯而成難挽[13]。此緩急之爲害也。有參术沾唇懼補，心先痞塞；硝黄入口畏攻，神即飄揚[14]。此成心之爲害也[15]。有諱疾不言，有隱情難告，甚而故隱病狀，試醫以脈。不知自古神聖[16]，未有捨望、聞、問，而獨憑一脈者。且如氣口脈盛[17]，則知傷食，至於何日受傷，所傷何物，豈能以脈知哉？此皆病人之情，不可不察者也。

［1］藏：同“脏（臟）”。　七情：喜、怒、忧、思、悲、恐、惊七种感情。

［2］阳藏：即“阳脏”，指脏腑阳气偏盛。　阴藏：即“阴脏”，指脏腑阴气偏盛。

［3］藏气：指脏腑的功能。

［4］动静：指爱动或爱静。　欣厌：喜恶。

［5］危言：直言，直陈病情危急之言。　见：被，介词。　非：责怪，非难。　慰安：安慰。　云伪：说是虚伪。

［6］交际：指处境，社会地位。

［7］药饵：药物。

［8］怀抱：心怀，心意。引申为胸襟、心境。

［9］有良言甫信：对医生正确的见解刚刚相信。甫，刚，始。　更新：更换新主意。　多歧亡羊：因岔路太多无法追寻而丢失了羊。比喻事物复杂多变，没有正确的方向就会误入歧途。歧，岔路。亡，丢失。语本《列子·说符》。　画饼：画出来的饼，比喻没有成效。语见《三国志·魏志·卢毓传》。

［10］主：主见，主意。

［11］出奇：此谓运用不寻常的治法。

［12］不偶：不顺。偶，命好运顺。与“奇”相对。　营求未遂：追求没有实现。

［13］迟病：慢性病。迟，缓慢。　濡滞：拖延。

［14］心先痞塞：心中先阻塞。　神即飘扬：精神就涣散。飘扬，指涣散。

［15］成心：成见，偏见。

［16］神圣：泛指医生中堪称神圣之人。即神医和圣医。

［17］且如：如果。且，句首语气助词。　气口：即寸口。手腕上诊脉的部位，因可检查人体气之盛衰，故称“气口”。

所謂旁人之情者，或執有據之論，而病情未必相符；或興無本之言[1]，而醫理何曾夢見？或操是非之柄，同我者是之，异己者非之，而真是真非莫辨[2]；或執膚淺之見，頭痛者救頭，脚痛者救脚，而孰本孰標誰知[3]？或尊貴執言難抗，或密戚偏見難回[4]。又若薦醫，

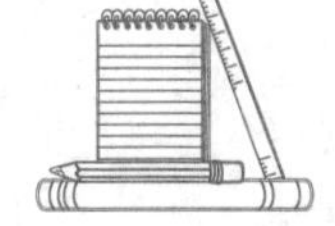

動關生死[5]。有意氣之私厚而薦者，有庸淺之偶效而薦者，有信其利口而薦者，有食其酬報而薦者[6]。甚至薰蕕不辨，妄肆品評，譽之則跖可爲舜，毁之則鳳可作鴞，致懷奇之士，拂衣而去，使深危之病，坐而待亡[7]。此皆旁人之情，不可不察者也。

[1] 或：有的人。以下“或”同。　兴：产生。此指编造。　无本：没有根据。

[2] 或操是非之柄：有人掌握着决断是非的权利。操，操持，掌握。柄，权利，权柄。　是之：认为它正确。意动用法。　非之：认为它错误。意动用法。

[3] 脚：“脚”的异体字。

[4] 执言：固执的言论。　密戚：亲属，亲戚。

[5] 动：往往，常常。

[6] 意气：情谊，恩义。　庸浅：医技平庸浅陋的医生。

[7] 薰莸（yóu）：香草和臭草。此以喻良医和庸医。语见《左传·僖公四年》。　妄肆：胡乱放肆。　誉：称赞。活用作动词。　跖（zhí）：柳下跖。人名。春秋时起义军领袖，旧时诬之为“大盗”。　毁：诋毁。　鸮（xiāo）：猫头鹰。旧时以之为不祥之鸟。　怀奇之士：身怀奇技的医生。“懷”原作“瓌”（“瑰”的异体字），讹字。

所謂醫人之情者，或巧語誑人，或甘言悦聽，或強辯相欺，或危言相恐[1]。此便佞之流也[2]。或結納親知，或修好僮僕，或求營上薦，或不邀自赴[3]。此阿諂之流也[4]。有腹無藏墨，詭言神授；目不識丁，假託秘傳[5]。此欺詐之流也。有望、聞、問、切，漫不關心[6]；枳、朴、歸、芩，到手便撮。妄謂人愚我明，人生我熟。此孟浪之流也[7]。有嫉妒性成，排擠爲事，陽若同心，陰爲浸潤[8]，是非顛倒，朱紫混淆。此讒妒之流也。有貪得無知，輕忽人命。如病在危疑，良醫難必，極其詳慎，猶冀回春[9]；若輩貪功，妄輕投劑，至於敗壞，嫁謗自文[10]。此貪倖之流也[11]。有意見各持，异同不决，曲高者和寡，道高者謗多[12]。一齊之傅幾何？衆楚之咻易亂[13]。此膚淺之流也。有素所相知，苟且圖功；有素不相識，遇延辨症[14]。病家既不識醫，則倏趙倏錢[15]；醫家莫肯任怨，則惟芩惟梗[16]。或延醫衆多，互爲觀望；或利害攸繫，彼此避嫌[17]。惟求免怨，誠然得矣；坐失機宜，誰之咎乎[18]？此由知醫不真，任醫不專也。

[1] 诳（kuáng）：欺骗。　强辩相欺：能言善辩以欺骗病人。

[2] 便佞（piánnìng）：花言巧语。

[3] 结纳：结交。　亲知：亲戚和朋友。　修好：建立交情。此指笼络。

［4］阿谄（ēchǎn）：指阿谀奉承。阿，迎合，逢迎。谄，巴结，奉承。

［5］诡言：诈称。诡，欺诈。　託：“托”的异体字。

［6］漫：完全。

［7］孟浪：鲁莽，草率。

［8］“有嫉妒性成”四句：有人嫉妒成性，以排挤他人作为能事，表面上一条心，暗地里说坏话。浸润，谗言，说坏话。　朱：古代为正色。　紫：古代为杂色。

［9］必：决定。此指确诊。　冀：希望。

［10］嫁谤自文：转嫁谤言，掩饰自己。文，掩饰。

［11］贪幸：贪求侥幸。倖，“幸”的异体字。

［12］“曲高”两句：格调越高的乐曲，能跟着唱和的人就越少；水平越高的人，遭受的诽谤就越多。和（hè），跟着唱，唱和。

［13］“一齐”两句：就算一个齐人教齐国方言能有多少价值？众多的楚国人在一旁的喧扰很容易扰乱。语出《孟子·滕文公下》，成语“一傅众咻”本此。此喻正确的意见因为较少，被众多的不正确的意见淹没，做事不能取得成效。傅，教。咻（xīu），喧扰。

［14］苟且：随便，草率。指敷衍了事。

［15］倏（shū）赵倏钱：意为一会儿请赵医生，一会儿又请钱医生。倏，忽然。赵、钱，《百家姓》中的前两姓，此泛指一般医生。

［16］“医家”两句：医生不愿忍受怨言，就只用黄芩、桔梗这些普通药来敷衍。

［17］攸系：所关，相关。攸，所。

［18］机宜：良机，时宜。此指治病的时机。　咎（jiù）：过失，责任。

凡若此者，孰非人情？而人情之詳，尚多難盡。聖人以不失人情爲戒，欲令學者思之慎之，勿爲陋習所中耳[1]。雖然，必期不失[2]，未免遷就。但遷就既礙於病情，不遷就又礙於人情，有必不可遷就之病情，而復有不得不遷就之人情，且奈之何哉[3]！故曰：戞戞乎難之矣！

［1］“勿为”句：不要被不良的习俗侵蚀罢了。为……所，被。中（zhòng），伤害，此谓侵蚀。

［2］虽然：“即使这样，但是”。　必期：必定。期，必。

［3］且奈之何哉：将对它怎么办呢？且，将，将要。奈……何，对……怎么办。固定结构。

练　习

（一）解词

1. 瞿然（起） 2. 喟然（叹） 3. 轩岐 4. 戞戞（乎） 5. 交际 6. 怀抱（可知） 7. 甫（信） 8.（境遇不）偶 9. 且（如） 10. 执言（难抗） 11. 便佞（之流） 12. 漫（不关心） 13.（良医难）必 14.（自）文 15. 曲高和寡 16. 一傅众咻 17. 倏（赵倏钱） 18.（谁之）咎 19. 机宜 20. 攸系 21. 贪倖

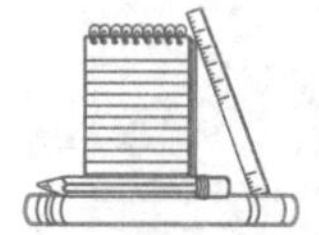

（二）翻译

1. 五脏各有所偏，七情各有所胜。阳藏者宜凉，阴藏者宜热；耐毒者缓剂无功，不耐毒者峻剂有害。此藏气之不同也。动静各有欣厌，饮食各有爱憎；性好吉者危言见非，意多忧者慰安云伪；未信者忠告难行，善疑者深言则忌。此好恶之不同也。

2. 有意见各持，异同不决，曲高者和寡，道高者谤多。一齐之傅几何？众楚之咻易乱。此肤浅之流也。

3. 有良言甫信，谬说更新，多歧亡羊，终成画饼。此无主之为害也。有最畏出奇，惟求稳当，车薪杯水，难免败亡。此过慎之为害也。

（三）思考

扫一扫，查阅复习思考题答案

1. 文中所描述的“病人之情”具体表现是什么？
2. 指出“医人之情”一段的成语典故，阐述其意义。
3. “病家既不识医，则倏赵倏钱；医家莫肯任怨，则惟芩惟梗”是说病家和医家存在什么问题？
4. “旁人之情”包含哪几个方面？有何共同点和异同点？
5. 本文所述人情与病情的矛盾关系如何？你怎么看？

扫一扫，查阅本节PPT、视频等数字资源

十三、秋燥论

【提示】本文选自《医门法律》卷四，据明崇祯十六年（1643）刊本排印，并校以文渊阁四库本。作者喻昌（1585—1664），字嘉言，晚号西昌老人，新建（今江西南昌）人，明末清初医学家。著有《尚论篇》《医门法律》《寓意草》等书。《医门法律》共六卷，分风、寒、暑、湿、燥、火六气及诸杂证诸门，每门先冠以论，其次为法，再次为律，论理透彻，多有创见。

本文是该书“伤燥门”中的一篇论。文中对燥邪的性质、致病特点与治疗方法等方面作了比较系统的论述，使医者对六气中之燥气得到全面的认识。

喻昌曰：燥之與濕，有霄壤之殊[1]。燥者，天之氣也；濕者，地之氣也。水流濕，火就燥[2]，各從其類，此勝彼負，兩不相謀[3]。春月地氣動而濕勝，斯草木暢茂；秋月天氣肅而燥勝，斯草木黄落[4]。故春分以後之濕，秋分以後之燥，各司其政。今指秋月之燥爲濕，是必指夏月之熱爲寒然後可。奈何《内經》病機一十九條獨遺燥氣[5]？他凡秋傷於燥，皆謂秋傷於濕。歷代諸賢，隨文作解，弗察其訛。昌特正之[6]。

[1] 霄壤：比喻相去极远，差别很大。霄，云。壤，泥土。　殊：差别，区别。

[2] 水流湿，火就燥：水向湿处流，火向燥处燃。语本《周易·乾卦》。就，趋向，靠近。

[3] 相谋：此指相合。

[4] 斯：则，乃。　畅茂：旺盛繁茂。畅，旺盛。　肃：劲急，肃杀。

[5] 奈何：为何，怎么。　遗：遗漏。

[6] 昌：指作者自己。古人自称用名，不用字或号，以示自谦。

大意謂春傷於風，夏傷於暑，長夏傷於濕，秋傷於燥，冬傷於寒，覺六氣配四時之旨，與五運不相背戾，而千古之大疑始一抉也[1]。然則，秋燥可無論乎？夫秋不遽燥也[2]，大熱之後，繼以涼生，涼生而熱解，漸至大涼，而燥令乃行焉。《經》谓“陽明所至，始爲燥，終爲涼”者，亦誤文也[3]。豈有新秋月華露湛，星潤淵澄，天香遍野，萬寶垂實，歸之燥政[4]；迨至山空月小，水落石出，天降繁霜，地凝白鹵，一往堅急勁切之化，反謂涼生，不謂燥乎[5]？或者疑燥從火化，故先燥而後涼，此非理也。深乎！深乎！上古《脈要》曰："春不沉，夏不弦，秋不數，冬不濇，是謂四塞[6]。"謂脈之從四時者，不循序漸進，則四塞而不通也。所以春、夏、秋、冬孟月之脈，仍循冬、春、夏、秋季月之常，不改其度。俟二分二至以後，始轉而從本令之王氣，乃爲平人順脈也[7]。故天道春不分不温，夏不至不熱，自然之運，悠久無疆。使在人之脈，方春即以弦應，方夏即以數應，躁促所加，不三時而歲度終矣，其能長世乎[8]？即是推之，秋月之所以忌數脈者，以其新秋爲燥所勝，故忌之也。若不病之人，新秋而脈帶微數，乃天真之脈[9]，何反忌之耶？且夫始爲燥，終爲涼，涼已即當寒矣，何至十月而反温耶？涼已反温，失時之序，天道不幾頓乎[10]？不知十月之温，不從涼轉，正從燥生。蓋金位之下，火氣承之，以故初冬常温，其脈之應，仍從乎金之濇耳。由濇而沉，其濇也，爲生水之金；其沉也，即爲水中之金矣[11]。珠輝玉映，傷燥云乎哉！

[1] 背戾（lì）：违背。戾，乖逆。　始：才。　一：完全。　抉：拨开，揭示。

[2] 遽（jù）：急骤，迅速。

[3] 经：指《内经》。《素问·六元正纪大论》作“阳明所至为燥生，终为凉”。　阳明：此指阳明燥金，为五运六气学说中六气之一。　误文：有讹字之文。

[4] 月华露湛（zhàn）：月明露浓。湛，浓。　天香：指花草之香气。　万宝：万物。一般指各种作物。　燥政：燥令。古代按十二个月分别记载所施行的政令，谓之月令。秋燥之月，即是燥令或燥政。

[5] 迨：到，及。　白卤：盐碱地上凝结的白色卤碱。此谓白霜。

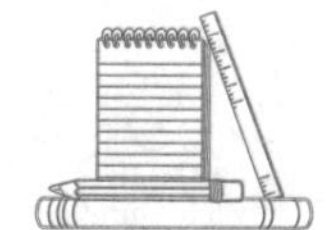

［6］《脉要》：古代医书，已佚。《内经》中提到该书。　　濇："涩"的异体字。　　四塞：指四时之气阻隔不通。

［7］"俟二分二至"句：等到春分、秋分、夏至、冬至以后，才转过来依从本季时令的旺气，这才是正常人的平顺脉象。俟：等待。二分二至：二十四节气名。二分，春分和秋分。二至，夏至和冬至。　　本令：本月。令，月令。　　王气：主令之气，指春之风、夏之暑、长夏之湿、秋之燥、冬之寒。王，通"旺"。　　平人：无病之人。

［8］使：假使，如果。　　躁促：急躁仓促。　　时：季。　　其：难道，岂。

［9］天真：指自然，正常。

［10］几：几乎，近于。　　顿：停顿，止息。

［11］生水之金：五行相生，金生水。秋为金，故曰生水之金，仍在金位。　　水中之金：冬为水，其脉沉，故曰水中之金，已进入水位。

然新秋之涼，方以却暑也[1]，而夏月所受暑邪，即從涼發。《經》云："當暑汗不出者，秋成風瘧[2]。"舉一瘧，而凡當風取涼，以水灌汗，廼至不復汗而傷其内者，病發皆當如瘧之例治之矣[3]。其内傷生冷成滯下者，並可從瘧而比例矣[4]。以其原來皆暑濕之邪，外内所主雖不同，同從秋風發之耳。若夫深秋燥金主病，則大异焉。《經》曰："燥勝則乾。"夫乾之爲害，非遽赤地千里也。有乾於外而皮膚皴揭者，有乾於内而精血枯涸者，有乾於津液而榮衛氣衰、肉爍而皮著於骨者，隨其大經小絡所屬上下中外前後，各爲病所[5]。燥之所勝，亦云熯矣[6]。至所傷則更厲。燥金所傷，本摧肝木，甚則自戕肺金。蓋肺金主氣，而治節行焉[7]。此惟土生之金[8]，堅剛不撓，故能生殺自由，紀綱不紊。若病起於秋而傷其燥，金受火刑，化剛爲柔，方圓且隨型埴，欲仍清肅之舊，其可得耶[9]？《經》謂"欬不止而出白血者死"，白血，謂色淺紅而似肉似肺者。非肺金自削，何以有此？试觀草木菁英可掬[10]，一乘金氣，忽焉改容，焦其上首，而燥氣先傷上焦華蓋[11]，豈不明耶？詳此，則病機之"諸氣膹鬱，皆屬於肺[12]""諸痿喘嘔，皆屬於上"二條，明指燥病言矣。《生氣通天論》謂"秋傷於燥，上逆而欬，發爲痿厥"，燥病之要，一言而終，與病機二條，適相脗合[13]。祇以誤傳"傷燥"爲"傷濕"，解者競指燥病爲濕病，遂至經旨不明[14]。今一論之，而燥病之機，了無餘義矣[15]。其"左胠脅痛，不能轉側，嗌乾面塵，身無膏澤，足外反熱，腰痛，驚駭，筋攣，丈夫㿗疝，婦人少腹痛，目眛眥

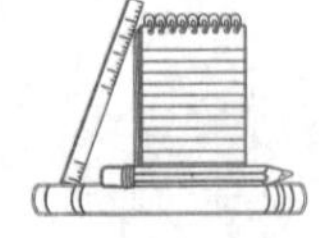

瘖[16]”，則燥病之本於肝，而散見不一者也。

[1] 方以却暑：正是用来退却暑热。却，退。

[2] 风疟：疟疾的一种。

[3] 灌：浇。 迺：“乃”的异体字。

[4] 滞下：痢疾。 比例：比照其例，类推。比，比照。

[5] 烁：通“铄”（shuò），消损，消削。 皴（cūn）揭：皮肤皲裂。 著：附着。

[6] 熯（hàn）：同“暵”，干燥。

[7] 治节：治理调节。

[8] 惟：由于。

[9] 型埴（zhí）：铸造器物所用之土模。埴，黏土。 仍：因袭，保持。

[10] 菁（jīng）英：精华。 可掬：可以用手捧住。指其情状明显。掬，两手相合捧物。

[11] 华盖：指肺。肺为华盖之脏。

[12] 膹（fèn）郁：满闷，郁结。

[13] 脗：“吻”的异体字。

[14] 祇：“只（衹）”的异体字。 解者：注者，作注解的人。

[15] 了无：完全没有。

[16] 胠（qū）：腋下胁上。 嗌（yì）：咽喉。 面尘：面如尘土。此指面色灰暗。 癞（tuí）疝：病名。以睾丸肿大光亮如秃为主症。 眛（mèi）：目不明，视力差。 眥（zì）：“眦”的异体字，眼角。

《内經》燥淫所勝，其主治必以苦温者，用火之氣味而制其勝也[1]。其佐以或酸或辛者，臨病制宜，宜補則佐酸，宜瀉則佐辛也。其下之亦以苦温者，如清甚生寒，留而不去，則不當用寒下，宜以苦温下之。即氣有餘，亦但以辛瀉之，不以寒也。要知金性畏熱，燥復畏寒。有宜用平寒而佐以苦甘者[2]，必以冷熱和平爲方，制乃盡善也[3]。又六氣凡見下承之氣，方制即宜少變。如金位之下，火氣承之，則苦温之屬宜減，恐其以火濟火也。即用下，亦當變苦温而從寒下也。此《内經》治燥淫之旨，可贊一辭者也[4]。至於肺氣膹鬱，痿喘嘔欬，皆傷燥之劇病，又非制勝一法所能理也。茲併入燥門，細商良治，學者精心求之，罔不獲矣[5]。若但以潤治燥，不求病情，不適病所[6]，猶未免涉於麤疎耳[7]。

[1] 制其胜：利用六气相互关系克制偏胜之燥气。制，制服，控制。

[2] 平：《素问校讹》作“辛”。

[3] 制：制度。指方药组成之法度。

[4] 赞一辞：指添加一句话，语出司马迁《史记·孔子世家》。

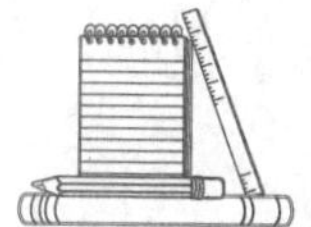

[5] 罔：无，没有。

[6] 不适病所：药力达不到病处。适，到，往。

[7] 麄疎：粗忽，疏慢。麄："粗"的异体字。疎："疏"的异体字。

练　习

（一）解词

1. 霄壤（之殊） 2. 就（燥） 3. 遽（燥） 4. 二分二至 5.（本）令 6. 平人 7. 天真（之脉） 8. 却（暑） 9. 比例 10.（肉）烁 11. 熯（矣） 12. 华盖 13. 膹郁 14.（左）胠 15. 癞疝 16. 嗌（干） 17. 祇 18. 型埴 19. 麄疎 20. 制其胜

（二）翻译

1. 春伤于风，夏伤于暑，长夏伤于湿，秋伤于燥，冬伤于寒，觉六气配四时之旨，与五运不相背戾，而千古之大疑始一抉也。然则，秋燥可无论乎？夫秋不遽燥也，大热之后，继以凉生，凉生而热解，渐至大凉，而燥令乃行焉。《经》谓"阳明所至，始为燥，终为凉"者，亦误文也。

2. 金受火刑，化刚为柔，方圆且随型埴，欲仍清肃之旧，其可得耶？《经》谓"咳不止而出白血者死"，白血，谓色浅红而似肉似肺者。非肺金自削，何以有此？试观草木菁英可掬，一乘金气，忽焉改容，焦其上首，而燥气先伤上焦华盖，岂不明耶？详此，则病机之"诸气膹郁，皆属于肺""诸痿喘呕，皆属于上"二条，明指燥病言矣。

3. 燥之与湿，有霄壤之殊。燥者，天之气也；湿者，地之气也。水流湿，火就燥，各从其类，此胜彼负，两不相谋。春月地气动而湿胜，斯草木畅茂；秋月天气肃而燥胜，斯草木黄落。故春分以后之湿，秋分以后之燥，各司其政。

4. 岂有新秋月华露湛，星润渊澄，天香遍野，万宝垂实，归之燥政；迨至山空月小，水落石出，天降繁霜，地凝白卤，一往坚急劲切之化，反谓凉生，不谓燥乎？

（三）思考

1. 秋燥致病的病因病机是什么？

2. 燥与湿的基本区别是什么？

3. 作者针对燥病的治疗方法是什么？

4. 作者是从哪几个方面分析秋燥的？

扫一扫，查阅复习思考题答案

扫一扫，查阅本节PPT、视频等数字资源

十四、用药如用兵论

【提示】本文选自《医学源流论》卷上，据清光绪丁未（1907）清和月医学社本排印。《医学源流论》，徐大椿著。该书是清代较好的一部论文集，内容包括经络、脏腑、脉象、病证、方药、治法、书论、古今等，主要论述中医学源流的得失利弊、理法方药的临床应用和有关医德等问题。

本文是一篇文字流畅、比喻生动的医论，通篇运用类比手法，以兵法之道说明用药之法。首先论述药物攻疾如同用兵除暴，切忌滥用；接着以战术喻医术，提出治病的十条原则；最后指出用药的攻补原则，即根据不同的病情，采取不同的治疗措施。文中着重强调辨证施治原则。

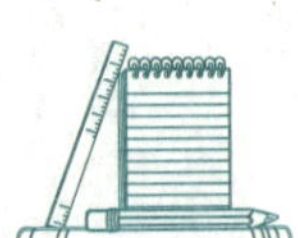

聖人之所以全民生也[1]，五穀爲養，五果爲助，五畜爲益，五菜爲充，而毒藥則以之攻邪[2]。故雖甘草、人參，誤用致害，皆毒藥之類也。古人好服食者，必有奇疾，猶之好戰勝者，必有奇殃[3]。是故兵之設也以除暴，不得已而後興；藥之設也以攻疾，亦不得已而後用。其道同也。

[1]“圣人”句：圣人保全人民生命的方法。之，的。所以，此指“……的方法”。后需接动词。下文诸“所以”义同。

[2]“五谷”五句：本《素问·脏气法时论》：“毒药攻邪，五谷为食，五果为助，五畜为益，五菜为充。气味合而服之，以补精益气。”解释按王冰注。五谷：粳（jīng）米、小豆、麦、大豆、黄黍。五果：枣、李、栗、杏、桃。五畜，牛、犬、猪、羊、鸡。五菜：葵、韭、藿、薤、葱。　毒药，药物。

[3]服食：是道家的一种养生法。指服食丹药。　奇：大。

故病之爲患也，小則耗精，大則傷命，隱然一敵國也[1]。以草木之偏性，攻藏府之偏勝，必能知彼知己，多方以制之，而後無喪身殞命之憂[2]。是故傳經之邪[3]，而先奪其未至，則所以斷敵之要道也；横暴之疾，而急保其未病，則所以守我之巖疆也[4]。挾宿食而病者[5]，先除其食，則敵之資糧已焚；合舊疾而發者，必防其併[6]，則敵之内應既絶。辨經絡而無泛用之藥，此之謂嚮導之師[7]；因寒熱而有反用之方，此之謂行間之術[8]。一病而分治之，則用寡可以勝衆，使前後不相救，而勢自衰；數病而合治之，則併力擣其中堅，使離散無所統，而衆悉潰[9]。病方進，則不治其太甚，固守元氣，所以老其師[10]；病方衰，則必窮其所之，更益精鋭，所以擣其穴[11]。

[1]隐然：威重的样子。此处指严重的样子。《后汉书·吴汉传》：“隐若一敌国矣。”此处指疾病对人体造成的伤害，就像一个敌对国家形成的隐患一样严重。

[2]草木之偏性：指药物具有偏寒偏热的特点。　偏胜：偏亢。临床表现为热象或寒象。

[3]是故：因此。　传经：指病邪循着六经的规律发展。例如太阳传阳明，或传少阳等称“传经”。

[4]岩疆：险要的疆界。岩，险要。

[5]挟：夹杂，夹带。　宿食：食积，伤食。

[6]并：合并，会合。意指新邪旧疾相会合。

[7]辨经络：指诊断疾病所在何经。　泛用：通用。在此指针对性不强的用药。　向导之师：此指有向导作用的中药，即引经药，如白芷引药入足阳明胃经、柴胡引

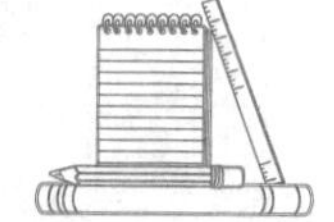

药入足少阳胆经等。

[8] 反用之方：反治的方法。如“热以治寒而佐以寒药，寒以治热而佐以热药。” 行间：进行离间。

[9] 中坚：战斗力最强的部队。指军队中最重要、最坚强的部分。 使：后省代词“之”，指代病邪。 统：统率，指挥。 悉：尽，全。

[10] 方：正，正在。 老其师：使敌方的军队疲惫。老，衰弱，疲惫。形容词使动用法。指在病势进展时，不宜在病邪猖獗时攻治，应坚守正气。

[11] 穷：穷追。形容词活用作动词。 之：去，往。 更：再。 益：增加。

若夫虛邪之體，攻不可太過，本和平之藥，而以峻藥補之[1]。衰敝之日，不可窮民力也[2]。實邪之傷[3]，攻不可緩，用峻厲之藥，而以常藥和之。富强之國，可以振威武也。然而，選材必當，器械必良，尅期不愆，布陣有方，此又不可更僕數也[4]。孫武子十三篇[5]，治病之法盡之矣。

[1] 若夫：至于。用于一句或一段之首，用以承接上文。 虚邪之体：邪气伤人，而体质已经虚弱。虚邪，指能让人得病变虚的贼风。

[2] 衰敝：衰弱困乏。 穷民力：用尽人民的财力。

[3] 实邪之伤：邪气伤人，体质未虚。

[4] 材：人才。 克期不愆（qiān）：限定期限，不得延误。尅，“克”的异体字。愆，失误，过失。 不可更仆数也：指“更仆难数”。形容事物繁多，多不胜数。语见《礼记·儒行》。

[5] 指《孙子兵法》。该书共13篇，春秋时齐国孙武著，也称《孙子》《孙武兵法》。

练 习

（一）解词

1. 所以（全民生） 2. 全（民生） 3. 五畜 4. 毒药（则以） 5. 服食 6. 奇（疾） 7.（后）兴 8. 隐（然） 9. 岩（疆） 10.（防其）并 11. 泛用 12. 方（进） 13. 老（其师） 14.（其所）之 15.（选）材 16. 衰敝 17. 仆 18. 隐然 19. 殒命

（二）翻译

1. 数病而合治之，则并力捣其中坚，使离散无所统，而众悉溃。病方进，则不治其太甚，固守元气，所以老其师；病方衰，则必穷其所之，更益精锐，所以捣其穴。

2. 故病之为患也，小则耗精，大则伤命，隐然一敌国也。以草木之偏性，攻脏腑之偏胜，必能知彼知己，多方以制之，而后无丧身殒命之忧。是故传经之邪，而先夺其未至，则所以断敌之要道也。

3. 实邪之伤，攻不可缓，用峻厉之药，而以常药和之。富强之国，可以振威武也。然而，选材必当，器械必良，克期不愆，布阵有方，此又不可更仆数也。

（三）思考

1. “知彼知己，多方以制之”是什么意思？

2. “衰敝之日，不可穷民力”和“富强之国，可以振威武”是什么意思？
3. 作者以用兵之道推论用药之法，对治疗有什么实际意义？
4. 本文运用了什么写作手法，以用兵之道说明了什么？本体和喻体是什么？
5. 本文提出的治病十大战术是什么？

十五、与薛寿鱼书*

扫一扫，查阅本节 PPT、视频等数字资源

【提示】本文选自《小仓山房诗文集》卷十九，据《四库备要》本排印。作者袁枚（1716—1798），字子才，号简斋，世称随园先生，钱塘（今浙江杭州）人，清代文学家。在学术上，他反对八股时文，主张“解风趣”“写性灵”，在文学批评史上有较大的影响。著有《小仓山房文集》《随园诗话》《随园食单》等。其与薛雪交往甚深。薛雪（1681—1770），字生白，晚号一瓢，江苏吴县（今苏州吴县）人，清代著名医学家，与袁枚交往甚深。著有《医经原旨》《湿热条辨》和《薛氏医案》等。薛雪去世后，其孙薛寿鱼写就了祖父的墓志铭，并征求袁枚意见。

本文是作者给薛寿鱼的回信。袁枚认为，墓志妄置死者于理学之流，而无一字谈及其医学成就，是“甘舍神奇以就臭腐”。针对薛寿鱼重理学、轻医道的错误思想，作者以“学在躬行，不在讲也”立论，阐述了道艺的关系，说明医术“高出语录陈言万万”。语言简洁刚劲，论证精辟周详，流露出作者对生者的无比激愤之情，对死者的无限敬仰之意，堪为情理交融的佳作。

談何容易[1]！天生一不朽之人，而其子若孫必欲推而納之於必朽之處，此吾所爲悁悁而悲也[2]。夫所謂不朽者，非必周孔而後不朽也[3]。羿之射，秋之弈，俞跗之醫，皆可以不朽也[4]。使必待周孔而後可以不朽，則宇宙間安得有此紛紛之周孔哉[5]？子之大父一瓢先生，醫之不朽者也，高年不禄[6]，僕方思輯其梗概，以永其人[7]，而不意寄來墓志，無一字及醫，反託於陳文恭公講學云云[8]。嗚呼！自是而一瓢先生不傳矣！朽矣！

[1] 谈何容易：谓谈话议论岂可轻易。语见《汉书·东方朔传》。此句开门见山，指薛寿鱼要改变对祖父的评价不那么容易。

[2] 若：其。　所为：“……的原因”，后需接动词。　悁悁（yuān）：忧闷的样子。

[3] 周孔：周公和孔子。此指像周公、孔子那样的圣贤。　而后：然后。

[4] 羿（yì）：指后羿。善射。　秋：指弈秋。古代高明的棋手。　弈（yì）：下棋。

[5] 使：假使，如果。

[6] 大父：祖父。　不禄：古代士死的委婉语。《礼记·曲礼下》：“天子死曰崩，诸侯死曰薨，大夫死曰卒，士曰不禄。”孔颖达注：“不禄，不终其禄也。”

[7] 仆：我。自称的谦辞。　梗概：大略指薛雪的生平概略及主要医学成就。　永：“使……长久”，“使……不朽”。使动用法。

［8］不意：不料，意想不到。　墓志：放在墓中刻有死者传记的石刻。此指墓志的抄文。　陈文恭：陈宏谋，字汝咨，清代东阁大学士兼工部尚书，卒谥文恭。早年治周敦颐、程颢、程颐、张载、朱熹五子之学，著有《培远堂文集》。　讲学：研习理学。讲，研习，研究。学，学问。此指宋明理学。

夫學在躬行[1]，不在講也。聖學莫如仁，先生能以術仁其民[2]，使無夭札，是即孔子老安少懷之學也[3]。素位而行學，孰大於是？而何必捨之以他求[4]。陽明勳業爛然[5]，胡世寧笑其多一講學[6]；文恭公亦復爲之[7]，於余心猶以爲非。然而，文恭，相公也；子之大父，布衣也[8]。相公借布衣以自重，則名高；而布衣挾相公以自尊，則甚陋[9]。今執途之人而問之曰[10]：一瓢先生非名醫乎？雖子之仇，無异詞也。又問之曰：一瓢先生其理學乎[11]？雖子之戚，有异詞也。子不以人所共信者傳先人，而以人所共疑者傳先人，得毋以“藝成而下”之説爲斤斤乎[12]？不知藝即道之有形者也[13]。精求之，何藝非道；貌襲之[14]，道藝兩失。燕噲、子之何嘗不託堯舜以鳴高，而卒爲梓匠輪輿所笑[15]。醫之爲藝，尤非易言，神農始之，黄帝昌之，周公使冢宰領之，其道通於神聖[16]。今天下醫絶矣，惟講學一流轉未絶者，何也[17]？醫之效立見，故名醫百無一人；學之講無稽，故村儒舉目皆是[18]。子不尊先人於百無一人之上，而反賤之於舉目皆是之中，過矣！即或衰年無俚，有此附會，則亦當牽連書之，而不可盡没有所由來[19]。僕昔疾病，性命危篤，爾時雖十周、程、張、朱何益[20]？而先生獨能以一刀圭活之，僕所以心折而信以爲不朽之人也[21]。慮此外必有异案良方，可以拯人，可以壽世者，輯而傳焉，當高出語録陳言萬萬[22]。而乃諱而不宣，甘捨神奇以就臭腐，在理學中未必增一僞席，而方伎中轉失一真人矣[23]。豈不悖哉[24]！豈不惜哉！

［1］躬行：身体力行，亲身实践。躬，亲自，亲身。

［2］前“仁”：仁爱。仁是古代一种含义极广的道德观念，其核心指人与人相互亲爱。孔子以之作为最高的道德标准。　后“仁”：仁爱。活用作动词。

［3］夭札：遭疫病而早死。夭，短命，早死。札，遭疫病而死亡。　老安少怀：使老年人安宁，使年轻人怀归。语本《论语·公冶长》。安，安宁。怀，归向。皆使动用法。

［4］素位：不居官位。语见《礼记·中庸》。

［5］阳明：王阳明。名守仁，字伯安，曾筑室于故乡余姚（今浙江余姚）阳明洞中，

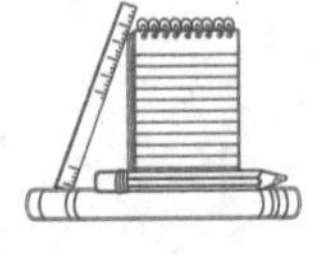

世称阳明先生。明代哲学家，官至南京兵部尚书，卒谥文成。其创立的阳明学派影响很大，并远传日本。　勋业烂然：功业灿烂。勳，“勋（勛）”的异体字。烂然，光明显赫的样子。

［6］胡世宁：字永清，明代仁和（今浙江余杭）人，弘治年间进士，官至兵部尚书，卒谥端敏。　多：只，只是。

［7］亦复：也，同样。

［8］相公：丞相。明清的内阁大学士相当于前代的丞相之职。陈文恭系东阁大学士，故称。　布衣：平民。

［9］挟：依恃，倚仗。

［10］今：犹“若”。如果。　途之人：路人。指一般的人。

［11］理学：指“道学”。宋明儒家哲学思想。

［12］传（zhuàn）：为……立传。　先人：祖先。此指祖父。　得毋……乎：莫不是……吧。固定结构，也作“得无……乎”。　艺成而下：意为工于技艺的人，其成就再大也只能列于有德者之下。语出《礼记·乐记下》：“德成而上，艺成而下。”艺，技艺。　斤斤：拘谨的样子。此指拘泥。

［13］道：此指仁道。

［14］袭：仿效。

［15］燕哙（yānkuài）：燕王哙。战国时燕国国君，前320—前318年在位，在位的第3年将君位让给相国子之，导致内讧外侵。　鸣高：自命清高。　梓匠轮舆：梓人、匠人、轮人、舆人。梓人造乐器悬架、饮器、箭靶等，匠人营宫室、城郭、沟洫，轮人造车轮，舆人制车厢。在此泛指一般工人。

［16］冢宰：周代官名，为六卿之首。又称大宰，辅佐天子之官。　领：统率，管领。周代医官受冢宰管辖。

［17］绝：缺乏。　转：反而。下“转失”同此。

［18］无稽：无从查考，没有根据。稽，考核，查考。　村儒：指才学浅陋的文人。

［19］即或：即使。　无俚：无聊。　附会：勉强地把两件没有关系或关系很远的事物硬拉在一起。　牵连：此指附带。　没（mò）：湮没，埋没。　有所由来：有来历的事情。

［20］尔时：其时，那时。　周程张朱：均是宋代理学家。周，即周敦颐，北宋理学家。程，指程颢、程颐兄弟，周敦颐的弟子，北宋理学家的奠基人，世称“二程”。张，指张载，北宋哲学家。朱，指朱熹，南宋哲学家和教育家。

［21］刀圭：古代量取药末的工具。此借代药物。　所以：“……的原因”。后接动词。　心折：佩服。折，折服。　信：心信，指诚心。

［22］语录：指“二程”与朱熹等人的《语录》。　陈言：陈旧无用的言辞。

［23］而：你。　乃：竟然。　方伎：此指医学界。伎，通“技”。

［24］悖：违背情理，荒谬。

练 习

（一）解词

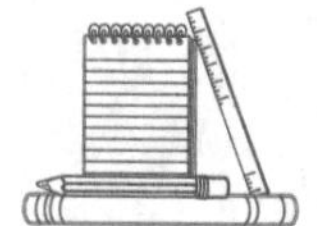

1. 若（孙） 2. 悁悁 3. 大父 4. 不禄 5. 仆（方思） 6. 永（其人） 7.（夭）札

8. 素位（而行学） 9. 多（一讲学） 10. 挟（相公） 11. 今（执途之人） 12. 得毋……乎 13. 斤斤 14. 刀圭（活之） 15. 而（乃） 16. 转（失） 17. 悖（哉） 18. 即或 19.（方）伎

（二）翻译

1. 天生一不朽之人，而其子若孙必欲推而纳之于必朽之处，此吾所为悁悁而悲也。夫所谓不朽者，非必周孔而后不朽也。羿之射，秋之弈，俞跗之医，皆可以不朽也。使必待周孔而后可以不朽，则宇宙间安得有此纷纷之周孔哉？

2. 夫学在躬行，不在讲也。圣学莫知仁，先生能以术仁其民，使无夭札，是即孔子老安少怀之学也。素位而行学，孰大于是？而何必舍之以他求。阳明勋业烂然，胡世宁笑其多一讲学；文恭公亦复为之，于余心犹以为非。

3. 子不以人所共信者传先人，而以人所共疑者传先人，得毋以"艺成而下"之说为斤斤乎？不知艺即道之有形者也。精求之，何艺非道；貌袭之，道艺两失。燕哙、子之何尝不讬尧舜以鸣高，而卒为梓匠轮舆所笑。医之为艺，尤非易言，神农始之，黄帝昌之，周公使冢宰领之，其道通于神圣。

4. 今天下医绝矣，惟讲学一流转未绝者，何也？医之效立见，故名医百无一人；学之讲无稽，故村儒举目皆是。子不尊先人于百无一人之上，而反贱之于举目皆是之中，过矣！即或衰年无俚，有此附会，则亦当牵连书之，而不可尽没有所由来。

5. 虑此外必有异案良方，可以拯人，可以寿世者，辑而传焉，当高出语录陈言万万。而乃讳而不宣，甘舍神奇以就臭腐，在理学中未必增一伪席，而方伎中转失一真人矣。岂不悖哉！岂不惜哉！

（三）思考

扫一扫，查阅复习思考题答案

1. 作者"悁悁而悲"的原因是什么？
2. "艺""道"两者是什么关系？作者引用燕哙让位子之的典故用意何在？
3. 如何理解"学在躬行，不在讲也"？
4. 对于薛雪一生的评价，作者与薛寿鱼的观点有何不同？

第三单元　医著序文

十六、《汉书·艺文志》序及方技略*

扫一扫，查阅本节 PPT、视频等数字资源

【提示】本文选自《汉书·艺文志》，据 1959 年中华书局点校本排印，并校以文渊阁四库本。标题及文内小标题另加。《汉书》作者班固（32—92），字孟坚，扶风（今陕西咸阳）人，东汉著名史学家。《汉书》记载西汉自高祖刘邦元年（前 206）至王莽地皇四年（23）两百余年的历史。《汉书·艺文志》记载了当时国家藏书的总目，也是现存最早的一部文献目录专著，分六艺、诸子、诗赋、兵书、数术、方技等六略。

本文摘录了《汉书·艺文志》的序及有关《方技略》的内容。序文概述秦汉以来图书典籍的播迁经过，记载了刘向父子奉诏校书的概况。《方技略》分医经、经方、神仙、房中四种，每种先列出书目，然后概括阐明其含义及用途，最后对方技的学术渊源、作用等作简要的总结。

序

昔仲尼没而微言絶[1]，七十子喪而大義乖[2]。故《春秋》分爲五[3]，《詩》分爲四[4]，《易》有數家之傳[5]。戰國從衡，真僞分爭，諸子之言紛然殽亂[6]。至秦患之，乃燔滅文章，以愚黔首[7]。漢興，改秦之敗[8]，大收篇籍，廣開獻書之路。迄孝武世，書缺簡脱，禮壞樂崩，聖上喟然而稱曰："朕甚閔焉[9]！"於是建藏書之策，置寫書之官，下及諸子傳説，皆充秘府[10]。至成帝時，以書頗散亡，使謁者陳農求遺書於天下[11]。詔光禄大夫劉向校經傳、諸子、詩賦，步兵校尉任宏校兵書，太史令尹咸校數術，侍醫李柱國校方技[12]。每一書已，向輒條其篇目，撮其指意，録而奏之[13]。會向卒，哀帝復使向子侍中奉車都尉歆卒父業[14]。歆於是總羣書而奏其《七略》，故有《輯略》，有《六藝略》[15]，有《諸子略》，有《詩賦略》，有《兵書略》，有《術數略》，有《方技略》。今删其要[16]，以備篇籍。

[1] 没：同"殁"，死亡。　微言：含义深远精要的言论。

[2] 七十子：指孔子弟子七十二贤者，举其整数，故言七十。　丧：死亡。　大义：指有关六经的要义。　乖：歪曲，错乱。

［3］《春秋》分为五：注解《春秋》的有左丘明、公羊高、穀梁赤、邹氏、夹氏五家，今存前三家，即《左传》《公羊传》《穀梁传》。

［4］《诗》分为四：注解《诗经》的有鲁人毛亨及齐人辕固生、鲁人申培、燕人韩婴四家。今存毛氏一家，世称《毛诗》。

［5］《易》有数家之传：注解《易经》的有施雠、孟喜、梁丘贺等数家，今俱失佚。

［6］从衡：同"纵横"。指战国时代七国之间纵横错杂的政治形势。　分争：分辨争鸣。　诸子：指先秦的各派学者。　淆乱：混乱。殽，"淆"的异体字。

［7］患：忧虑。　燔（fán）灭：烧毁。　愚：使……愚昧。使动用法。　黔首：百姓，平民。黔，黑。上古百姓以黑巾覆头，故得此名。

［8］败：弊。指秦始皇焚书等弊政。

［9］孝武：汉武帝刘彻，前141—前87年在位。　世：代，时代。　书：文字。　喟（kuì）然：感叹的样子。喟，叹。　闵：忧虑。　焉：之，此。代词。

［10］策：策府，又作"册府"。古代帝王藏书处。　秘府：古代宫廷内部藏秘籍之处。

［11］成帝：汉成帝刘骜，前32—前7年在位。成帝河平三年（26）八月，令陈农向天下求遗书。　以：因为。　谒者：秦汉官名。主管接待宾客事宜。

［12］光禄大夫：秦汉官名。担任顾问应对等事。　校（jiào）：校勘，校对。　步兵校尉：汉代官名。管辖宫城卫队，地位仅次于将军。　太史令：汉代官名。掌管历史、天文、历法。　数术：指天文、历法、占卜一类书籍。　侍医：为帝王及皇室成员治病的宫廷医师，后世称为御医、太医。　方技：指医药类书籍。

［13］已：完毕。　辄：则，就。　条：分条列出。活用作动词。　撮：摘取。　指意：内容大意。同义复用。指，意思。　奏：进呈给皇上。刘向的这部分著作称《别录》，相当于后世的书目解题，原书已佚。

［14］会：适逢，正值。　卒：死。　哀帝：汉哀帝刘欣，前6—前2年在位。　侍中：秦汉职官名。侍从皇帝左右，出入宫廷，与闻朝政，为正规官职外的加官之一。　奉车都尉：汉代官名。皇帝近侍，掌御乘舆马。　歆（xīn）：刘歆。刘向之子。　卒：完成，完毕。

［15］总：汇总，汇编。　《七略》：刘歆所著，为我国最早的图书目录分类书。内容分辑略（诸书的总要）、六艺略（经学、史学类）、诸子略（诸子百家类）、诗赋略（诗歌辞赋类）、兵书略（军事类）、数术略（天文历法和占卜类）和方技略（医药卫生类）。原书已佚，其内容保存在班固的《汉书·艺文志》中。略：概略，概述。　六艺：指《易》《诗》《书》《礼》《乐》《春秋》六经。

［16］删：选取，节取。

方技略

《黄帝内經》十八卷，《外經》三十七卷[1]，《扁鵲内經》九卷，《外經》十二卷，《白氏内經》三十八卷，《外經》三十六卷，《旁篇》二十五卷。右醫經七家，二百一十六卷[2]。

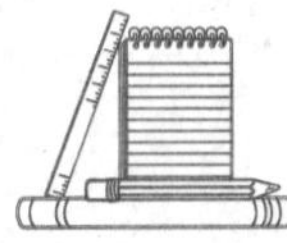

醫經者，原人血脈、經落、骨髓、陰陽、表裏，以起百病之本、死生之分[3]，而用度箴石湯火所施，調百藥齊和之所宜[4]。至齊之得，猶慈石取鐵，以物相使[5]。拙者失理，以瘉爲劇，以生爲死[6]。

［1］外经：指《黄帝外经》。下文二《外经》分别指《扁鹊外经》和《白氏外经》。

［2］右：以上，上面。竖排版书由右向左写，故此处称前边那些目录书名在"右"。　二百一十六卷：以上合计为一百七十五卷，少四十一卷，与上列卷数不合。当是年代久远，传写脱误所致。

［3］原：推原，推究，研究。　脈："脉"的异体字。　落：通"络"。　起：阐发。　本：本源，根源。　分：分界，界限。

［4］用：用来。　度（duó）：揣度，估量。　箴："针"的异体字。　火：指灸法。　调：调制。　齐（jì）和：调配和洽。齐，同"剂"，按比例调配药物。　所宜：适当的比例。

［5］至齐之得：最好药剂的功能。得，指取得的效果、作用。　慈：通"磁"。

［6］"拙者失理"三句：技术拙劣的医生违背医理，把能治好的病治重，把活人治死。为，治。瘉，"愈"的异体字。

《五藏六府痹十二病方》三十卷，《五藏六府疝十六病方》四十卷，《五藏六府癉十二病方》四十卷，《風寒熱十六病方》二十六卷，《泰始黄帝扁鵲俞拊方》二十三卷[1]，《五藏傷中十一病方》三十一卷[2]，《客疾五藏狂顛病方》十七卷，《金瘡瘲瘛方》三十卷，《婦人嬰兒方》十九卷，《湯液經法》三十二卷，《神農黄帝食禁》七卷[3]。右經方十一家，二百七十四卷[4]。

經方者，本草石之寒温，量疾病之淺深[5]，假藥味之滋，因氣感之宜[6]，辯五苦六辛，致水火之齊[7]，以通閉解結，反之於平[8]。及失其宜者，以熱益熱，以寒增寒，精氣内傷，不見於外[9]，是所獨失也[10]。故諺曰："有病不治，常得中醫[11]。"

［1］痹："痹"的异体字，病名。　疝：病名。泛指任何体腔内容物向外凸出的病症。　癉（dān）：热病。　泰始：古代指天地初开、万物开始形成的时代。　俞拊：指俞跗。

［2］五脏伤中（zhòng）：五脏被刺伤。语本《素问·诊要经终论》："凡刺胸腹者必避五脏。中心者环死，中脾者五日死，中肾者七日死，中鬲者，皆为伤中，其病虽愈，不过一岁必死。"

［3］客疾：外邪入侵人体内引起的病证。　颠：同"癫"。　金疮：金属利器对人体所造成的创伤。　瘲瘛（zòngchì）：手足抽搐一类的病，多作"瘛瘲"。筋急引缩为瘛，筋缓纵伸为瘲。　食禁：食物的禁忌。

［4］经方：古代对医药方书的统称。　二百七十四卷：以上合计为二百九十五卷，多

二十一卷。

[5] 本：根据，本着。　草：指植物药。　石：指矿物药。　寒温：泛指药物的性质。　量：衡量，估量。

[6] 假：凭借。　滋：汁液。此指药物的作用。　因：根据。　气感之宜：人对四时气候的感受所适宜的情况。指用药考虑气候的不同，如天热要慎用热药，天寒当慎用寒药之类。

[7] 辩：通“辨”，辨别。　五苦六辛：指五脏六腑所适宜的各种性味的药物。致：得到。此指制成。　水火之齐：寒凉与温热的药剂。

[8] 反：同“返”，此指恢复。　平：正常。

[9] 及：至于。　失其宜者：指治疗失当的医生。　见：同“现”。

[10] 是所独失也：这是严重失误的情况。独，特别，严重。

[11] 中医：中等水平的医生。

《容成陰道》二十六卷，《務成子陰道》三十六卷，《堯舜陰道》二十三卷，《湯盤庚陰道》二十卷，《天老雜子陰道》二十五卷，《天一陰道》二十四卷，《黄帝三王養陽方》二十卷，《三家内房有子方》十七卷[1]。右房中八家，百八十六卷[2]。

房中者，情性之極，至道之際，是以聖王制外樂以禁内情，而爲之節文[3]。傳曰：“先王之作樂，所以節百事也[4]。”樂而有節，則和平壽考[5]。及迷者弗顧，以生疾而殞性命[6]。

[1]《容成阴道》：房中术书名。容成，黄帝的大臣，相传其发明历法。阴道，古代房中术。　务成子：务成昭。虞舜的老师。　汤盘庚：殷商君主。　天老：相传为黄帝的大臣，三公之一。　杂子：参下文“杂子道”注。　天一：天乙。成汤之名。成汤是殷王朝的创建者。　三王：一般指夏禹王、商汤王、周文王。或指禹、汤及周文、武二王。

[2] 房中：指房中术，为古代的性医学。　百八十六卷：今合计为一百九十一卷，多五卷。以上所列八家房中著作，皆托名之作，均已失佚。

[3] 际：会合，交合。　是以：因此。　外乐：室外的音乐。　内情：房中的情欲。　节文：节制修饰。

[4] 传：古代解释儒家经典的著作叫传。此指《左传》。语本《左传·昭公元年》。

[5] 和平寿考：气血平和，寿命长久。考，老。

[6] 迷者：沉迷于声色的人。

《宓戲雜子道》二十篇，《上聖雜子道》二十六卷，《道要雜子》十八卷，《黄帝雜子步引》十二卷，《黄帝岐伯按摩》十卷，《黄帝雜子芝菌》十八卷，《黄帝雜子十九家方》二十一卷，《泰壹雜子十五家方》二十二卷，《神農雜子技道》二十三卷，《泰壹雜子黄冶》

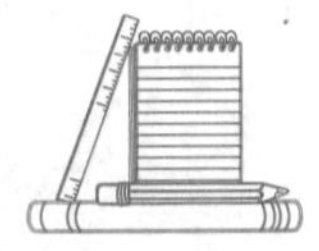

三十一卷[1]。右神僊十家，二百五卷[2]。

神僊者，所以保性命之真，而游求於其外者也[3]。聊以盪意平心[4]，同死生之域[5]，而無怵惕於胷中[6]。然而或者專以爲務，則誕欺怪迂之文彌以益多，非聖王之所以教也[7]。孔子曰："索隱行怪，後世有述焉，吾不爲之矣[8]。"

［1］宓戏：伏羲。宓，通"伏"。戏，通"羲"。　杂子道：神仙家修身养性以求长生的方法。　步引：神仙家导引之类的养生术。　芝菌：神仙家服食芝菌以养生的方法。芝，灵芝。菌，芝类。　泰壹：泰一。天神名。　黄冶：冶炼丹砂之法。

［2］神仙：指神仙家养生术。僊，"仙"的异体字。　二百五卷：上合计为二百〇一卷，少四卷。以上诸书，均失佚。

［3］所以："……的方法"。用于动词后。　真：真元。　游求于其外：向身外大自然广求养生之道。

［4］聊：姑且。　荡意平心：净化意念，平定心境。盪，"荡"的异体字，洗涤。

［5］同死生之域：将死与生的区域视为相同。同：认为相同。意动用法。

［6］怵（chù）惕：恐惧警惕。文中指对死的恐惧。怵，恐惧。　胷："胸"的异体字。

［7］或者：有人，有些人。　务：事业，工作。　诞欺怪迂：荒诞欺诈怪异迂曲。　弥：更加。　益：增加。　教：教化。

［8］"索隐"三句：求隐秘之事，行怪异之道，后代有效法这样做的，我不做这样的事。语出《礼记·中庸》。　述：遵循，继承。

凡方技三十六家，八百六十八卷[1]。

方技者，皆生生之具，王官之一守也[2]。太古有岐伯、俞拊，中世有扁鵲、秦和[3]，蓋論病以及國，原診以知政[4]。漢興，有倉公。今其技術晻昧[5]，故論其書[6]，以序方技爲四種[7]。

［1］"凡方技"两句：按以上所列，医经七家二百一十六卷，经方十一家二百七十四卷，房中八家八十六卷，神仙十家二百零五卷，合得三十六家，八百八十一卷，多十三卷。而按所列各书的卷数，计为三十六家，八百六十二卷，少六卷。

［2］生生之具：使生命生长不息的工具。前"生"，使动用法。　王官：天子之官。　守：职守，职务。

［3］太古：远古，上古。　秦和：秦国医生和。

［4］"盖论病"两句：最高明的医生根据诊察分析国君的病情，可以推论到国情政事。　原：推究，研究。

［5］暗昧：湮没，埋没。同义复用。晻，"暗"的异体字，昏暗。昧，昏暗。

［6］论：编次。司马迁《报任少卿书》："乃如左丘无目，孙子断足，终不可用，退而论书策，以舒其愤，思垂空文以自见。"

［7］序：依次排列。活用作动词。　四种：指方技略中医经、经方、神仙、房中4种。

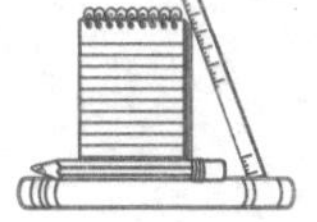

练 习

（一）解词

1.（仲尼）没 2.（大义）乖 3.黔首 4.闵（焉） 5.（每一书）已 6.会（会向卒） 7.卒（父业） 8.删（其要） 9.右（医经） 10.齐（和之所宜） 11.辩（五苦六辛） 12.假（药味之滋） 13.反（之于平） 14.见（于外） 15.（常得）中医 16.（尧舜）阴道 17.（恣戏）杂子道 18.同（死生之域） 19.（后世有）述 20.原（诊以知政） 21.暗昧 22.（以）序 23.太古 24.客疾 25.（六腑）痺 26.（六腑）疝

（二）翻译

1.战国从衡，真伪分争，诸子之言纷然殽乱。至秦患之，乃燔灭文章，以愚黔首。汉兴，改秦之败，大收篇籍，广开献书之路。迄孝武世，书缺简脱，礼坏乐崩，圣上喟然而称曰："朕甚闵焉！"于是建藏书之策，置写书之官。

2.每一书已，向辄条其篇目，撮其指意，录而奏之。会向卒，哀帝复使向子侍中奉车都尉歆卒父业。

3.医经者，原人血脉、经落、骨髓、阴阳、表里，以起百病之本、死生之分，而用度针石汤火所施，调百药齐和之所宜。

4.经方者，本草石之寒温，量疾病之浅深，假药味之滋，因气感之宜，辩五苦六辛，致水火之齐，以通闭解结，反之于平。

（三）思考

扫一扫，查阅复习思考题答案

1.从本文可知，西汉成帝时，奉诏负责校勘医书的人是谁？

2.如何理解文中的"中医"是"中等水平的医生"？

3.《汉书·艺文志》是在什么基础上形成的？

扫一扫，查阅本节PPT、视频等数字资源

十七、《伤寒论》序*

【提示】本文选自张机《伤寒论》，据人民卫生出版社影印明代赵开美所刻《仲景全书》本排印。作者张机（约150—219），字仲景，南阳郡涅阳（今河南南阳）人，东汉末年杰出的医学家。曾任长沙太守，世称"张长沙"。《伤寒杂病论》奠定了中医学沿着辨证论治原则发展的基础，后世称之"方书之祖"，尊张氏为"医圣"。该书问世不久，即因战乱散佚，后经王叔和等整理编次，分为《伤寒论》和《金匮要略》两书。

序文首先指出医药的重大作用，严肃批评了当时士大夫轻视医药、务求名利而舍本逐末的错误倾向，接着说明自己撰写《伤寒论》的原因、经过和愿望，最后谆谆规劝医生要重视医德修养，技术应精益求精，切忌故步自封，草率从事，表达了作者强烈的爱憎感情和"多闻博识"致力于医学的决心。本文情文并茂，感染力强，是医学序跋文选中的名篇。

余每覽越人入虢之診、望齊侯之色，未嘗不慨然歎其才秀也[1]！怪當今居世之士，曾不留神醫藥，精究方術，上以療君親之疾，下

以救貧賤之厄，中以保身長全，以養其生[2]。但競逐榮勢，企踵權豪，孜孜汲汲，惟名利是務[3]，崇飾其末，忽棄其本，華其外而悴其内[4]。皮之不存，毛將安附焉[5]？卒然遭邪風之氣，嬰非常之疾，患及禍至，而方震栗，降志屈節，欽望巫祝，告窮歸天，束手受敗[6]。賫百年之壽命，持至貴之重器，委付凡醫，恣其所措[7]。咄嗟嗚呼[8]！厥身已斃，神明消滅，變爲异物，幽潛重泉，徒為啼泣[9]。痛夫！舉世昏迷，莫能覺悟，不惜其命，若是輕生，彼何榮勢之云哉[10]？而進不能愛人知人，退不能愛身知己，遇災值禍，身居厄地，蒙蒙昧昧，惷若游魂[11]。哀乎！趨世之士，馳競浮華，不固根本，忘軀徇物，危若冰谷，至於是也[12]！

［1］甞："尝（嘗）"的异体字。　概然：激动的样子。　歎："叹（嘆）"的异体字，赞叹。　秀：突出，杰出。

［2］士：读书人。　曾（zēng）：竟，竟然。　留神：留心，注重。　精究：精心研究。　方术：本指医卜星相之术。此指医术。　厄：穷困，灾难。此指病困。

［3］企踵：踮起脚跟。此指仰慕。　孜孜汲汲：急急忙忙迫不及待的样子。孜孜，不倦的样子。汲汲，急切的样子。　惟名利是务：只追求名利。宾语前置。"是"为宾语前置标志。务，追求，从事，致力。

［4］末：此指名利荣势。　本：此指身体。　华：使……华美。使动用法。　悴：使……憔悴。使动用法。

［5］"皮之不存"两句：语出《左传·僖公十四年》。安：哪里。

［6］卒然：猝然，突然。卒，通"猝"。　婴：遭受，缠绕。　栗：通"慄"。　钦：恭敬。　巫祝：古代从事所谓通鬼神的职业者。　穷：穷尽。此指巫祝的办法用尽。　归天：归属命运。

［7］赍（jī）：持，拿。　重器：宝贵的器物。此喻身体。　恣：听任，任凭。　措：处置，安排。

［8］咄嗟（duōjiē）呜呼：啊。感叹词连用，加强语气。

［9］厥：其。　异物：指死亡的人。　幽潜重（chóng）泉：深埋在九泉之下。幽，深。潜，埋葬。重泉，犹"九泉"。死者所归的地下深处。

［10］痛夫（fú）：痛心啊。夫，感叹语气词。　若是：如此，像这样。　轻生：轻视生命。　"彼何"句：那还谈得上什么荣华权势呢？宾语前置，"之"是宾语前置标志，正常次序为"彼云何荣势哉"。

［11］进：进身（即入仕为官）。　退：退身（即引退，隐居）。　知：管，顾。　災："灾"的异体字。　惷："蠢"的异体字。　游魂：游荡的鬼魂。喻苟延残喘的无用之人。

［12］趋世：奔波于社会上。即"趋于世"。　徇物：谋求身外之物。徇，营求，谋求。　冰谷：薄冰和深谷。喻险境。语见《诗·小雅·小宛》："战战兢兢，如临深渊，如履薄冰。"

余宗族素多，向餘二百[1]。建安紀年以來，猶未十稔，其死亡者，三分有二，傷寒十居其七[2]。感往昔之淪喪，傷横夭之莫救[3]，乃勤求古訓，博采衆方[4]，撰用《素問》《九卷》《八十一難》《陰陽大論》《胎臚藥録》[5]，并平脉辨證，為《傷寒雜病論》，合十六卷[6]。雖未能盡愈諸病，庶可以見病知源[7]。若能尋余所集，思過半矣[8]。

[1] 宗族：同宗族的人。　素：一向。　向：先前，从前。　余二百：二百多。

[2] 建安纪年：建安元年。建安（196—219年），汉献帝刘协的年号。　稔（rěn）：年。本义为谷物成熟。古代谷物一年一熟，故称。

[3] 感：为……感叹。　伤：为……悲伤。　横夭：意外早死，亦作“夭横”。横，横死，非命而死；夭，早死，短命。

[4] 古训：前代圣王留下的著作，亦作“故训”。此指古代留下的医学著作。

[5] 撰：通“选（選）”，选择。　《九卷》:《灵枢》，又名《针经》。　《八十一难》:《难经》。　《阴阳大论》：古医经名，今佚。陰，“阴（陰）”的异体字。　《胎胪药录》：古医经名，今佚。胎指胎产，胪指颅囟，所以该书内容是有关妇产与小儿疾病方面之古医书。

[6] 平脉：辨脉。平，通“辨”。　合：合计，共。

[7] 虽：即使。　庶：“庶”的异体字。或许，也许。

[8] 寻：探求，研究。　思过半：大部分领悟。此指收益多。语出《周易·系辞下》：“知者观其辞，则思过半矣。”过，超过。

夫天布五行，以運萬類；人稟五常，以有五藏[1]。経絡府俞，陰陽會通。玄冥幽微，變化難極[2]。自非才高識妙，豈能探其理致哉[3]？上古有神農、黄帝、岐伯、伯高、雷公、少俞、少師、仲文[4]，中世有長桑、扁鵲[5]，漢有公乘陽慶及倉公[6]。下此以往，未之聞也[7]。觀今之醫，不念思求經旨，以演其所知，各承家技，終始順舊[8]。省病問疾，務在口給；相對斯須，便處湯藥[9]。按寸不及尺，握手不及足[10]；人迎趺陽，三部不参[11]；動數發息，不滿五十[12]。短期未知决診，九候曾無髣髴[13]；明堂闕庭，盡不見察[14]。所謂窺管而已[15]。夫欲視死别生[16]，實爲難矣！

孔子云：生而知之者上，學則亞之[17]。多聞博識，知之次也[18]。余宿尚方術，请事斯語[19]。

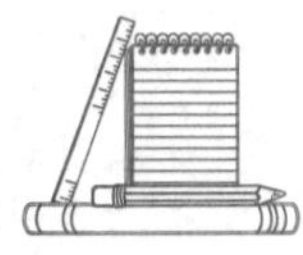

[1] 五常：五行之常气。　藏：同“脏（臟）”。

[2] 経：“经（經）”的异体字。　府俞：气府腧穴。府，经气聚会之处。俞，通

“腧”。脉气灌注之处。　玄冥幽微：指人体生理和病理变化的玄妙隐晦、幽深奥妙。

［3］自非：如果不是，若非。固定结构。　理致：道理要旨。

［4］“岐伯……仲文”句：岐伯等六人，相传都是黄帝时的名医，医学史上称“六臣”。

［5］中世：中古。　长桑：长桑君。扁鹊的老师。

［6］公乘（shèng）阳庆：仓公的老师。　仓公：淳于意。西汉时山东名医，《史记》有传。

［7］未之闻：指“未闻之”。宾语前置。

［8］演：推衍，扩大。　终始：始终。

［9］务：追求，致力。　口给（jǐ）：口才敏捷。给，足，指言辞不穷。　相对：面对病人。相，指代病人。　斯须：片刻，一会儿。

［10］寸：指寸部脉。　尺：指尺部脉。　手：指手腕寸口脉。　足：指足部趺阳脉。

［11］人迎：古代诊脉部位。在喉结两侧的颈动脉。　趺（fū）阳：古代诊脉部位。在足背前胫动脉。　三部：古代脉诊方法之一。全身遍诊法，指人体头部（人迎）、上肢（寸口）、下肢（趺阳）三部。寸口诊法，指寸、关、尺三部。

［12］“动数”两句：医生诊脉时，依据自己的均匀呼吸以测定患者脉搏跳动次数，不满五十动。古代认为，诊脉不满五十动为失诊。参见《灵枢·根结》。

［13］短期：病危将死之期。　九候：据《素问·三部九候论》，指头部两额、两颊和耳前，中部寸口、合谷和神门，下部内踝后、大趾内侧和大趾与次趾之间等九处的动脉。寸口诊法据《难经·十八难》，又指寸、关、尺三部以浮、中、沉取，合称九候。　曾无：竟然没有。固定结构。　髣髴：亦作“彷佛”“仿佛”。此指模糊的印象。

［14］明堂：指鼻子。　阙：两眉之间。　庭：额。　见：被。

［15］窥管：“以管窥天”的缩写。此喻诊察片面。

［16］视：辨别。

［17］“生而知之”两句：语本《论语·季氏》：“生而知之者，上也；学而知之者，次也”。亚，次。

［18］“多闻”两句：多闻广记，是“智”的次一等。语本《论语·述而》：“多闻，择其善者而从之，多见而识之，知之次也。”识（zhì志），记。知，同“智”。

［19］宿尚方术：我素来爱好医方医术。宿，素来，向来。尚，崇尚，爱好。　事：奉行，实践。　斯语：这句话。指“多闻博识”。语本《论语·颜回》：“回虽不敏，请事斯语矣。”

练　习

（一）解词

1.（才）秀　2. 曾（不）　3. 方术　4. 企踵　5. 是（惟名利是务）　6. 婴（非常之疾）　7. 钦（望巫祝）　8. 赍（百年之寿命）　9. 厥（身）　10. 举（举世昏迷）　11. 云（哉）　12. 徇（物）　13. 向（余二百）　14.（十）稔　15. 撰（用）　16. 平（脉）　17. 自非　18. 演（其所知）　19. 宿（尚方术）　20. 事（斯语）　21. 明堂　22. 窥管　23. 府俞　24. 玄冥幽微　25. 髣髴　26. 视（死）　27.（多闻博）识

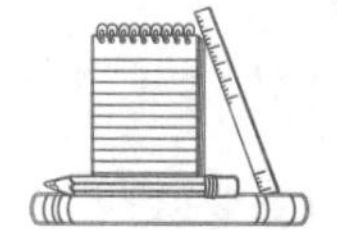

（二）翻译

1. 余每览越人入虢之诊、望齐侯之色，未尝不慨然叹其才秀也！怪当今居世之士，曾不留神医药，精究方术，上以疗君亲之疾，下以救贫贱之厄，中以保身长全，以养其生。但竞逐荣势，企踵权豪，孜孜汲汲，惟名利是务，崇饰其末，忽弃其本，华其外而悴其内。皮之不存，毛将安附焉？

2. 厥身已毙，神明消灭，变为异物，幽潜重泉，徒为啼泣。痛夫！举世昏迷，莫能觉悟，不惜其命，若是轻生，彼何荣势之云哉？

3. 余宗族素多，向余二百。建安纪年以来，犹未十稔，其死亡者，三分有二，伤寒十居其七。感往昔之沦丧，伤横夭之莫救，乃勤求古训，博采众方，撰用《素问》《九卷》《八十一难》《阴阳大论》《胎胪药录》，并平脉辨证，为《伤寒杂病论》，合十六卷。

（三）思考

扫一扫，查阅复习思考题答案

1.《伤寒杂病论》的写作背景是什么？

2. 作者的治学方法有哪些？

3. 作者对医者提出了哪些要求？

4. 作者是如何编写《伤寒杂病论》的？

扫一扫，查阅本节PPT、视频等数字资源

十八、《黄帝内经素问注》序*

【提示】本文选自《黄帝内经素问注》，据1956年人民卫生出版社影印明代顾从德翻刻宋本《黄帝内经素问》排印。作者王冰（约710—805），别号启玄子，唐代著名医学家。曾任太仆令，故后世又称王太仆。鉴于《素问》抄本紊乱，王冰花十二年时间，多方搜集整理，注释编排，增补缺文，著成《重广补注黄帝内经素问》，共二十四卷，八十一篇。这是现存《素问》之最古本，也是历代注解《黄帝内经》流行最广、影响最大的一部著作。

序文高度评价了《黄帝内经》的学术价值和影响，认为它是“至道之宗，奉生之始”。指出训诂乃是学通经文的必由之路，历代名医莫不得益于《黄帝内经》，并指出前代版本的错误，说明编次整理的具体做法、目的和意义。

夫釋縛脱艱，全眞導氣，拯黎元於仁壽，濟羸劣以獲安者，非三聖道，則不能致之矣[1]。孔安國序《尚書》曰：“伏羲、神農、黄帝之書，謂之三墳，言大道也[2]。”班固《漢書·藝文志》曰“《黄帝內經》十八卷”，《素問》即其經之九卷也，兼《靈樞》九卷，迺其數焉[3]。雖復年移代革[4]，而授學猶存。懼非其人，而時有所隱，故“第七”一卷，師氏藏之，今之奉行，惟八卷爾[5]。然而其文簡，其意博，其理奥，其趣深[6]。天地之象分，陰陽之候列，變化之由表，死生之兆彰[7]。不謀而遐邇自同，勿約而幽明斯契[8]。稽其言有徵，驗之事不忒[9]。誠可謂至道之宗，奉生之始矣[10]。

［1］黎元：百姓，黎民。也作“黎玄”。　仁寿：长寿。　羸劣：瘦弱。此指病人。羸、劣，瘦弱。同义复用。　三圣道：三位圣人的学说。三圣，指伏羲、神农、黄帝。古人认为伏羲制九针，神农尝百草而撰《本草经》，黄帝著《内经》，三人均与医药相关。

［2］孔安国：孔子二十二代孙，西汉经学家，以研究《尚书》而为汉武帝博士。　序：为……作序。　三坟：此泛指古代典籍。坟，大。

［3］廼：“乃”的异体字。

［4］革：变更，变迁。

［5］其人：指适合的人。　“第七”一卷：第七卷。　师氏：古代教育贵族子弟的教官。此指主管教育的官员，亦可指老师或前辈。

［6］愽：“博”的异体字。趣：旨趣。

［7］“天地”四句：天地的现象分清，阴阳的证候列举，变化的缘由表述，死生的预兆显示。隂，“阴（陰）”的异体字。

［8］遐迩：远与近。此指远近的事理。　幽明：暗与明。此指无形和有形的事物。　斯：皆，尽。　契：符合，一致。

［9］稽：考核，查考。　征：证验。　之：其。　忒（tè）：差错，差误。

［10］诚：的确，实在。　至道：最高深的理论，此指医学理论。　宗：祖，本源，典范。　奉生：养生。

假若天機迅發，妙識玄通[1]，蒇謀雖屬乎生知[2]，標格亦資於詁訓[3]，未嘗有行不由逕、出不由户者也[4]。然刻意研精，探微索隱，或識契真要，則目牛無全[5]。故動則有成，猶鬼神幽贊，而命丗奇傑，時時閒出焉[6]。則周有秦公，漢有淳于公，魏有張公、華公，皆得斯妙道者也[7]。咸日新其用，大濟蒸人，華葉遞榮，聲實相副[8]。蓋教之著矣，亦天之假也[9]。

［1］天机：天赋的机谋。即天资。　迅发：敏捷聪明。　妙识玄通：即“识妙通玄”。精通深奥玄妙的道理。

［2］蒇（chǎn）谋：完备而周密的见解。蒇，完备，完善。　乎：于。　生知：生而知之的人，指天资聪明之人。

［3］标格：标准。此指对经文正确理解的标准。　诂（gǔ）训：训诂，注释。

［4］行不由逕：走路不遵循道路。语出《论语·雍也》。逕，“径”的异体字。　户：门。

［5］刻意：专心致志，刻苦用心。　或：如果。　契：掌握，体会，领悟。　真要：指经文的精义要旨。　目牛无全：比喻技艺纯熟或谋划高明，也作“目无全牛”。语本《庄子·养生主》。

［6］动：往往，常常。　赞：帮助。　命世奇杰：指闻名于世的杰出医生。命世，犹“名世”。丗，“世”的异体字。　间（jiàn）出：交替出现。閒，“间（間）”的异体字。

［7］秦公：秦越人。　淳于公：淳于意。　张公：张仲景。　华公：华佗。按，张、华二人生当东汉末，彼时曹操当权，其子曹丕称帝建立魏朝。

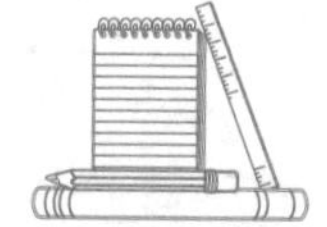

［8］新其用：更新医学的效用。 蒸人：众民，众人。蒸，通“烝”，众多。 华叶递荣：像鲜花绿叶般递相繁茂。喻事业兴旺不衰。华，同“花”。

［9］教：指《素问》理论对历代医家的哺育教化。 著：成就。 假：借助。

冰弱齡慕道，夙好養生，幸遇真經，式爲龜鏡[1]。而世本紕繆，篇目重疊，前後不倫，文義懸隔，施行不易，披會亦難[2]。歳月既淹，襲以成弊[3]。或一篇重出，而别立二名[4]；或兩論併吞，而都爲一目[5]；或問荅未已，别樹篇題[6]；或脱簡不書，而云世闕[7]。重《經合》而冠《針服》[8]，併《方宜》而爲《欬篇》[9]，隔《虚實》而爲《逆從》[10]，合《經絡》而爲《論要》[11]，節《皮部》爲《經絡》[12]，退《至教》以先《針》[13]。諸如此流，不可勝數。且將升岱嶽，非逕奚爲[14]；欲詣扶桑，無舟莫適[15]。乃精勤博訪，而并有其人[16]。歷十二年，方臻理要，詢謀得失，深遂夙心[17]。時於先生郭子齋堂，受得先師張公秘本，文字昭晰，義理環周，一以參詳，羣疑冰釋[18]。恐散於末學，絶彼師資，因而撰注，用傳不朽[19]。兼舊藏之卷，合八十一篇，二十四卷，勒成一部[20]。冀乎究尾明首，尋注會經，開發童蒙，宣揚至理而已[21]。

［1］弱龄：弱冠之年，指男子二十岁左右。古代男子二十岁行冠礼。 式：用。龟镜：借鉴，亦作“龟鉴”。古人以龟卜吉凶，以镜鉴美丑。

［2］世本：世上通行版本。 纰（pī）缪：错误。 伦：条理，次序。 披会：翻阅领会。

［3］歳：“岁（歲）”的异体字。 淹：久。

［4］“或一篇”两句：有的同一内容重复出现，却分别立两个篇名。如《离合真邪论》，新校正云：“全元起本在第一卷，名《经合》，第二卷重出，名《真邪论》。”

［5］“或两论”两句：有的两论合并在一起，而总括为一个篇名。如据新校正，全元起本将《血气形志篇》并入《宣明五气篇》中，王冰始分出两篇。 并吞：合并。 都：总括，汇总。

［6］“或问答”两句：有的一篇中的问答未毕，就将下文另设篇题。如《阴阳类论》，新校正云：“全元起本以‘雷公曰：请闻短期’以下别为一篇，名《四时病类》。”荅，“答”的异体字。

［7］“或脱简”两句：有因脱简而未能写明，却说历代都残缺不全。如《刺腰痛篇》自“腰痛上寒”至“刺足少阴”一百余字，新校正云：“按全元起本及《甲乙经》并《太素》并无，乃王氏所添也。”不书，没有写明。阙，通“缺”。

［8］“重经合”句：在重出的《经合篇》前加上《针服》的题目。《素问》无《针服》篇名，疑指篇首有“用针之服”句的《八正神明论》。冠：在前面加上。用作动词。经合：原文作“合经”，误，径改。

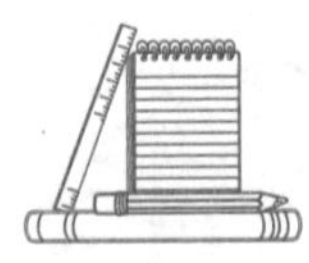

［9］“并方宜”句：指全元起本将《异法方宜论》与《咳论》都并于第九篇中，统名为《咳篇》，王氏始分之。冝，“宜”的异体字。欬，“咳”的异体字。

［10］“隔虚实”句：指全元起本将《四时刺逆从论》割裂成两段。据新校正，“厥阴有余”至“筋急目痛”，全元起本在第六卷；“春气在经脉”至篇末，全元起本在第一卷。

［11］“合经络”句：疑指将《诊要经终论》合并于《玉版论要》。《素问》中《玉版论要》与《诊要经终论》相连。此“经络”似为“经终”之讹。

［12］“节皮部”句：据新校正：全元起本把《经络论》附在《皮部论》之末，王氏分之。节，分开，分解。

［13］“退至教”句：指全元起本将记载有“夫上古圣人之教下也”等语的《上古天真论》退置于第九卷，而将论针法的《调经论》《四时刺逆从论》前置于第一卷。

［14］升：登。　岱岳：泰山。岱，泰山之别称。嶽，“岳”的异体字。　奚：怎么。

［15］诣：往，到。　扶桑：神话中指海上日出之处。　适：去，往。

［16］并：兼。此指全部。　其人：适合的人。此指那些深通《内经》的医家。

［17］方：才。　臻：达到。　理要：条理要领。　询谋：考虑。　得失：指取得的成果。偏义复词，义偏于“得”。

［18］郭子：王冰之师，生平及名字不详。子，尊称，相当于先生之意。　斋堂：书房。

［19］末学：犹“后学”。　师资：本指教师。此指传授《内经》的依据。　用：以。

［20］勒：编纂。

［21］“冀乎……而已”句：希望人们研究后面的注文，就能明了前面的经文，通过探求注文来领会经旨，启发初学医者，宣扬高深的医理罢了。寻，探求，研究。开发，启发，开导。童蒙，幼稚蒙昧的人。此指初学医者。

其中簡脱文斷，義不相接者，搜求經論所有，遷移以補其處；篇目墜缺，指事不明者，量其意趣，加字以昭其義[1]；篇論吞併，義不相涉，闕漏名目者，區分事類，别目以冠篇首[2]；君臣請問，禮儀乖失者，考校尊卑，增益以光其意；錯簡碎文，前後重疊者，詳其指趣，削去繁雜，以存其要[3]；辭理秘密，難粗論述者，别撰《玄珠》，以陳其道[4]。凡所加字，皆朱書其文，使今古必分，字不雜糅[5]。庶厥昭彰聖旨，敷暢玄言[6]，有如列宿高懸，奎張不亂[7]，深泉淨瀅，鱗介咸分[8]。君臣無夭枉之期，夷夏有延齡之望[9]。俾工徒勿誤，學者惟明，至道流行，徽音累屬，千載之後，方知大聖之慈惠無窮[10]。

時大唐寶應元年歲次壬寅序[11]。

［1］量其意趣：估量其中所指的意思。　昭其义：使文意清楚明白。昭，使动用法。

［2］别目：别立篇名。

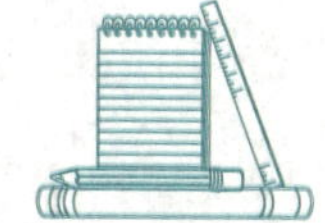

[3] 错简：书简次第错乱，后指古书中文字次序错乱。 碎文：文字残缺不全。 详其指趣：详细辨别经文的意思。

[4] 啓："密"的异体字。 玄珠：指《玄珠密语》。按林亿的说法，传世的《玄珠》十卷系后人伪托之作，王氏原著已失传。

[5] 朱书：用朱红色书写。

[6] 庶：希望。 厥：其。此指自己的著作。 昭彰圣旨：使圣人旨意清楚明白。昭彰，使动用法。圣旨，圣人的旨意。 敷畅：全面陈述阐发。 玄言：指《素问》中深奥的理论。

[7] 列宿（xiù）：众星宿。此指二十八宿。 奎张：二十八宿中的奎宿和张宿。比喻经文篇章字句位次井然有条理。奎，俗作"魁"，由十六颗小星组成。张，又称鹑尾，由六颗小星组成。

[8] 鳞介：泛指有鳞和介甲的水生动物。

[9] 夭枉：短命早死，夭折。 夷夏：泛指各族人。夷，古代原指东方的少数民族。夏，古代汉族的自称。

[10] 俾：使。 工徒：指医生。古代以医生为治病工。 惟：句中语气助词。 徽音：福音，德音。徽，美。 累属（zhǔ）：连续承继。属，接续。

[11] 宝应元年：762年。宝应，唐代宗李豫的年号。寶："宝（寶）"的异体字。 次：值。

练 习

（一）解词

1. 黎元 2. 三坟 3. 趣（深） 4. 遐迩 5.（不）忒 6.（至道之）宗 7. 奉生 8. 蕆（谋） 9.（幽）赞 10. 蒸（人） 11. 式（为龟镜） 12.（岁月既）淹 13. 都（为一目） 14. 诣（扶桑） 15.（莫）适 16. 臻（理要） 17. 勒（成一部） 18. 寻（注） 19. 夷夏 20.（岁）次 21. 庶（厥） 22. 俾（工） 23. 惟（明） 24. 鳞介 25. 朱书 26. 敷畅 27. 昭彰圣旨

（二）翻译

1. 释缚脱艰，全真导气，拯黎元于仁寿，济羸劣以获安者，非三圣道，则不能致之矣。孔安国序《尚书》曰："伏羲、神农、黄帝之书，谓之三坟，言大道也。"

2. 假若天机迅发，妙识玄通，蒇谋虽属乎生知，标格亦资于诂训，未尝有行不由径、出不由户者也。然刻意研精，探微索隐，或识契真要，则目牛无全。故动则有成，犹鬼神幽赞，而命世奇杰，时时间出焉。

扫一扫，查阅复习思考题答案

3. 将升岱岳，非径奚为；欲诣扶桑，无舟莫适。乃精勤博访，而并有其人。历十二年，方臻理要，询谋得失，深遂夙心。时于先生郭子斋堂，受得先师张公秘本，文字昭晰，义理环周，一以参详，群疑冰释。

4. 庶厥昭彰圣旨，敷畅玄言，有如列宿高悬，奎张不乱，深泉净滢，鳞介咸分。君臣无夭枉之期，夷夏有延龄之望。

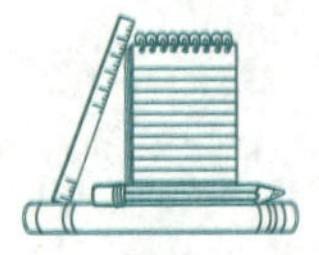

（三）思考

1. 王冰整理《黄帝内经》的具体方法有哪些？

2. "未尝有行不由径，出不由户者也"中，作者把什么比作"径"与"户"？想说明什么？

3. “且将升岱岳，非径奚为；欲诣扶桑，无舟莫适”强调什么？作者把什么比作登泰山的“径”，把什么比作去扶桑的“舟”？想说明什么？

十九、《良方》自序*

【提示】本文选自《苏沈良方》，据 1957 年古典文学出版社《梦溪笔谈校证》排印。作者沈括（1031—1095），字存中，晚年自号梦溪老人，钱塘（今浙江杭州）人，北宋政治家和杰出的科学家。博学善文，于天文、方地、律历、音乐、医药、卜算无所不通，皆有论著，晚年所撰《梦溪笔谈》最为著名。该书主要记载了他在自然科学范围内的广泛见解与见闻，是我国科技史上的重要资料。他也收集了很多验方，后人将苏轼有关医药的论述也附入，合称《苏沈良方》。

序文中作者提出治病有五难：辨疾、治疾、饮药、处方和别药，论述医药是精微严密的科学，只有用心精细的人，才能深入研究。五个环节哪个环节不仔细，都会影响治病效果。最后申明他收集良方的标准是“目睹其验”，并在方末详细附记其适应证，以便于检索应用。

予嘗論治病有五難：辨疾、治疾、飲藥、處方、别藥，此五也。

今之視疾者，惟候氣口六脈而已[1]。古之人視疾，必察其聲音、顏色、舉動、膚理、情性、嗜好[2]，問其所爲，考其所行，已得其大半，而又徧診人迎、氣口、十二動脈[3]。疾發於五藏，則五色爲之應，五聲爲之變，五味爲之偏，十二脈爲之動。求之如此其詳[4]，然而猶懼失之。此辨疾之難，一也。

今之治疾者，以一二藥，書其服餌之節[5]，授之而已。古之治疾者，先知陰陽運曆之變故[6]，山林川澤之竅發[7]。而又視其人老少、肥瘠、貴賤、居養、性術、好惡、憂喜、勞逸，順其所宜，違其所不宜[8]。或藥，或火，或刺，或砭，或湯，或液，矯易其故常，捭摩其性理[9]，擣而索之[10]，投幾順變[11]，間不容髮[12]。而又調其衣服，理其飲食，异其居處，因其情變，或治以天，或治以人[13]。五運六氣，冬寒夏暑，暘雨電雹，鬼靈厭蠱[14]，甘苦寒温之節，後先勝復之用[15]，此天理也。盛衰強弱，五藏异稟，循其所同，察其所偏；不以此形彼[16]，亦不以一人例衆人，此人事也。言不能傳之於書，亦不能喻之於口，其精過於承蜩[17]，其察甚於刻棘[18]。目不捨色，耳不失聲，手不釋脈，猶懼其差也。授藥遂去，而希其十全，

不其難哉[19]？此治疾之難，二也。

[1] 候：诊察。　气口：指寸口。《素问·经脉别论》："气口成寸，以决死生。"

[2] 颜色：面色。

[3] 徧："遍"的异体字。　十二动脉：指十二经脉在体表脉搏应手的部位。

[4] 其：句中助词。表示修饰关系，相当于"之"。

[5] 服饵之节：服药的注意事项。饵，食，吃。

[6] 运历：历法和节气。　变故：变化。

[7] 窍发：指地气的生发变化。

[8] "顺其"两句：顺应对治疗有利的条件，回避那些不适宜的因素。违，避开。

[9] "矫易"两句：改变病人旧有的习惯，分析研究其性情心理。捭（bǎi），分开。此指分析。摩，揣摩，研究。

[10] 捣而索之：综合探讨病情与治法。擣，"捣（擣）"的异体字。

[11] 投几顺变：指"投机顺变"。迎合疾病的病机，顺应疾病的变化。

[12] 间不容发：相距极微，中无一发之间隙。喻诊治疾病要及时，不容延缓。

[13] "或治以天"两句：有的根据自然界的客观情况治疗，有的根据患者具体情况治疗。

[14] 旸（yáng）：晴天。　鬼灵厌蛊：古人对疾病所作的迷信解释。厌，同"魇"，梦魇。

[15] "甘苦"两句：药物性味的制约节度，五运六气后先胜复的规律。后，指气应至而未至。先，指气不应至而先至。胜，指偏胜之气。复，指报复之气。

[16] 形：对照。　例：类比。

[17] 承蜩（tiáo）：捕蝉。喻全神贯注，技艺高超。语出《庄子·达生》。蜩，蝉。

[18] 刻棘：在细刺上雕刻猕猴。比喻观察深刻，观察入微。语出《韩非子·外储说左上》。

[19] 十全：所治皆愈。此指满意的疗效。　其：岂。

古之飲藥者，煑煉有節，飲啜有宜。藥有可以久煑，有不可以久煑者；有宜熾火[1]，有宜温火者。此煑煉之節也。宜温宜寒，或緩或速；或乘飲食喜怒，而飲食喜怒爲用者；有違飲食喜怒，而飲食喜怒爲敵者[2]。此飲啜之宜也。而水泉有美惡，操藥之人有勤惰[3]，如此而責藥之不效者，非藥之罪也。此服藥之難，三也。

藥之單用爲易知，藥之複用爲難知。世之處方者，以一藥爲不足，又以衆藥益之，殊不知藥之有相使者、相反者，有相合而性易者。方書雖有佐使畏惡之性[4]，而古人所未言，人情所不測者，庸可盡哉[5]？如酒之於人，有飲之踰石而不亂者[6]，有濡吻則顛眩者[7]；漆之於人，有終日摶漉而無害者[8]，有觸之則瘡爛者[9]。焉知藥

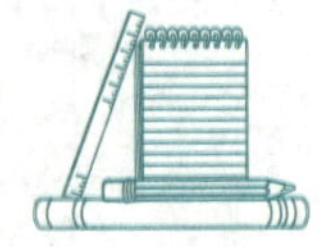

之於人，無似此异者？此稟賦之异也。南人食猪魚以生[10]，北人食猪魚以病，此風氣之异也。水銀得硫磺而赤如丹，得礬石而白如雪。人之欲酸者，無過於醋矣，以醋爲未足，又益之以橙，二酸相濟，宜甚酸而反甘。巴豆善利也，以巴豆之利爲未足，而又益之以大黄，則其利反折。蟹與柿，嘗食之而無害也[11]，二物相遇，不旋踵而嘔[12]。此色爲易見，味爲易知，而嘔、利爲大變，故人人知之。至於相合而之他藏、致他疾者，庸可易知耶？如乳石之忌參、术[13]，觸者多死，至於五石散則皆用參、术[14]，此古人處方之妙，而人或未喻也。此處方之難，四也。

［1］炽火：旺火，即武火。下文“温火”相当于文火。

［2］“有违饮食”两句：如果有的患者的饮食嗜好与情绪变化对治疗有利，就加以顺从；对治疗不利，就加以避忌。乘，顺着。

［3］美恶：偏义复词，义偏于“恶”。　勤惰：偏义复词，义偏于“惰”。

［4］使佐畏恶：指药物配伍的作用。佐使，概言药物之间增加功效、减弱毒性的作用。畏恶，概言药物之间减弱功效、增强毒性的作用。

［5］庸：怎么，难道。

［6］踰：“逾”的异体字，指超过。　石（shí，俗音 dàn）：古代容量单位。

［7］濡吻：沾湿嘴唇。　颠：头。

［8］终日：整天。　抟（tuán）：搅拌。　漉：过滤。

［9］疮烂：生疮溃烂。

［10］猪鱼：所指不详，一般认为指河豚。嵇康《养生论》中有“豚鱼不养”之说。

［11］尝：通“常”，经常。

［12］不旋踵：脚跟还没转过来，喻时间短暂。踵，脚跟。

［13］乳石：指钟乳石。《本草纲目》引《相感志》：“服乳石，忌人参和术，犯者多死。”

［14］五石散：亦名寒石散，由钟乳石、白石英、紫石英、硫黄、赤石脂等五种矿石药物组成，有毒，服后全身发热。

醫誠藝也，方誠善也，用之中節也，而藥或非良，其奈何哉[1]？橘過江而爲枳[2]，麥得濕而爲蛾，雞踰嶺而黑，鸜鵒踰嶺而白[3]，月虧而蚌蛤消，露下而蚊喙坼[4]，此形器之易知者也。性豈獨不然乎？予觀越人藝茶畦稻，一溝一隴之异，遠不能數步，則色味頓殊[5]；况藥之所生，秦、越、燕、楚之相遠，而又有山澤、膏瘠、燥濕之异稟，豈能物物盡其所宜[6]？又《素問》說：陽明在天，則花實戕氣；少陽在泉，則金石失理[7]。如此之論，採掇者固未嘗晰也[8]。抑又取之有早晚，藏之有晪焙[9]；風雨燥濕，動有槁暴[10]。

今之處藥，或有惡火者，必日之而後咀，然安知採藏之家不常烘煜哉[11]？又不能必。此辨藥之難，五也。

此五者，大概而已。其微至於言不能宣，其詳至於書不能載，豈庸庸之人而可以易言醫哉[12]？

[1] 艺：技艺，技能。此活用作形容词，指技艺高超。　中（zhòng）节：符合法度。　奈何：该怎么办?

[2] 枳（zhǐ）：又称"枸橘""臭橘"，味酸肉少，不堪食用。

[3]"鸡逾"两句：意为鸡跨越五岭就变黑，鸜鹆（qúyù）飞过五岭就变白。

[4]"月亏"两句：月缺时蚌蛤便消瘦，白露过后蚊虫的嘴巴便裂开。坼（chè），裂开。

[5] 越人：我国古代对南方、东南方各民族的通称，亦称"百粤"。此泛指南方人。　艺、畦：种植。活用作动词。　不能：不足，不到。

[6] 秦、越、燕、楚：春秋战国时四个国名，秦在西方，越在东方，燕在北方，楚在南方，用以指代东、西、南、北四方。　"岂能"句：意为怎能每种药物都有适合生长的条件呢?

[7]"阳明"四句：出自《素问·五常政大论》，意为阳明其性属金，花实为草木，金克木，故阳明当令则"木伐草萎"。少阳属相火，火克金，故少阳当令，金石类药物质地就受影响。戕（qiāng），伤害。

[8] 采掇（duō）：采摘。掇，摘取。

[9] 抑：何况，况且。　晾（làng）：晒。　焙（bèi）：小火烘烤。

[10] 动：常常。　槁：干枯。　暴（pù）：干裂。

[11] 日：晒。活用作动词。　咀（jǔ）：将药物切细捣碎。　常：通"尝"，曾经。　烘煜（yù）：指火烤。同义复用。

[12] 庸庸：平庸。

予治方最久，有方之良者，輒爲疏之[1]。世之爲方者[2]，稱其治效，常喜過實。《千金》《肘後》之類，猶多溢言，使人不敢復信[3]。予所謂良方者，必目睹其驗，始著於篇，聞不預也[4]。然人之疾，如向所謂五難者[5]，方豈能必良哉？一睹其驗，即謂之良，殆不异乎刻舟以求遺劍者[6]！予所以詳著其狀於方尾，疾有相似者，庶幾偶值云爾[7]。篇無次序，隨得隨注，隨以與人。拯道貴速，故不暇待完也[8]。

[1] 治方：研究方剂。　疏：分条记述。

[2] 为：创制。

[3] 肘后：晋葛洪所著《肘后备急方》的简称。　犹：尚且。　溢言：过头话，言过其实之言。

［4］预：参预。此指列入其内。
［5］向：先前。此指以上。
［6］刻舟以求遗剑：指“刻舟求剑”。比喻拘泥不知变通。语出《吕氏春秋·察今》。
［7］庶几（jī）：或许。
［8］拯道：拯救病人的原则。　贵速：以速为贵。意动用法。　完：完整，完备。

练　习

（一）解词

1. 颜色　2. 投几　3. 间不容发　4. 承蜩　5. 刻棘　6. 美恶　7. 颠（眩）8. 不旋踵　9.（诚）艺　10.（蚊喙）坼　11. 越人　12. 艺荼畦稻　13. 暵焙　14. 槁暴　15. 日（之）16. 烘煜　17. 庸庸　18. 治（方）19. 溢言　20.（待）完　21.（採）掇　22. 庶几　23. 拯道　24. 濡吻　25. 承蜩　26. 鬼灵厌蛊

（二）翻译

1. 言不能传之于书，亦不能喻之于口，其精过于承蜩，其察甚于刻棘。目不舍色，耳不失声，手不释脉，犹惧其差也。授药遂去，而希其十全，不其难哉？

2. 世之处方者，以一药为不足，又以众药益之，殊不知药之有相使者、相反者，有相合而性易者。方书虽有佐使畏恶之性，而古人所未言，人情所不测者，庸可尽哉？

3. 予所谓良方者，必目睹其验，始著于篇，闻不预也。然人之疾，如向所谓五难者，方岂能必良哉？一睹其验，即谓之良，殆不异乎刻舟以求遗剑者！

（三）思考

1. 作者收集良方的标准是什么？
2. “处方之难”一段中，作者从哪几个方面论述了处方之难？
3. 作者从哪些方面论证了医药是精细严密的科学？

扫一扫，查阅
复习思考题答案

二十、《本草纲目》原序*

扫一扫，查阅
本节 PPT、
视频等数字资源

【提示】本文选自《本草纲目》，据人民卫生出版社 1957 年校点本排印。作者王世贞（1529—1593），字元美，号凤洲，又号弇（yǎn）州山人，太仓（今江苏太仓）人，明代文学家和戏曲理论家，官至南京刑部尚书。他早年与李攀龙同为文坛“后七子”的领袖，主张“文必秦汉，诗必盛唐”，把文学复古运动推向高潮。著有《弇州山人四部稿》《艺苑卮言》等。

《本草纲目》作者李时珍（1518—1593），字东璧，晚号濒湖山人，明代湖北蕲州人。这篇序文由王世贞根据李时珍的口述而写，介绍了《本草纲目》的编写动机、写作过程、编排体例和学术价值，并对《本草纲目》和李时珍进行了高度评价和赞颂。通篇用典含蓄，比喻贴切，语言精练，内涵丰富，是医籍序文中的佳作。

紀稱[1]：望龍光知古劍[2]，覘寶氣辨明珠[3]，故萍實商羊[4]，非天明莫洞[5]。厥後博物稱華[6]，辨字稱康[7]，析寶玉稱倚頓[8]，亦僅僅晨星耳[9]。

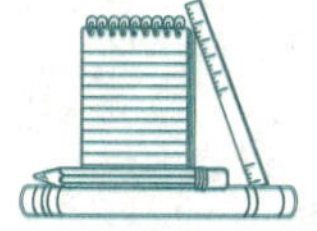

[1] 纪称：指古书的记载称述。纪，通“记”。

[2]“望龙光”句：据《晋书·张华传》记载：张华望见牛、斗二星之间常有紫气，就问雷焕。雷焕说：宝剑的精气上通于天，剑在豫章丰城。张华即任命雷焕为丰城县令。雷焕到任后发掘监狱屋基，入地四丈多，发现一只石匮，内有龙泉、太阿双剑。龙光，指龙泉、太阿两柄古剑的宝气。

[3]“觇宝气”句：据唐代苏鹗《杜阳杂编》卷上载：唐肃宗李亨即位后，国库中出现神异的光气，肃宗认为是自己儿时玄宗所赐的上清珠发出的，检出果然。觇（chān），看到。明珠：指上清珠。

[4] 萍实：水萍的果实。《艺文类聚·草部下》：“楚昭王渡江，有物大如斗，圆而赤，直触王舟，无人能识，询于孔子。孔子说：‘此谓萍实，可剖食，惟霸者能得。’” 商羊：传说中的鸟名。《说苑·辨物》：“齐有飞鸟，一足，下止殿前，舒翅而跳。齐侯大怪，使聘问孔子。孔子说：‘此名商羊，急告民治沟渠，天将大雨。’后果如之。”

[5] 天明：天生的聪明人，即“天才”。 洞：洞察，洞悉。

[6] 厥：其。 华：指西晋的张华，强记博识，广学多闻，著有《博物志》十卷。

[7] 康：指嵇康。三国魏文学家。《艺文类聚》记晋代王烈到抱犊山中，发现一座石室内有两卷帛书。王不识其文字，记下十几个字的形体，请嵇康辨认，康尽识其字。《世说新语·简傲》也有嵇康辨字的记载。

[8] 倚顿：一作“猗顿”。春秋时富商，曾经营珠宝，以善于识别宝玉著称。

[9] 晨星：早晨的星星。喻稀少。

楚蘄陽李君東璧[1]，一日過予弇山園謁予[2]，留飲數日。予窺其人，睟然貌也[3]，癯然身也[4]，津津然譚議也[5]，真北斗以南一人[6]。解其裝，無長物[7]，有《本草綱目》數十卷。謂予曰：“時珍，荊楚鄙人也。幼多羸疾，質成鈍椎，長耽典籍，若啖蔗飴[8]。遂漁獵群書，搜羅百氏[9]，凡子、史、經、傳、聲韵、農圃、醫卜、星相、樂府諸家[10]，稍有得處，輒著數言。古有《本草》一書，自炎皇及漢、梁、唐、宋，下迨國朝，注解群氏舊矣[11]。第其中舛謬差訛遺漏，不可枚數[12]。乃敢奮編摩之志，僭纂述之權[13]。歲歷三十稔，書考八百餘家，稿凡三易[14]。複者芟之，闕者緝之，訛者繩之[15]。舊本一千五百一十八種，今增藥三百七十四種，分爲一十六部，著成五十二卷。雖非集成，亦粗大備，僭名曰《本草綱目》[16]。願乞一言，以托不朽[17]。”

[1] 楚：指湖北。湖北古属楚国。 蕲（qí）阳：今湖北省蕲春县。 东璧：李时珍的字。

[2] 弇（yǎn）山园：在江苏省太仓县隆福寺西，王世贞所筑，内有上弇、中弇、下弇三峰。

[3] 晬然貌也：面容润泽而有光彩。主谓倒装。晬（zuì），古同“睟”（suì）：润泽的样子。然，形容词词尾。

[4] 癯然身也：身材清瘦而有精神的样子。癯（qú）然，清瘦的样子。

[5]“津津然”句：谈吐兴趣浓厚的样子。津津然，兴味浓厚的样子。谭，通“谈”。

[6]“真北斗”句：真是天下第一人。

[7] 长（zhàng）物：多余的东西。

[8] 钝椎：笨拙。　长耽（dān）典籍：长大以后爱读古典著作。耽，喜好。　蔗饴（yí）：甘蔗饴糖。饴，用麦芽制成的糖。

[9] 渔猎：捕鱼打猎。比喻泛览博涉。　百氏：指百家著作。

[10] 子：指先秦诸子的著作。　史：指历史方面的著作。　经：指儒家的经典著作。　传：指解释经书的著作。　声韵：指音韵学方面的著作。　农圃（pǔ）：指果菜方面的著作。圃，种植果木瓜菜的园地。　卜：指占卜方面的著作。　乐（yuè）府：泛指可以入乐的诗、词、散曲、剧曲等。

[11] 炎皇：指神农氏。　迨：及，到。　国朝：封建时代称本朝为“国朝”。此指明朝。　旧：久远。

[12] 第：只，只是。　舛（chuǎn）：错乱。　谬：错误。　差：差错。　讹（é）：错误。　枚数：一一计数。

[13] 敢：冒昧地。　僭（jiàn）：越分。指超越身份，冒用在上者的名义说话行事。

[14] 凡：共。

[15] 阙：通“缺”，缺漏。　缉：增补。　绳：纠正。

[16] 集成：指“集大成”。指总结前人成果而自成一体。　大备：大体上完备。备，齐全，完备。

[17] 愿：希望。　一言：一句话。此指一篇序言。　以托不朽：以便求得这部书永不磨灭。托，依靠，凭托。此指求得。

予開卷細玩，每藥標正名爲綱，附釋名爲目，正始也[1]；次以集解、辨疑、正誤，詳其土產形狀也[2]；次以氣味、主治、附方，著其體用也[3]。上自墳典，下及傳奇，凡有相關，靡不備采[4]。如入金谷之園，種色奪目[5]；如登龍君之宮，寶藏悉陳；如對冰壺玉鑒，毛髮可指數也[6]。博而不繁，詳而有要，綜核究竟，直窺淵海[7]。茲豈僅以醫書覯哉[8]？實性理之精微，格物之通典，帝王之秘籙，臣民之重寶也[9]。李君用心嘉惠何勤哉[10]！噫！碱玉莫剖，朱紫相傾，弊也久矣[11]。故辨專車之骨，必俟魯儒[12]；博支機之石，必訪賣卜[13]。予方著《弇州卮言》，恚博古如《丹鉛卮言》後乏人也，何幸睹茲集哉[14]！茲集也，藏之深山石室無當，盍鍥之，以共天下後世味《太玄》如子云者[15]？

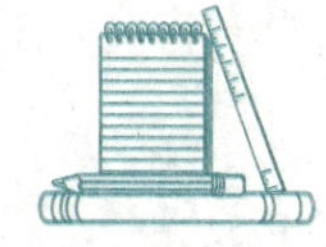

時萬曆歲庚寅春上元日[16]，弇州山人鳳洲王世貞拜撰。

［1］玩：研读。　正名：通用的名称。　释名：解释的名称。　正始：从正名开始。

［2］集解：汇集各家注释。　辨疑：辨别疑似之说。　正误：纠正错误之处。“集解”“辨疑”“正误”均为《本草纲目》栏目名。　土产：本土所产之物。此指产地。

［3］气味：性味。指药物寒、热、温、凉四气和辛、甘、酸、苦、咸五味的基本属性。　著：阐明。　体用：指药物的性质和功效。

［4］坟典：指“三坟五典”。孔安国《尚书·序》云：“伏羲、神农、黄帝之书谓之‘三坟’，言大道也；少昊、颛顼、高辛、唐尧、虞舜之书谓‘五典’，言常道也。”此泛指古代的重要著作。　传奇：民间流传的小说、故事。此泛指一般的文艺作品。

［5］金谷之园：晋代巨富石崇所筑的花园。在河南洛阳西的金谷涧中。　种色：品种色彩。

［6］冰壶：盛冰的玉壶。喻晶莹皎洁。　玉鉴：玉制的镜子。鉴，镜子。　指数：用手指计数。

［7］综核：全面探讨。　究竟：穷尽。指深入研究。　渊海：深渊和大海。比喻内容的深入和广博。

［8］觏（gòu）：遇见。此指看待。

［9］性理：指宋儒的性命理气之学。　格物：推究事物的原理。　通典：共同的法则。　秘箓（lù）：秘不公开的簿籍。箓，簿籍，簿册。

［10］嘉惠：施给恩惠。意为造福人世。　勤：殷切。

［11］碔（wǔ）：碔砆，似玉的石头。　剖：辨别。　朱紫相倾：指紫色排挤朱色。古代以朱为正色，紫为杂色。喻以假乱真或真假不分。倾，排斥。

［12］“辨专车”两句：因此要辨别占满一车的巨骨，必定要等待孔子。据《国语·鲁语下》载：吴国攻取越国之会稽，获一辆装满巨骨的车，人皆不识，询问孔子。孔子说：从前禹在会稽之山召集群臣，防风氏后至，禹杀之，其骨专车。专车，占满一车，独占一车。俟，等待。鲁儒，指孔子。

［13］“博支机”两句：要通晓织女的支机石，必定要询问卖卜的严君平。博，通晓。传说汉武帝命张骞寻找黄河之源，张乘筏至天河，一浣纱妇以石与之。张携石归，请教成都卖卜人严君平，严说是织女支垫织机的石块。见《太平御览》卷八。

［14］恚（huì）：怨恨。此引申为“可惜”。　《丹铅卮言》：指明代杨慎所著的《丹铅余录》《丹铅续录》《丹铅摘录》等考据学著作。上述三书后由杨慎的门人删除重复，合并为一书，叫《丹铅总录》。

［15］石室：指收藏图书档案的处所。　无当：不妥当。　盍（hé）：何不。　锲（qiè）：刀刻。此指刻板印刷。　共：同“供”，供给。　味：研究体会。　《太玄》：《太玄经》的简称。汉代扬雄（字子云）著。

［16］万历庚寅：1590年。万历，明神宗朱翊钧的年号。　上元日：农历正月十五日。

练　习

（一）解词

1. 纪（称） 2. 觇（宝气） 3. 睟（然） 4. 长物 5.（经）传 6. 僭（纂述） 7. 芟（之） 8. 绳（之） 9. 体用 10. 种色 11.（玉）鉴 12. 究竟 13. 觏（哉） 14. 格物 15. 秘箓 16. 碔（玉） 17.（相）倾 18. 盍（锲之） 19. 锲（之） 20. 上元日 21. 万历 22. 石室 23. 综核 24. 释名 25. 钝椎 26. 恚（博古）

（二）翻译

1. 楚蕲阳李君东璧，一日过予弇山园谒予，留饮数日。予窥其人，睟然貌也，癯然身也，津津然谭议也，真北斗以南一人。解其装，无长物，有《本草纲目》数十卷。谓予曰："时珍，荆楚鄙人也。幼多羸疾，质成钝椎，长耽典籍，若啖蔗饴。遂渔猎群书，搜罗百氏。凡子、史、经、传、声韵、农圃、医卜、星相、乐府诸家，稍有得处，辄著数言。"

2. 乃敢奋编摩之志，僭纂述之权。岁历三十稔，书考八百余家，稿凡三易。复者芟之，阙者缉之，讹者绳之。旧本一千五百一十八种，今增药三百七十四种，分为一十六部，著成五十二卷。虽非集成，亦粗大备，僭名曰《本草纲目》。

3. 博而不繁，详而有要，综核究竟，直窥渊海。兹岂仅以医书觏哉？实性理之精微，格物之通典，帝王之秘箓，臣民之重宝也。李君用心嘉惠何勤哉！

4. 予方著《弇州卮言》，恚博古如《丹铅卮言》后乏人也，何幸睹兹集哉！兹集也，藏之深山石室无当，盍锲之，以共天下后世味《太玄》如子云者？

（三）思考

1. 作者是如何评价《本草纲目》的？

2. 李时珍写《本草纲目》的原因是什么？

3. 本文哪些地方记述了李时珍编著《本草纲目》的艰辛？

4. "望龙光知古剑，觇宝气辨明珠，故萍实商羊，非天明莫洞。厥后博物称华，辨字称康，析宝玉称倚顿，亦仅仅晨星耳。"作者用这几个典故想说明什么？

5. "金谷之园""龙君之宫""冰壶玉鉴"分别赞美了《本草纲目》什么？

扫一扫，查阅复习思考题答案

二十一、《医方集解》序

扫一扫，查阅本节 PPT、视频等数字资源

【提示】本文选自《医方集解》，据1957年上海卫生出版社铅印本排印。作者汪昂（1615—1695），字讱庵，休宁（今安徽休宁）人，清代著名医家。著有《医方集解》《素问灵枢类纂约注》《汤头歌诀》《本草备要》等，皆简明扼要，浅显易懂，为后世学医者所喜读，流传较广。《医方集解》选录古今医籍中常用方剂六七百首，除列述每个方剂的方名、主治和处方外，并引录各家学说方义。

本序言篇幅不长，介绍了方解的历史，指出医方学习运用须明方义，方能举一反三，灵活运用；说明编写此书的目的及"博采广搜，网罗群书，精穷奥蕴"的宗旨，对于不同见解能"各存所见，以备参稽"，这也是书名"集解"的含义。最后引用《周易·系辞》有关言论，反复申明既要重视成方的学习，更要注意融会贯通，灵活运用。

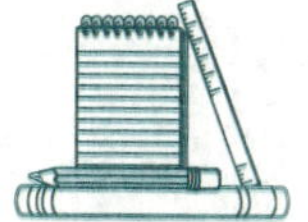

孔子曰："能近取譬，可謂仁之方也已[1]。"夫仁爲心性之學，尚不可以無方，況於百家衆藝，可以無方而能善此乎？諸藝之中，醫尤爲重，以其爲生人之司命[2]，而聖人之所必慎者也。竊嘗思之，凡病必有症。症者，證也；有斯病必形斯候者也[3]。證必有脉；脉者，臟腑經絡、寒熱虛實所由分也。有與證相符者，有與證不相符者，必參驗確而後可施治者也。察脉辨證而方立焉。方者，一定不可易之名[4]。有是病者，必主是藥，非可移游彼此[5]，用之爲嘗試者也。

[1]"能近取譬"句：意为能就近取得相似的例子去做，可以说是实行仁道的方法了。语出《论语·雍也》。

[2]生人：使人生存。生，使动用法。

[3]斯：此。

[4]一定：确定的。　　易：变换，改变。

[5]移游彼此：在彼与此之间犹豫不决。

方之祖始於仲景[1]。後人觸類擴而充之，不可計殫，然皆不能越仲景之範圍[2]。蓋前人作法，後人因焉[3]。創始者難爲力，後起者易爲功[4]。取古人已驗之成規而斟酌用之，爲效不既易乎？然而執方醫病，而病不能瘳，甚或反而殺人者，又何以説焉[5]？則以脉候未辨，藥性未明，惑于似而反失其真，知有方而不知方之解故也。

方之有解始於陳無擇[6]。無擇慨仲景之書後人罕識，爰取《傷寒論》而訓詁之，詮證釋方，使觀者有所循入[7]。誠哉仲景之功臣，而後覺之先導矣。厥後名賢輩出，謂當踵事增華，析微闡奥，使古方時方大明於世，寧不愉快[8]？夫何著方者日益多，注方者不再見？豈金針不度歟[9]？抑工於醫者未必工于文，詞不能達意，遂置而不講歟[10]？迄明，始有吴鶴臯集《醫方考》，文義清疏，同人膾炙，是以梨棗再易[11]。豈爲空谷足音[12]，故見之而喜歟？然吴氏但一家之言，其于致遠鈎深[13]，或未徹盡。兹特博采廣搜，網羅群書，精窮奥藴，或同或异，各存所見，以備參稽。使探寶者不止一藏，嘗鼎者不僅一臠[14]。庶幾病者觀之，得以印證；用者據之，不致徑庭[15]。寧非衛生之一助歟[16]？

[1]祖：开端。

[2]触类：遇到同类事情。　　殚（dān）：尽。

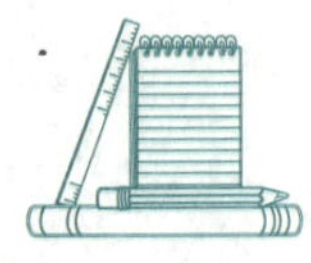

[3] 作法：创立法则。　因焉：沿袭它。因，沿袭。焉，之。

[4]“创始”两句：创始的人难以取得成效，后起的人容易获得成功。

[5] 说：解释。　瘳（chōu）：病愈，减损。

[6] 陈无择：南宋医家，名言，青田（今浙江青田）人。精于方脉，治病有显效。著《三因极一病证方论》。

[7] 爰（yuán）：于是。

[8] 厥：其。　踵事增华：继承前人的成果并发扬光大。踵，继承。华，光采。　时方：指宋元以后通行的方剂。　宁：难道。

[9] 金针不度（dù）：喻秘诀失传。度，传授。语本冯翊子《桂苑丛谈·史遗》。

[10] 抑：还是。　讲：研究。

[11] 吴鹤皋：吴崑，字山甫，别号鹤皋。明代医家，所著《医方考》六卷，选释历代常用方七百余首，分44类，说明其组成、方义、功用、适应证等，影响很大。　脍炙：喻赞不绝口。脍，肉丝。炙，烤肉。　梨枣再易：指书籍多次再版。古代木版印书，多用梨木和枣木等硬质木材，故称书版为“梨枣”。

[12] 空谷足音：空旷山谷中的脚步声。喻难得遇见的人或物。

[13] 致远钩深：阐明深远的含义。

[14]“尝鼎”句：品尝鼎中肉味的人，不只尝一块肉。指不浅尝辄止。脔（luán），切成小块的肉。

[15] 庶几：或许。　径庭：喻悬殊。径，门外小路。庭，堂前地。

[16] 卫生：卫护生命。

或曰：善師者不陳[1]，得魚者忘筌[2]。運用之妙，在于一心，何以方爲[3]？余曰：般倕不弃規矩[4]，師曠不廢六律[5]。夫《易》之爲書，變動不居[6]，然亦有變易、不易二義，故曰“蓍之德圓而神[7]，卦之德方以智[8]”。夫卦誠方矣，豈方、智之中遂無圓、神之妙也哉？吾願讀吾書者，取是方而圓用之[9]，斯真爲得方之解也已。

康熙壬戌歲陽月[10]，休寧訒庵汪昂題于延禧堂。

[1] 善师者：善于用兵的人。师，运用军队。活用作动词。　陈：同“阵”，布阵。活用作动词。

[2] 得鱼者忘筌：捕到鱼的人就忘掉捕鱼的器具。比喻取得成功就忘掉其依靠的条件。筌，竹制的捕鱼工具。语出《庄子·外物》。

[3] 何以方为：用什么方子呢？为，语气助词，表疑问。

[4] 般：公输般。即鲁班。　倕：传说为尧时的巧匠。　规：圆规。画圆形的工具。　矩：矩尺。画方形的工具。

[5] 师旷：春秋时晋国著名乐师。　六律：古代用律管定出的六种标准音调。

[6] 变动不居：变化运动不停。居，止。

[7]“蓍之德”句：蓍草的形体圆，其作用能通神达变。蓍（shī），蓍草，古人用以占卜。

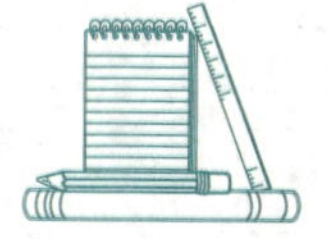

[8]“卦之德”句：卦的形体方，其作用能预知未来。

[9]圆：灵活。

[10]康熙壬戌岁：康熙二十一年（1682）。　阳月：阴历十月的别称。

练　习

（一）解词

1. 生人　2.（计）殚　3. 因焉　4.（何以）说　5. 爰（取）　6. 踵事增华　7. 宁（不）　8. 金针不度　9. 脍炙　10. 梨枣再易　11. 空谷足音　12. 致远钩深　13.（一）脔　14. 径庭　15. 卫生　16.（不）陈　17.（忘）筌　18.（变动不）居　19. 圆（用之）　20. 阳月　21. 般（倕）　22. 师旷　23. 蓍（之）　24. 触类　25. 移游彼此　26. 脍炙

（二）翻译

1. 孔子曰："能近取譬，可谓仁之方也已。"夫仁为心性之学，尚不可以无方，况于百家众艺，可以无方而能善此乎？诸艺之中，医尤为重，以其为生人之司命，而圣人之所必慎者也。

2. 方之有解始于陈无择，无择慨仲景之书后人罕识，爰取《伤寒论》而训诂之，诠证释方，使观者有所循入。诚哉仲景之功臣，而后觉之先导矣。厥后名贤辈出，谓当踵事增华，析微阐奥，使古方时方大明于世。

3. 夫何著方者日益多，注方者不再见？岂金针不度欤？抑工于医者未必工于文，词不能达意，遂置而不讲欤？迄明，始有吴鹤皋之集《医方考》，文义清疏，同人脍炙，是以梨枣再易。岂为空谷足音，故见之而喜欤？

4. 兹特博采广搜，网罗群书，精穷奥蕴，或同或异，各存所见，以备参稽。使探宝者不止一藏，尝鼎者不仅一脔。庶几病者观之，得以印证；用者据之，不致径庭。宁非卫生之一助欤？

5. 或曰：善师者不陈，得鱼者忘筌。运用之妙，在于一心，何以方为？余曰：般倕不弃规矩，师旷不废六律。夫《易》之为书，变动不居，然亦有变易、不易二义，故曰"蓍之德圆而神，卦之德方以智"。

（三）思考

扫一扫，查阅复习思考题答案

1. 为什么吴崑的书《医方考》面世，"同人脍炙""梨枣再易"？
2. 哪部书被喻为"方之祖"？哪部书是最早的方解类书？
3. 引用《周易》"蓍之德圆而神，卦之德方以智"一句话的用意是什么？
4. 与《医方考》相比，汪氏的《医方集解》有哪些主要特点？他编纂的目的是什么？
5. 文中提出的判定医者对方义是否真正了悟于心的标准和原则是什么？为什么？

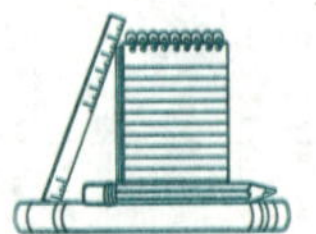

二十二、《串雅》序

扫一扫，查阅本节 PPT、视频等数字资源

【提示】本文选自《串雅》，据人民卫生出版社影印光绪十四年（1888）榆园刻本排印。作者赵学敏（1719—1805），字恕轩，号依吉，钱塘（今浙江杭州）人，清代医学家。著《本草纲目拾遗》和《串雅内外编》等。《串雅》是作者搜集整理走方医治疗技术的验方汇编，共录九百余方，分截药、顶药、串药和单方四类，具有简、验、便的特点。取名《串雅》者，是为顶串摇铃的走方医正名，“串”有顶串术和摇串铃双重含义，“雅”是正的意思。

本序肯定了走方医的作用，认为走方医术来自民间，不乏“操技最神，奏效甚捷”的治疗经验，绝非不屑一顾的“小道”。同时也实事求是地指出了他们的不足，体现出作者编写此书时注意去芜存菁。作者还以犀利的笔墨，揭露和批判了那些没有真才实学的“国医”。

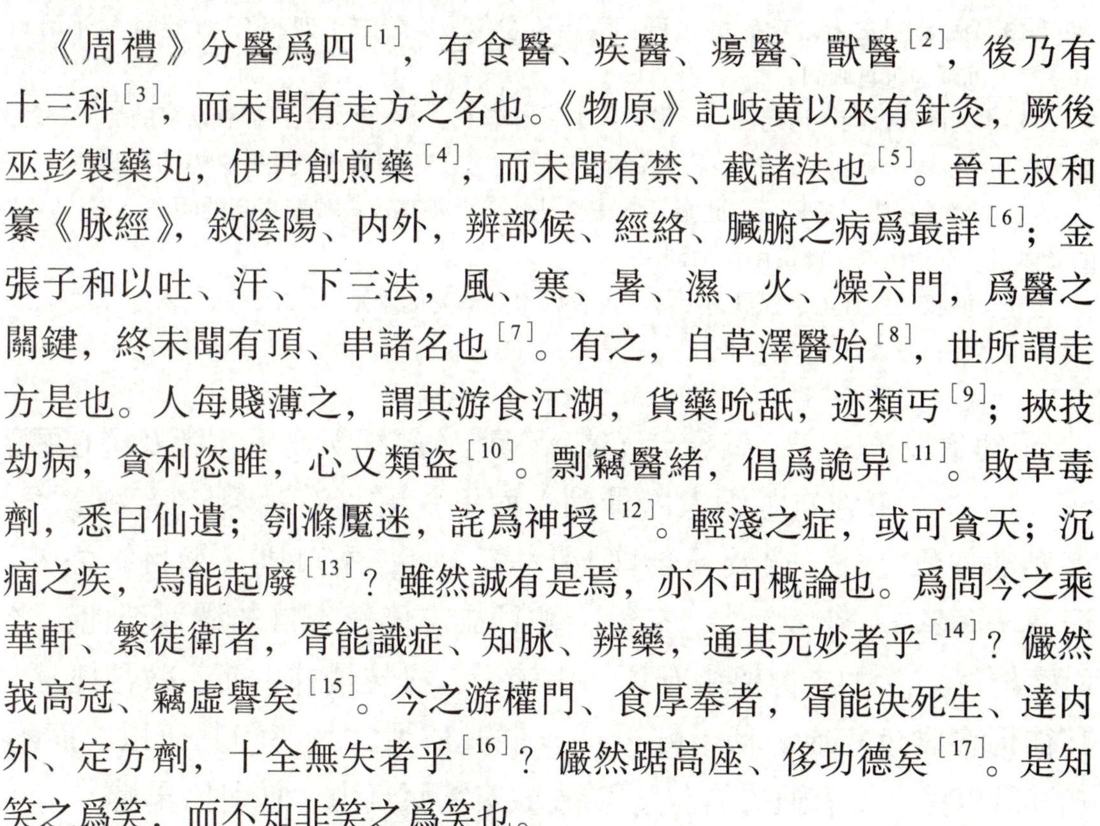

《周禮》分醫爲四[1]，有食醫、疾醫、瘍醫、獸醫[2]，後乃有十三科[3]，而未聞有走方之名也。《物原》記岐黄以來有針灸，厥後巫彭製藥丸，伊尹創煎藥[4]，而未聞有禁、截諸法也[5]。晉王叔和纂《脉經》，敘陰陽、内外，辨部候、經絡、臟腑之病爲最詳[6]；金張子和以吐、汗、下三法，風、寒、暑、濕、火、燥六門，爲醫之關鍵，終未聞有頂、串諸名也[7]。有之，自草澤醫始[8]，世所謂走方是也。人每賤薄之，謂其游食江湖，貨藥吮舐，迹類丐[9]；挾技劫病，貪利恣睢，心又類盗[10]。剽竊醫緒，倡爲詭异[11]。敗草毒劑，悉曰仙遺；芻滌魘迷，詫爲神授[12]。輕淺之症，或可貪天；沉痼之疾，烏能起廢[13]？雖然誠有是焉，亦不可概論也。爲問今之乘華軒、繁徒衛者，胥能識症、知脉、辨藥，通其元妙者乎[14]？儼然峩高冠、竊虚譽矣[15]。今之游權門、食厚奉者，胥能決死生、達内外、定方劑，十全無失者乎[16]？儼然踞高座、侈功德矣[17]。是知笑之爲笑，而不知非笑之爲笑也。

[1]《周礼》：记述周代典章制度的书，儒家重要典籍之一。

[2] 食医：营养医生。　疾医：内科医生。　疡医：外伤科医生。

[3] 十三科：元、明两代太医院设置的科目，即大方脉、杂医科、小方脉、风科、产科、眼科、口齿科、咽喉科、正骨科、金疮肿科、针灸科、祝由科、禁科。

[4]《物原》：明代罗颀（qí）编著，内容为探求事物的起源。　厥：其。　巫彭：相传黄帝时医官，精于药物炮制。　伊尹：相传原是商汤的厨师，后拜为相，著《汤液经》。

[5] 禁、截：走方医所用的特殊治法。禁法，用药物兼施祝祷驱邪的治法。截法，用

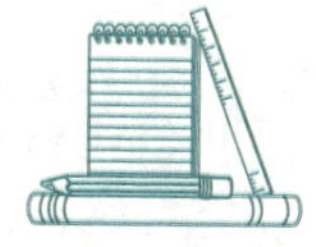

单方重剂截除病邪的治法。

[6] 王叔和：名熙，晋代医学家，所著《脉经》为我国第一部脉学专著。　部候：指三部九候之脉理。

[7] 顶、串：走方医所用的特殊治法。顶法，用涌吐药催吐的治法。串法，用泻下药泻下的治法。

[8] 草泽医：走方医，俗称"铃医""走方郎中"。

[9] 人每贱薄之：人们常常鄙视他们。贱薄，蔑视，鄙视。活用作动词。　货药：卖药。货，卖。　吮舐（shǔnshì）：吮痈舔痔。吮，吸。舐，舔。　迹：行为，行动。

[10] 挟技劫病：依仗技术，掠取病家财物。　恣睢：胡作妄为。

[11] 医绪：零星的医学知识。绪，残余。　倡为诡异：称为诡秘奇异的技艺。倡，称说。

[12] 遗（wèi）：给予，赠送。　刳（kū）涤：用刀剖开，冲洗荡涤。　魇（yǎn）迷：用画符喷水之类迷信手段治病。　诧：诈称，诳骗。

[13] 贪天："贪天之功"的略语。语出《左传·僖公二十四年》，此指疾病不治自愈。　沉痼：沉重顽固。

[14] 为问：试问，请问。　华轩：华丽的车子。　繁徒卫：拥有众多的侍从。繁，活用作动词。　胥：全，都。　元妙：玄妙。"玄"字因避清康熙帝玄烨讳而改。

[15] 俨然：庄严的样子。此指一本正经地。　峨高冠：戴着高高的帽子。峩，"峨"的异体字。本指山高，此活用作动词。

[16] 游权门：奔走于权贵门下。　食厚奉：享受优厚俸禄。奉，同"俸"，俸禄。

[17] 侈：夸大。

予幼嗜岐黄家言，讀書自《靈》《素》《難經》而下，旁及《道藏》《石室》[1]；考穴自《銅人内景圖》而下，更及《太素》《奇經》[2]；傷寒則仲景之外，遍及《金鞞》《木索》[3]；本草則《綱目》之外，遠及《海録》《丹房》[4]。有得，輒鈔撮忘倦，不自知結習至此，老而靡倦[5]。然聞走方醫中有頂、串諸術，操技最神，而奏效甚捷[6]。其徒侶多動色相戒，秘不輕授[7]。詰其所習，大率知其所以，而不知其所以然，鮮有通貫者[8]。以故欲宏覽而無由，嘗引以爲憾[9]。

[1] 嗜：酷爱，喜欢。　岐黄家言：医学著作。　旁：广。　《道藏》：道教经书的总集，其中有医书多种。　《石室》：疑谓《石室秘录》。明末傅山著，清代陈士铎整理。

[2] 考穴：探讨穴位。此泛指研究经络学说。　《铜人内景图》：指北宋王惟一所著的《铜人腧穴针灸图经》。　《太素》：指杨上善所著的《黄帝内经太素》。　《奇经》：疑谓李时珍所著《奇经八脉考》。

[3]《金鞞（bì）》《木索》：疑谓明代卢之颐所著《伤寒金锟疏钞》和《摩索金匮》。

[4]《海录》：疑谓宋代叶廷珪所编《海录碎事》。　《丹房》：疑谓唐代独孤滔所著《丹房镜源》。

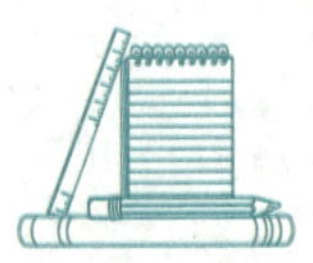

[5] 辄：立刻。　钞撮：摘记。钞，通"抄"。　结习：积久成习。　靡：不，无。

［6］奏效：见效。

［7］动色相戒：改变面部表情相互告诫。

［8］诘：问，询问。　　大率（shuài）：大概，大抵。　　鲜（xiǎn）：少。　　通贯：指对医学理论和操作技术相互融会贯通。

［9］宏览：扩大眼界。　　无由：没有门径，没有办法。　　尝：通“常”。

有宗子柏雲者，挾是術遍游南北，遠近震其名，今且老矣[1]。戊寅，航海歸，過予譚藝[2]。質其道，頗有奥理，不悖於古而利於今，與尋常摇鈴求售者迥异[3]。顧其方，旁涉元禁，瑣及游戲，不免誇新鬥异，爲國醫所不道[4]。因録其所授，重加芟訂，存其可濟於世者，部居别白，都成一編，名之曰《串雅》，使後之習是術者，不致爲庸俗所詆毁，殆亦柏雲所心許焉[5]。昔歐陽子暴利幾絶，乞藥於牛醫[6]；李防禦治嗽得官，傳方於下走[7]。誰謂小道不有可觀者歟？亦視其人善用斯術否也。

乾隆己卯十月既望[8]，錢塘趙學敏恕軒撰。

［1］宗子：嫡长子。此指同宗兄弟中最长者。　　柏云：即赵柏云。　　挟：依靠，依仗。　　是术：这种技术。　　且：将。

［2］戊寅：乾隆二十三年（1758）。　　谭：同“谈”。　　艺：技艺，即指医术。

［3］质：问。　　悖：违反，违背。

［4］顾：不过。　　元禁：即“玄禁”。指玄虚的巫术禁咒诸法。　　鬥：“斗”的繁体字。　　国医：指国内名医。一说即御医。　　不道：不称道，即瞧不起。

［5］芟订：删除订正。　　部居别白：按部类编排，分别清楚。即分门别类。部，按部类。名词活用作状语。　　都：汇总。　　庸俗：知识浅陋的人，此指随波逐流，没有正确见解的人。　　殆：大概。

［6］“昔欧阳子”两句：据传欧阳修患暴痢，国医不能治愈，后从走方医处得到车前子末，用米汤饮服而愈。事见南宋张杲《医说》卷六《车前止暴下》。

［7］“李防御”两句：事见《医说》卷四《治痰嗽》。言宋徽宗宠妃患痰嗽证，彻夜不寐，面肿如盘，李防御久治不愈，后从走方医处购得蚌粉、青黛，宠妃服后，即嗽止肿消。李方得继续为官。防御，官名。下走，原为自称的谦辞，此指走方医。

［8］乾隆己卯：1759年。　　既望：指农历十六日。农历每月十五日叫望，望后一日叫既望。

练　习

（一）解词

1. 厥（后）　2. 货（药）　3. 恣睢　4.（医）绪　5.（仙）遗　6. 诧（为神授）　7. 繁（徒卫）　8. 胥（能）　9. 峩（高冠）　10. 钞撮　11. 靡（倦）　12. 诘（其所习）　13. 鲜（有）　14. 宗子　15. 挟（是术）　16. 质（其道）　17. 顾（其方）　18.（不）悖　19. 芟（订）　20. 部（居别

白）21.（通）贯 22. 医绪 23. 刬涤 24. 吮舐 25. 金鞞

（二）翻译

1.《周礼》分医为四，有食医、疾医、疡医、兽医，后乃有十三科，而未闻有走方之名也。《物原》记岐黄以来有针灸，厥后巫彭制药丸，伊尹创煎药，而未闻有禁、截诸法也。晋王叔和纂《脉经》，叙阴阳、内外，辨部候、经络、脏腑之病为最详；金张子和以吐、汗、下三法，风、寒、暑、湿、火、燥六门，为医之关键，终未闻有顶串诸名也。有之，自草泽医始，世所谓走方是也。人每贱薄之，谓其游食江湖，货药吮舐，迹类丐；挟技劫病，贪利恣睢，心又类盗。剽窃医绪，倡为诡异。败草毒剂，悉曰仙遗；刬涤魇迷，诧为神授。

2. 虽然诚有是焉，亦不可概论也。为问今之乘华轩、繁徒卫者，胥能识症、知脉、辨药，通其元妙者乎？俨然峨高冠、窃虚誉矣。今之游权门、食厚奉者，胥能决死生、达内外、定方剂，十全无失者乎？俨然踞高座、侈功德矣。是知笑之为笑，而不知非笑之为笑也。

3. 伤寒则仲景之外，遍及《金鞞》《木索》；本草则《纲目》之外，远及《海录》《丹房》。有得，辄钞撮忘倦，不自知结习至此，老而靡倦。然闻走方医中有顶串诸术，操技最神，而奏效甚捷。其徒侣多动色相戒，秘不轻授。诘其所习，大率知其所以，而不知其所以然，鲜有通贯者。以故欲宏览而无由，尝引以为憾。

4. 都成一编，名之曰《串雅》，使后之习是术者，不致为庸俗所诋毁，殆亦柏云所心许焉。昔欧阳子暴利几绝，乞药于牛医；李防御治嗽得官，传方于下走。谁谓小道不有可观者欤？亦视其人善用斯术否也。

（三）思考

扫一扫，查阅复习思考题答案

1. 文中提到的走方医的治法有几种？
2. 作者为何将此书命名为“串雅”？
3. 首段连用三组“未闻”的用意是什么？
4. 作者指出走方医的缺点和弱点是什么？
5. 对走方医的医术，作者是如何评价的？反映了作者什么精神？

扫一扫，查阅本节 PPT、视频等数字资源

二十三、《温病条辨》叙*

【提示】本文选自吴瑭的《温病条辨》，据清同治庚午（1870 年）安求我斋重刻本排印。本叙的作者汪廷珍（1757—1827），字瑟庵，山阳（今江苏淮安）人，乾隆进士，官至礼部尚书。吴瑭（1736—1820），字鞠通，淮阴（今江苏淮阴）人，清代著名温病学大家。所著《温病条辨》一书，使三焦辨证的方法更趋系统完善，并倡立清热养阴等治则，提高了防治温病的效果，充实了温病学说的内容。

叙文首先提出温病“病多而方少”的原因。之后指出后世医家墨守成规、囿于门户之见，“以伤寒之法疗六气之疴”所造成的严重后果。最后赞扬吴瑭“嗜学不厌，研理务精”的可贵钻研精神，说明《温病条辨》是一部既“述先贤之格言”，又“摅生平之心得”的医学理论与临证实践相结合的著作，并鼓励作者迅速公之于世，以拯救备受温病煎熬的民众。

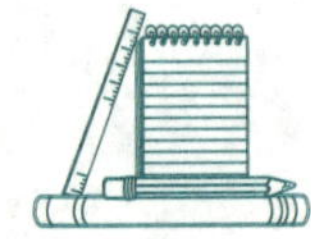

昔淳于公有言：人之所病，病病多；醫之所病，病方少[1]。夫病多而方少，未有甚於温病者矣。何也？六氣之中[2]，君相二火無論已[3]，風濕與燥無不兼温，惟寒水與温相反，然傷寒者必病熱。天下之病孰有多於温病者乎？方書始於仲景。仲景之書專論傷寒，此六氣中之一氣耳。其中有兼言風者，亦有兼言温者，然所謂風者，寒中之風，所謂温者，寒中之温，以其書本論傷寒也。其餘五氣，概未之及[4]，是以後世無傳焉。雖然，作者謂聖，述者謂明[5]，學者誠能究其文，通其義，化而裁之，推而行之，以治六氣可也，以治内傷可也。亡如世鮮知十之才士[6]，以闕如爲耻[7]，不能舉一反三，惟務按圖索驥[8]。

［1］淳于公：指西汉名医淳于意。公，对男子的敬称。这句引语并非淳于意所言，而是《扁鹊传》中司马迁所写的评价文字。

［2］六气：指五运六气之六气，即阳明燥金、少阳相火、太阴湿土、少阴君火、厥阴风木和太阳寒水。

［3］无论已：不用说了。

［4］概未之及：一概没有论及其余五气。宾语前置，即相当于“概未及之”。“之”指代上文“其余五气”。

［5］述者：传述方书的人。

［6］“亡如”句：无奈社会上缺少知识全面的人。亡如，无奈。亡，通“无”。知十，“闻一以知十”的略语。意为触类旁通，语见《论语·公冶长》。

［7］以阙如为耻：认为知识缺漏是可耻的事。阙如，欠缺，缺漏。阙，通“缺”。如，词尾。

［8］按图索骥：按照图样去寻求千里马。比喻拘泥不知变通。

蓋自叔和而下，大約皆以傷寒之法療六氣之疴，禦風以絺，指鹿爲馬，迨試而輒困，亦知其術之疎也[1]。因而沿習故方，略變藥味，冲和、解肌諸湯紛然著録[2]。至陶氏之書出，遂居然以杜撰之傷寒，治天下之六氣[3]。不獨仲景之書所未言者不能發明，并仲景已定之书盡遭竄易[4]。世俗樂其淺近，相與宗之，而生民之禍亟矣[5]。又有吴又可者，著《温疫論》，其方本治一時之時疫，而世誤以治常候之温熱[6]。最後若方中行、喻嘉言諸子[7]，雖列温病於傷寒之外，而治法則終未離乎傷寒之中。惟金源劉河間守真氏者，獨知熱病，超出諸家，所著六書，分三焦論治，而不墨守六經，庶幾幽室一燈、

中流一柱[8]。惜其人樸而少文，其論簡而未暢，其方時亦雜而不精。承其後者又不能闡明其意，裨補其疏，而下士聞道若張景岳之徒，方且怪而訾之[9]。於是其學不明，其説不行。而世之俗醫遇温熱之病，無不首先發表，雜以消導，繼則峻投攻下，或妄用温補，輕者以重，重者以死[10]。幸免則自謂己功，致死則不言己過。即病者亦但知膏肓難挽，而不悟藥石殺人。父以授子，師以傳弟，舉世同風，牢不可破。肺腑無語，冤鬼夜嗥[11]，二千餘年，略同一轍，可勝慨哉！

[1] 御风以绨（chī）：用细葛布挡风。喻方法不当，徒劳无效。绨，细葛布。　辄：即，就。　困：无效。　疎："疏"的异体字。

[2] 故方：旧方。　冲和：方剂名。指加减冲和汤，为明代陶华在金朝张元素九味羌活汤的基础上加减而成。　解肌：方剂名。即柴葛解肌汤，又名干葛解肌汤。陶华《伤寒六书·杀车捶法》方。

[3] 陶氏之书：指明代陶华所著的《伤寒六书》。

[4] 发明：阐发说明。　窜易：篡改。

[5] 宗之：尊奉陶氏之书。　亟（qì）：频繁，屡次。

[6] 常候之温热：指在每年一定季节发生的温热病。常候，此指一定的季节。

[7] 方中行：明代医家，名有执，著有《伤寒论条辨》。　喻嘉言：清初著名医家，名昌，号西昌老人，著有《尚论》《寓意草》《医门法律》等。

[8] 金源：金朝的别称。　刘河间守真氏：指刘完素。　六书：指刘完素的《河间六书》。　六经：指《伤寒论》中太阳、阳明、少阳、太阴、少阴、厥阴六经的传变规律。

[9] 裨补：弥补，补救。　怪：责怪。　訾（zǐ）：诋毁，骂。历代医家各有所长，张介宾反对刘完素用寒凉药，这是偏见；而作者据此贬低张介宾，也是门户之见。

[10] 发表：发汗解表。　峻投：重用，猛用。

[11] 嗥：号哭。

我朝治洽學明，名賢輩出，咸知泝原《靈》《素》，問道長沙[1]。自吴人葉天士氏《温病論》《温病續論》出，然後當名辨物[2]，好學之士，咸知向方。而貪常習故之流，猶且各是師説，惡聞至論；其粗工則又略知疏節，未達精旨，施之於用，罕得十全[3]。吾友鞠通吴子，懷救世之心，秉超悟之哲，嗜學不厭，研理務精，抗志以希古人，虚心而師百氏[4]。病斯世之貿貿也，述先賢之格言，攄生平之心得，窮源竟委，作爲是書[5]。然猶未敢自信，且懼世之未信之也，藏諸笥者久之[6]。予謂學者之心，固無自信時也。然以天下至多之病，而竟無應病之方，幸而得之，亟宜出而公之[7]。譬如拯溺

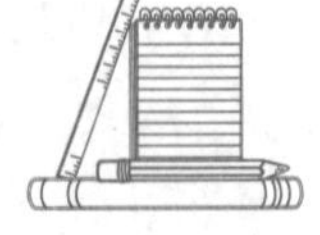

救焚，豈待整冠束髮[8]？况乎心理無异，大道不孤，是書一出，子雲其人必當旦暮遇之，且將有闡明其意，裨補其疏，使夭札之民咸登仁壽者[9]。此天下後世之幸，亦吴子之幸也。若夫《折楊》《皇荂》，听然而笑；《陽春》《白雪》，和僅數人，自古如斯[10]。知我罪我，一任當世，豈不善乎[11]？吴子以爲然，遂相與評騭而授之梓[12]。

嘉慶十有七年壯月既望，同里愚弟汪廷珍謹序[13]。

[1] 治洽：指政治和谐。　泝："溯"的异体字。　原：同"源"。　长沙：指张仲景的著作。张仲景曾任长沙太守，后世称为张长沙。

[2] 当名辨物：确定名称，辨别事物之实质。

[3] 向方：遵循正确方向。　贪常：贪求常规。　习故：因袭成规。　犹且：尚且。　是师说：认为老师的学说正确。是，意动用法。　粗工：技术粗疏的医生。

[4] 秉：通"禀"，承受。　超悟：颖悟，彻悟。　哲：明智，有智慧。此活用作名词。　厌：满足。　抗志：高尚的志向。　希：企望，仰慕。

[5] 病：担忧。　贸贸：目不明的样子。引申为不明方向。　摅（shū）：抒发，表达。　穷源竟委：研究从头到尾，极为深入。

[6] 笥（sì）：盛衣物或饭食等的方形竹器。

[7] 亟（jí）：急切，迫切。

[8] 拯溺救焚：拯救被水淹、被火烧的人。　整冠束发：整理帽子和头发。

[9] 大道不孤：指高明的医学理论不会孤立。　子云：西汉大学者扬雄，字子云。　夭札：遭瘟疫而早死。　仁寿：长寿。

[10]《折杨》《皇荂》：古代通俗的民间歌曲。语见《庄子·天地》。皇荂（fū），古代通俗歌曲名。　听（yǐn）然：笑的样子。　《阳春》《白雪》：古代楚国的高雅乐曲名。　和（hè）：跟着唱。　如斯：如此。

[11] 罪：怪罪，责怪。　一任当世：完全听凭当代社会舆论。一，完全。

[12] 评骘（zhì）：评定。同义复用。骘，评定。　梓：印书的木版。此引申为印刷出版。

[13] 嘉庆十有七年：1812年。　壮月：阴历八月。　既望：指农历十六日。　同里：同乡。

练　习

（一）解词

1. 亡如　2. 阙如　3. 按图索骥　4.（御风以）绨　5. 追（试）　6. 訾（之）　7. 发表　8. 是（师说）　9.（嗜学不）厌　10. 抗志　11. 师（百氏）　12. 贸贸　13. 摅（生平）　14. 听然　15. 阳春白雪　16. 罪（我）　17. 评骘　18.（付之）梓　19. 壮月　20. 既望　21. 同里　22. 病（病多）　23. 治洽　24. 折杨皇荂　25. 裨补　26. 金源

（二）翻译

1. 自叔和而下，大约皆以伤寒之法疗六气之疴，御风以绨，指鹿为马，追试而辄困，亦

知其术之疏也。因而沿习故方，略变药味，冲和、解肌诸汤纷然著录。至陶氏之书出，遂居然以杜撰之伤寒，治天下之六气。不独仲景之书所未言者不能发明，并仲景已定之书尽遭窜易。

2. 世之俗医遇温热之病，无不首先发表，杂以消导，继则峻投攻下，或妄用温补，轻者以重，重者以死。幸免则自谓己功，致死则不言己过。即病者亦但知膏肓难挽，而不悟药石杀人。父以授子，师以传弟。举世同风，牢不可破。肺腑无语，冤鬼夜嗥，二千余年，略同一辙，可胜慨哉！

3. 我朝治洽学明，名贤辈出，咸知溯原灵素，问道长沙。自吴人叶天士氏《温病论》《温病续论》出，然后当名辨物，好学之士，咸知向方。而贪常习故之流，犹且各是师说，恶闻至论；其粗工则又略知疏节，未达精旨，施之于用，罕得十全。吾友鞠通吴子，怀救世之心，秉超悟之哲，嗜学不厌，研理务精，抗志以希古人，虚心而师百氏。病斯世之贸贸也，述先贤之格言，摅生平之心得，穷源竟委，作为是书。

4. 是书一出，子云其人必当旦暮遇之，且将有阐明其意，裨补其疏，使夭札之民咸登仁寿者。此天下后世之幸，亦吴子之幸也。若夫《折杨皇荂》，听然而笑，《阳春白雪》，和仅数人，自古如斯。知我罪我，一任当世，岂不善乎？吴子以为然，遂相与评骘而授之梓。

扫一扫，查阅复习思考题答案

（三）思考

1. 本文作者从哪几个方面劝说吴瑭尽快出版《温病条辨》？
2. “以缺如为耻，不能举一反三，惟务按图索骥”的主语是什么？
3. 本文首段的主旨是什么？作者如何加以说明？
4. “《折杨皇荂》，听然而笑；《阳春白雪》，和仅数人”，本文指的什么？

第四单元　杂著医案

二十四、医案六则*

扫一扫，查阅本节PPT、视频等数字资源

第一则

【提示】医案又称病案，是中医临床实践的书面记录，体现了中医理、法、方、药的具体运用。本文选自1959年中华书局校点本《史记·扁鹊仓公列传》。文章记述了仓公诊断齐王侍医遂"病中热"的情景，劝告不可服用五石，并阐明了它的危害性。

齊王侍醫遂病[1]，自練五石服之[2]。臣意往過之。遂謂意曰："不肖有病[3]，幸診遂也。"臣意即診之，告曰："公病中熱[4]。論曰：'中熱不溲者[5]，不可服五石。'石之爲藥精悍，公服之不得數溲，亟勿服，色將發臃[6]。"遂曰："扁鵲曰'陰石以治陰病[7]，陽石以治陽病[8]'，夫藥石者，有陰陽水火之齊[9]。故中熱，即爲陰石柔齊治之；中寒，即爲陽石剛齊治之。"臣意曰："公所論遠矣[10]。扁鵲雖言若是，然必審診，起度量，立規矩，稱權衡，合色脈、表裏、有餘不足、顺逆之法，參其人動静與息相應，乃可以論[11]。論曰：'陽疾處内、陰形應外者[12]，不加悍藥及鑱石[13]。'夫悍藥入中，則邪氣辟矣，而宛氣愈深[14]。診法曰[15]：'二陰應外，一陽接内者，不可以剛藥。'剛藥入則動陽，陰病益衰，陽病益著，邪氣流行，爲重困於俞，忿發爲疽[16]。"意告之後百餘日，果爲疽發乳[17]上，入缺盆，死[18]。此謂論之大體也，必有經紀[19]。拙工有一不習，文理陰陽失矣[20]。

[1] 侍医：王侯的保健医生。

[2] 练：通"炼"。熔炼。　　五石：五种石药。有不同的说法。《抱朴子·金丹》谓为丹砂、雄黄、白矾、曾青、慈（磁）石。

[3] 不肖：自谦之词。

[4] 中热：内热。

[5] 论：此指古代医学论著。　　不溲：谓小便短少，大便秘结。

［6］𤻲："痈（癰）"的异体字。

［7］阴石：寒性矿物药。　　阴病：阴虚内热之证，即下文所言"中热"之证。

［8］阳石：热性矿物药。　　阳病：阳虚形寒之证，即下文所言"中寒"之证。

［9］水火：指下文所言柔剂、刚剂。

［10］远：谓差错大。不切实际。

［11］审：详细，周密。　　息：脉息。

［12］"阳疾"八字：里热表寒，即真热假寒。

［13］镵石：指砭石、石针。

［14］辟（bì）：闭阻。　　宛气：郁气。宛，通"郁"，郁结。

［15］诊法：指古代医学著作。

［16］"二阴"八字：表寒里热，即假寒真热。二阴，少阴经，此指少阴病，多寒。一阳，少阳经，此指少阳病，多热。　　忿发：怒发，暴发。

［17］为疽发乳：发乳疽。乳房深部的化脓性疾患。

［18］缺盆：人体部位名。在两侧前胸壁的上方，锁骨上缘的凹陷处。

［19］大体：大法。　　经纪：纲纪。

［20］文理：指病人的气色脉理。

第二则

【提示】本文选自日本亨保二十年（1735）向井八三郎刊本《普济本事方·中风肝胆筋骨诸风》。作者许叔微（1079—约1154），字知可，曾任集贤院学士，又称许学士，真州白沙（今江苏仪征）人，南宋医学家。文章说明气中不同于一般的中风，介绍了苏和香丸治疗气中的效验。

世言氣中者[1]，雖不见於方書，然暴喜傷陽，暴怒傷陰，憂愁不意，氣多厥逆，往往多得此疾，便覺涎潮昏塞，牙關緊急。若概作中風候，用藥非止不相當，多致殺人。元祐庚午[2]，母氏親遭此禍，至今飲恨[3]。母氏平時食素，氣血羸弱，因先子捐馆憂惱[4]，忽一日氣厥，牙噤涎潮。有一里醫便作中風，以大通圓三粒下之[5]，大下数行，一夕而去。予常痛恨[6]。每见此症，急化蘇合香圓四五粒[7]，灌之便醒，然後随其虛實寒熱而调治之，無不愈者。《經》云："無故而喑，脈不至，不治自已[8]。"謂氣暴逆也，氣復則已。審如是，雖不服藥亦可[9]。

［1］气中：证候名。中风之属于气者，由七情内伤、气机郁阻所致。

［2］元祐庚午：1090年。元祐，宋哲宗赵煦第一个年号。

［3］饮恨：受屈抱恨而无由申诉。

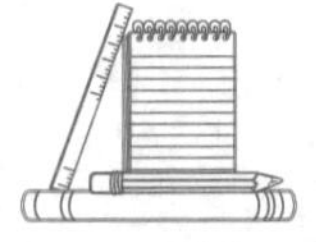

［4］先子：指已死的父亲。　　捐馆：捐弃所居之屋舍。死的委婉语，亦作"捐馆舍"。

［5］大通圆：《千金要方》治五劳七伤方。圆，丸。下文同。

［6］行：次。量词。　　痛恨：悲伤怨恨。

［7］苏合香圆：方名。《太平惠民和剂局方》方。功用开窍辟秽，理气止痛。

［8］“无故”三句：《素问·大奇论》有“脉不至，若喑，不治自已”句，引语本此。《经》：指《黄帝内经》。

［9］审：确实。　　如是：像这样。　　虽：即使。

第三则

【提示】本文选自《针灸大成·医案》，据1963年人民卫生出版社点校本排印。《针灸大成》作者杨继洲（约1522—1620），名济时，字继洲，三衢（今浙江衢江区）人，明代针灸学家。《针灸大成》成书于1601年，总结了明以前针灸学的成就，是针灸学的名著。本文记述作者本人以针灸治疗痢疾兼见脐块的病证。

甲戌夏，員外熊可山公患痢，兼吐血不止，身熱咳嗽，繞臍一塊，痛至死，脈氣將絶[1]。衆醫云：“不可治矣。”工部正郎隗月潭公素善[2]，迎予視其脈，雖危絶而胸尚暖，臍中一塊高起如拳大。是日不宜針刺，不得已，急刺氣海，更灸之五十壯而蘇，其塊即散，痛即止[3]。後治痢，痢愈，治嗽血，以次調理得痊。次年陞職方，公問其故[4]。予曰：“病有標本，治有緩急。若拘於日忌[5]，而不針氣海，則塊何由而散？塊既消散，則氣得以疏通，而痛止脈復矣，正所謂急則治標之意也。公體雖安，飲食後不可多怒氣，以保和其本，否則，正氣乖而肝氣盛，致脾土受克，可計日而復矣[6]。”

［1］甲戌：明神宗万历二年（1574）。　　员外：“员外郎”的简称。明清时中央六部所属各司的次官。　　公：对男子的敬称。　　绕脐一块：环绕肚脐有一痞块。

［2］工部：明清时中央政府六部之一，掌管工程、屯田、水利、交通等政令。　　正郎：郎中。六部所属各司的主管。　　隗（wěi）：姓。　　素善：一向友好。

［3］气海：穴位名。脐下一寸半处。　　壮：量词，在一个部位灸一次为一壮。

［4］陞：“升”的异体字。　　职方：兵部所属职方司的主管，掌管疆域国籍。此二句主语均指熊可山。

［5］日忌：禁止针刺的日子。

［6］计日：计算日期。指时间不久。

第四则

【提示】本文选自1959年人民卫生出版社互校本《医贯·痢疾论》。《医贯》作者赵献可，字养葵，号医巫闾子，鄞县（今浙江鄞州区）人，明代著名医学家。本文为患者徐阳泰所撰，自述赵献可医生辨证精当，治愈其夫妇暴痢、喘逆诸症的过程。

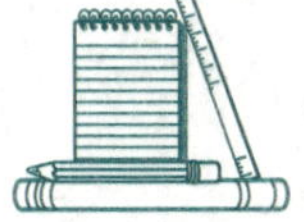

不肖體素豐，多火善渴，雖盛寒，床頭必置茗碗，或一夕盡數甌，又時苦喘急[1]。質之先生，爲言此屬鬱火證，常令服茱連丸，無恙也[2]。丁巳之夏，避暑檀州，酷甚，朝夕坐冰盤間，或飲冷香薷湯，自負清暑良劑[3]。孟秋痢大作[4]，初三晝夜下百許次，紅白相雜，絶無渣滓，腹脹悶，絞痛不可言。或謂宜下以大黄，先生弗顧也，竟用參、术、薑、桂，漸愈，猶白積不止，服感應丸而痊[5]。後少嘗蟹螯，復瀉下委頓，仍服八味湯及補劑中重加薑、桂而愈[6]。夫一身歷一歲間耳，黄連苦茗，曩不輟口，而今病以純熱瘥[7]。向非先生，或投大黄涼藥下之，不知竟作何狀[8]。又病室孕時，喘逆不眠，用逍遥散立安；又患便血不止，服補中黑薑立斷，不再劑[9]。種種奇妙，未易殫述。

噫！先生隔垣見人，何必飲上池水哉[10]？聞之，善贈人者以言，其永矢勿諼者亦以言[11]。不肖侏儒未足爲先生重，竊以識明德云爾[12]。

四明弟子徐陽泰頓首書狀[13]。

[1] 善：多。　茗：茶。　甌（ōu）：盆盂一类的瓦器。此指碗。

[2] 质：询问。　先生：指赵献可。　茱连丸：方名。以茱连散研丸，功用泻火降逆止呕。方出《证治准绳》。

[3] 丁巳：明万历十五年（1617）。　檀州：地名。今之北京密云。　酷甚：此指天气酷热得很。　冰盘：内置碎冰上盛瓜果的器皿。　香薷汤：方名。以香薷散水煎取汁，功用发汗解表，祛暑化湿和中。方出《太平惠民和剂局方》。　自负：自恃。

[4] 孟秋：七月。

[5] 感应丸：方名。功能温补脾胃，消积导滞。出《太平惠民和剂局方》。

[6] 蟹螯：螃蟹的第一对脚。　委顿：疲乏困顿。　八味汤：方名。功用温补脾肾，顺气固涩。方出《杨氏家藏方》。

[7] 曩（nǎng）：先前，以往。

[8] 向：如果。用于既往事件的假设。

[9] 病室：患病的妻子。室，妻子。　逍遥散：方名。功用疏肝解郁，健脾和营。出《和剂局方》。　黑姜：炮姜。　不再剂：不用服第二剂药。

[10] 噫（yī）：啊。叹词，用于语段之首。　“先生”两句：这是引用《扁鹊传》的典故。

[11] “闻之”三句：我听说善于馈赠别人东西的人是用言语赠人，那些发誓永不相忘的人也是用言语。矢：通“誓”。谖（xuān）：忘记。“善赠”六字：语本《荀子·非相》。“永矢”八字：语本《诗·卫风·考槃》。

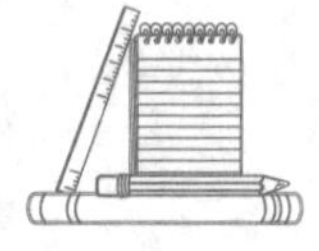

［12］不肖：本指子不如父。后用作自谦之词。　侏儒：本指矮人，此用为自谦之词，亦作“朱儒”。　识（zhì）：记住。　明德：完美的德行。　云尔：而已。用于句子末尾。

［13］四明：今浙江宁波。　顿首：书简表奏用语。表示致敬，常用于结尾。　书状：作正式的文字记录。书，作动词用。

第五则

【提示】本文选自《古今医案按·痢》，据清光绪癸未（1883）吴江李龄寿藏版排印。《古今医案按》的编者俞震（1709 ~？），字东扶，号惺斋，嘉善（今浙江嘉善）人，清代雍正、乾隆年间名医。该书选案广泛，按语精当，是医案著作中有影响的一部。本文记载了朱丹溪为患者叶仪治痢的经过。朱丹溪以先补后攻之法治愈痢疾，乃洞悉病情之故。

葉先生名儀，嘗與丹溪俱從白雲許先生學[1]。其記病云：

歲癸酉秋八月，予病滯下，痛作，絶不食飲，既而困憊，不能起牀，乃以袵席及薦闕其中，而聽其自下焉[2]。時朱彦修氏客城中，以友生之好，日過視予，飲予藥，但日服而病日增[3]。朋游譁然議之[4]，彦修弗顧也。浹旬病益甚，痰窒咽如絮，呻吟亘晝夜[5]。私自虞，與二子訣，二子哭，道路相傳謂予死矣[6]。彦修聞之，曰：“吁！此必傳者之妄也。”翌日天甫明，來視予脈，煮小承氣湯飲予[7]。藥下咽，覺所苦者自上下，凡一再行，意泠然[8]。越日遂進粥，漸愈。

朋游因問彦修治法。答曰：“前診氣口脈虚，形雖實而面黄稍白。此由平素與人接言多，多言者中氣虚，又其人務竟已事，恒失之飢而傷於飽，傷於飽，其流爲積，積之久爲此證[9]。夫滯下之病，謂宜去其舊而新是圖，而我顧投以參、术、陳皮、芍藥等補劑十餘貼，安得不日以劇[10]？然非此浹旬之補，豈能當此兩貼承氣哉[11]？故先補完胃氣之傷，而後去其積，則一旦霍然矣[12]。”衆乃斂袵而服[13]。

［1］叶仪：字景翰，元末明初金华（今浙江金华）人，著有《南阳杂稿》。　白云许先生：指许谦。参本教材《丹溪翁传》。

［2］癸酉：元朝元统元年（1333）。　滞下：痢疾。　绝：完全。　既而：不久。　衽席：床席。袵，“衽”的异体字。　荐：垫席。　阙：通“缺”，“使……空缺”。使动用法。　听：听凭，任凭。

［3］客：作客，客居。活用作动词。　友生：朋友。此指同学。　饮（yìn）：使……

饮。使动用法。下“饮予”同此。

[4] 譁：“哗（嘩）”的异体字，喧闹。

[5] 浃旬：一旬，十天。　亘：持续。

[6] 虞：忧虑。　道路：路上的人。指众人。

[7] 翌日：第二天。　甫：刚。

[8] 行：解大便。　泠（líng）然：清凉的样子。

[9] 务竟已事：一定要做完已经开始做的事。　恒：常。

[10] 新是图：指“图新”。宾语前置，“是”为宾语前置的标志。　顾：反而，却。　贴：通“帖”，付，服，剂。量词。

[11] 当：承受。

[12] 补完：补全，补之使完整。　霍然：消散的样子。多用于形容病愈之速。

[13] 敛衽：整理衣襟，表示敬意。

第六则

【提示】本文选自《续名医类案·吐血》，据1957年人民卫生出版社影印信述堂藏版排印。《续名医类案》编者魏之琇（1722—1772），字玉璜，号柳州，钱塘（今浙江杭州）人，清代医学家。本文记载了明末清初医家沈明生的一个医案，叙述沈氏“舍症从脉”，以血脱益气之法治愈吐血的经过。

沈明生治孫子南媳，賦質瘦薄，脈息遲微，春末患吐紅[1]。以爲脾虚不能攝血，投歸脾數劑而止[2]。慮後復作，索丸方調理，仍以歸脾料合大造丸數味與之[3]。復四五日後，偶值一知醫者談及，乃駭曰：“諸見血爲熱，惡可用參、耆、河車溫補耶？血雖止，不日當復來矣[4]。”延診，因亟令停服，進以花粉、知母之屬[5]。五六劑後，血忽大來，勢甚危篤。此友遂斂手不治，以爲熱毒已深，噬臍無及[6]。子南晨詣，愠形於色，咎以輕用河車，而盛稱此友先識，初不言曾服涼藥，且欲責效于師，必愈乃已[7]。沈自訟曰：“既係熱症，何前之溫補如鼓應桴，今祇增河車一味，豈遂爲厲如是[8]？且斤許藥中，乾河車僅用五錢，其中地黄、龜板滋陰之藥反居大半，纔服四五日，每服三錢，積而計之，河車不過兩許耳。”遂不復致辨[9]。往診其脈，較前轉微，乃笑曰：“無傷也，仍當大補耳[10]。”其家咸以爲怪，然以爲繫鈴解鈴，姑聽之[11]。因以歸脾料倍用參、耆，一劑而熟睡，再劑而紅止。於是始悟血之復來，由於寒涼速之也[12]。

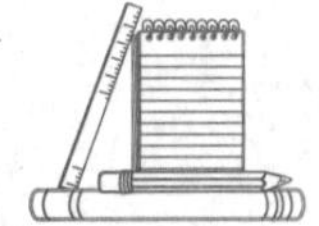

因歎曰："醫道實難矣。某[13]固不敢自居識者，然舍症從脈，得之先哲格言，血脱益氣，亦非妄逞臆見。今人胸中每持一勝算，見前人用涼，輒曰：'此寒症也，宜用熱[14]。'見前人用熱，則曰：'此火症也，應用涼。'因攻之不靈，從而投補；因補之不效，隨復用攻。立意翻新，初無定見[15]。安得主人、病人一一精醫察理，而不爲簧鼓動摇哉[16]？在前人，蒙謗之害甚微；在病者，受誤之害甚钜[17]。此張景岳'不失人情'之論所由作也。"

[1] 沈明生：名时誉，华亭（今上海松江）人，明末清初医家。　媳：儿媳。　吐红：吐血。

[2] 归脾：指归脾汤。方名。出《济生方》。功用健脾益气，补血养心。

[3] 大造丸：方名。又名河车大造丸。功用补肾填精，健脾益气养血。出《景岳全书》。

[4] 恶（wū）：怎么。　耆：药名。即黄芪。　河车：药名。即胎盘。

[5] 延：请。　亟（jí）：赶紧。

[6] 敛手：缩手。表示不敢妄为。　噬脐：比喻后悔不及。语本《左传·庄公六年》。

[7] 诣：往，到。　愠：怨怒。　咎：责怪。　初不：完全不。初，完全。　责效：求取成效，取得成效。责，求。　已：停止。指罢休。

[8] 如鼓应桴（fú）：以鼓槌击鼓，鼓即发声。喻疗效迅速。桴，鼓槌。　厉：祸害。

[9] 斤许药：一斤多的药。　辨：通"辩"，辩解。

[10] 无伤：没关系，无妨。

[11] 系铃解铃：解铃还须系铃人。比喻谁做的事有了问题，仍需由谁解决。　姑：姑且。

[12] 速：招致。

[13] 某：自称之词。代"我"，表谦虚。

[14] 胜算：能够制胜的计谋。　前人：此指前面诊治的医生。

[15] 初无：全无。初，完全。

[16] 簧鼓：此指动听的言语。簧，乐器里的薄片，吹之则振动发声。

[17] 钜："巨"的异体字。

练　习

（一）解词

1. 员外　2. 职方　3. 日忌　4. 滞下　5. 衽（席）　6.（及）荐　7. 客（城中）　8. 浃旬　9. 道路（相传）　10.（凡一再）行　11. 新是图　12. 顾（投以）　13. 茗（碗）　14. 孟秋　15. 囊（不辍口）　16.（病）室　17.（永矢勿）谖　18. 如鼓应（桴）　19. 无伤　20. 某（固不敢）　21. 胜算　22. 钜　23. 初无　24. 噬脐　25. 敛手　26. 河车　27. 簧鼓

（二）翻译

1. "二阴应外，一阳接内者，不可以刚药。"刚药入则动阳，阴病益衰，阳病益著，邪气流行，为重困于俞，忿发为疽。意告之后百余日，果为疽发乳上，入缺盆，死。

2. 甲戌夏，员外熊可山公患痢，兼吐血不止，身热咳嗽，绕脐一块，痛至死，脉气将绝。众医云："不可治矣。"工部正郎隗月潭公素善，迎予视其脉，虽危绝而胸尚暖，脐中一块高起如拳大。是日不宜针刺，不得已，急刺气海。

3. 噫！先生隔垣见人，何必饮上池水哉？闻之，善赠人者以言，其永矢勿谖者亦以言。不肖侏儒未足为先生重，窃以识明德云尔。

4. 予病滞下，痛作，绝不食饮，既而困备，不能起床，乃以衽席及荐缺其中，而听其自下焉。时朱彦修氏客城中，以友生之好，日过视予，饮予药，但日服而病日增。朋游哗然议之，彦修弗顾也。浃旬病益甚，痰窒咽如絮，呻吟亘昼夜。

5. 道路相传谓予死矣。彦修闻之，曰："吁！此必传者之妄也。"翌日天甫明，来视予脉，煮小承气汤饮予。药下咽，觉所苦者自上下，凡一再行，意泠然。越日遂进粥，渐愈。

6. 子南晨诣，愠形于色，咎以轻用河车，而盛称此友先识，初不言曾服凉药，且欲责效于师，必愈乃已。沈自讼曰："既系热症，何前之温补如鼓应桴，今只增河车一味，岂遂为厉如是？且斤许药中，干河车仅用五钱，其中地黄、龟板滋阴之药反居大半，才服四五日，每服三钱，积而计之，河车不过两许耳。"

（三）思考

扫一扫，查阅复习思考题答案

1. 根据这六则医案，总结出医案的体例和特征。
2. 第四则滞下病的病机和常规治法是什么？朱丹溪为什么不采用常规治法？
3. 第五则"先生隔垣见人，何必饮上池水哉"比喻什么？

扫一扫，查阅本节 PPT、视频等数字资源

二十五、药论六则

第一则　白矾

【提示】药论即药物的论述。药论是针对药物的产地、性味、功效、种植、采摘、炮制、剂量等内容进行分析说明的医用文体。本文选自 1957 年人民卫生出版社影印金晦明轩刊本《重修政和经史证类备用本草》（简称《证类本草》）。作者雷敩，南北朝时刘宋药学家。履籍欠详，约生活在 5 世纪，以其所著之《雷公炮炙论》而留名于世。《雷公炮炙论》是我国最早的制药专著，原书已佚，内容散见于历代本草，《证类本草》收录多达 240 余条。本文介绍矿物药矾石的加工炮制法，分为火煅阴埋去火和火煅自然伏火两法。

凡使，須以瓷瓶盛，於火中煅，令內外通赤，用鉗揭起蓋，旋安石蜂[1]窠[2]於赤瓶子中，燒蜂窠盡爲度[3]。將鉗夾出，放冷，敲碎，入鉢中，研如粉。後於屋下掘一坑，可[4]深五寸，却[5]以紙裹，留坑中一宿，取出，再研。每修事[6]十兩，用石蜂窠六兩，盡爲度。又云：凡使，要光明如水精[7]，酸、鹹、澀味全者，研如粉，於瓷瓶中盛。其瓶盛得三升以來，以六一泥泥[8]，於火畔炙之令乾。

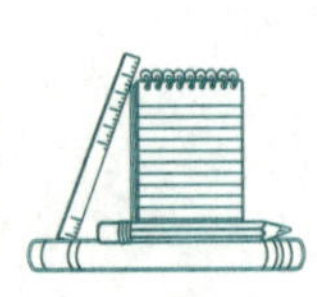

置研了白礬於瓶内，用五方草、紫背天葵二味自然汁各一鎰[9]，旋旋添白礬於中，下火逼令藥汁乾，用蓋子并瓶口，更以泥泥上下，用火一百斤煅，從巳至未[10]，去火，取白礬瓶出，放冷，敲破，取白礬。若經大火一煅，色如銀，自然伏火，銖絫[11]不失。擣細，研如輕粉，方用之。

[1] 石蜂：生活在高山险峻处的蜜蜂，在岩上筑窠（蜂房）。此蜂身黑色，形似牛虻。

[2] 窠：蜂房。

[3] 度：限度。此有标准、准则之义。

[4] 可：大约。约数词。

[5] 却：再。

[6] 修事：炮制，又称修治。

[7] 水精：指水晶，又称石英。精，通“晶”。

[8] 六一泥：蚯蚓泥的别名。　　第二个“泥”（nì），名词作动词，涂泥。

[9] 鎰（yì）：古代重量单位，一般重 20 两或 24 两。但据雷敩《论合药分剂料理法则》文，为 12 两。

[10] 巳：时辰名，9 ～ 11 时。　　未：时辰名，13 ～ 15 时。

[11] 铢絫（lěi）：古代重量单位。《汉书·律历志》颜师古注：“十黍为絫，十絫为铢。”比喻极小的分量。

第二则　采药

【提示】本文选自《梦溪笔谈》卷二十六，据 1957 年古典文学出版社《梦溪笔谈校证》排印。作者沈括。本文说明了采药时间不能拘于二月、八月，而应根据药物生长情况、药用部位和地理气候灵活决定。

古法採藥多用二月、八月，此殊未當[1]。但二月草已芽，八月苗未枯，採掇者易辨識耳，在藥則未爲良時。大率用根者，若有宿根，須取無莖葉時採，則津澤皆歸其根[2]。欲驗之，但取蘆菔、地黄輩觀：無苗时採，則實而沈；有苗時採，則虚而浮[3]。其無宿根者，即候苗成而未有花時採，則根生已足而又未衰。如今之紫草，未花時採，則根色鮮澤；花過而採，則根色黯惡[4]。此其效也。用葉者，取葉初長足時；用牙者，自從本説；用花者，取花初敷時；用實者，成實時採[5]。皆不可限以時月，緣土氣有早晚，天時有愆伏[6]。如平地三月花者，深山中則四月花。白樂天《遊大林寺》詩云[7]：“人間四月芳菲盡，山寺桃花始盛開。”蓋常理也。此地勢高下之不同也。如筀竹筍有二月生者[8]，有三四月生者，有五月方生者，謂之

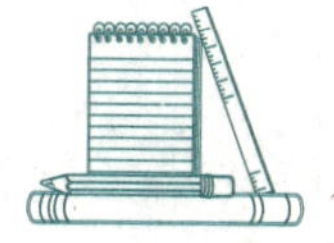

晚筀。稻有七月熟者，有八九月熟者；有十月熟者，謂之晚稻。一物同一畦之閒[9]，自有早晚。此物性之不同也。嶺嶠微草，淩冬不凋[10]；并汾喬木，望秋先隕[11]。諸越則桃李冬實，朔漠則桃李夏榮[12]。此地氣之不同也。一畝之稼，則糞溉者先牙；一丘之禾，則後種者晚實。此人力之不同也。豈可一切拘以定月哉？

［1］殊：甚，极。

［2］宿根：留存土中，次年能重新发芽生长的根。　津泽：植物的汁液。

［3］芦菔：萝卜。入药用于消积化痰，行气宽中。　地黄：药名。入药用于滋阴养血。

［4］紫草：多年生草本植物。入药用于凉血活血，清热解毒。　花：开花。两个“花”字均活用作动词。　黯恶：灰暗难看。

［5］牙：通“芽”，植物的幼芽。　本说：原说。指上文“古法采药多在二月、八月”中的“二月”。　敷：开。

［6］缘：因为。　愆（qiān）伏：气候失常。语本《左传·昭公四年》。

［7］大林寺：在江西庐山。

［8］筀（guì）竹：竹名，又名“桂竹”。笋入药用治小儿痘疹不畅。　筍：“笋”的异体字。

［9］者：代词。　谓：叫，称。　畦：田地。

［10］岭峤（qiáo）：五岭，位于湘、赣与粤、桂之间。此泛指我国南方。　凌冬：越冬，过冬。

［11］并汾（bīngfén）：相当于今山西省一带。此泛指我国北方。并，古州名。当今山西太原一带地区。汾，汾水。在山西省。　望：临近。　陨：坠落。指树叶坠落。

［12］诸越：百越。此指我国南方。　实：结实，结果。活用作动词。　朔漠：北方沙漠地带。此泛指我国北方。朔，北方。　荣：开花。

第三则　黄耆

【提示】本文选自《本草蒙筌》，据明万历元年（1573）同氏仁寿堂刻本排印。作者陈嘉谟（1486—约 1570），字廷采，明代药物学家。《本草蒙筌》十二卷，载药 742 味，采用问答体介绍药物知识，颇便于初学。本文是作者为黄芪所加按语，讨论说明了黄芪与人参的异同及选用原则。

參、耆甘温，俱能補益，證屬虛損，堪並建功[1]。但人參惟補元氣調中，黄耆兼補衛氣實表，所補既畧差异，共劑豈可等分[2]？務尊專能，用爲君主，君藥宜重，臣輔減輕。君勝乎臣，天下方治；臣強於主，國祚漸危。此理勢自然[3]。藥劑倣之[4]，亦不可不注意也。如患内傷，脾胃衰弱，飲食怕進，怠惰嗜眠，發熱惡寒，嘔吐

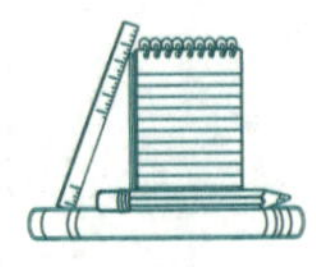

泄瀉，及夫脹滿痞塞，力乏形羸，脈息虛微，精神短少等證，治之悉宜補中益氣，當以人參加重爲君，黄耆減輕爲臣。若係表虛，腠理不固，自汗盜汗，漸致亡陽，並諸潰瘍，多耗膿血，嬰兒痘瘮，未灌全漿[5]，一切陰毒不起之疾，治之又宜實衛護榮[6]，須讓黄耆倍用爲主，人參少入爲輔焉。是故治病在藥，用藥由人，切勿索驥按圖，務須活潑潑地[7]。先正嘗曰：醫無定體，應變而施；藥不執方，合宜而用[8]。又云：補氣藥多，補血藥亦從而補氣；補血藥多，補氣藥亦從而補血。佐之以熱則熱，佐之以寒則寒。如補中益氣湯，雖加當歸，當歸，血藥也，因勢寡，則被參、耆所據，故專益氣命名[9]；又當歸補血湯，縱倍黄耆，黄耆，氣藥也，爲性緩，亦隨當歸所引，惟以補血標首[10]。佐肉桂、附子少熱，八味丸云然；加黄蘗、知母微寒，補陰丸是爾[11]。舉隅而反，觸類而推，則方藥之應乎病機，病機之合乎方藥，總在君臣佐使之弗失，纔致輕重緩急之適中。時醫不以本草加工，欲望製方如是之通變合宜者，正猶學射而不操夫弓矢，其不能也決矣[12]。

[1] 参：人参。　耆：黄耆。今通作黄芪。　堪：能。

[2] 畧："略"的异体字。　等分：等同分量。

[3] 国祚（zuò）：国运。祚，福运。　理势：事理的发展趋势。

[4] 倣："仿"的异体字。

[5] 瘮："疹"的异体字。　未灌全浆：指痘出不透，多由气血不足引起。灌浆，即灌脓。

[6] 卫：卫气。　荣：通"营"，营气。

[7] 活泼泼地：喻灵活运用。

[8] 先正：亦作"先政"。前代的贤人。此指前代的名医。　定体：指固定不变的治法。

[9] 佥（qiān）名：签名。此指为方剂命名。

[10] 标首：题写在开头。此指为方剂命名。

[11] 黄柏（bò）：药名。蘗，"柏"的异体字。　补阴丸：历代名为补阴丸的方剂有多首，也多用黄柏、知母。本似指元代朱震亨《丹溪心法》之大补阴丸或补阴丸，后世名虎潜丸。

[12] 以：按照。　加工：此指花工夫努力使处方更加完善。　通变：犹变通。　合宜：合适。

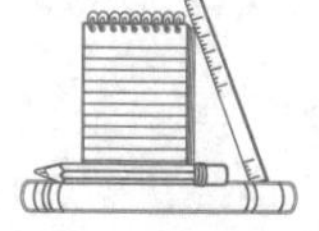

第四则 菊

【提示】本文选自《本草纲目》卷十五，据上海锦章书局石印本排印。作者李时珍。文章叙述了菊的生长习性及其多方面的作用。

菊春生夏茂，秋花冬實，備受四氣，飽經露霜，葉枯不落，花槁不零，味兼甘苦，性稟平和[1]。昔人謂其能除風熱，益肝補陰，蓋不知其得金水之精英尤多，能益金水二臟也[2]。補水所以制火，益金所以平木；木平則風息，火降則熱除[3]。用治諸風頭目，其旨深微[4]。黄者入金水陰分，白者入金水陽分，紅者行婦人血分，皆可入藥。神而明之，存乎其人。其苗可蔬，葉可啜，花可餌，根實可藥，囊之可枕，釀之可飲，自本至末，罔不有功[5]。宜乎前賢比之君子[6]，神農列之上品[7]，隱士采入酒斝[8]，騷人餐其落英[9]。費長房言九日飲菊酒，可以辟不祥[10]。《神仙傳》言康風子、朱孺子皆以服菊花成仙[11]。《荊州記》言胡廣久病風羸，飲菊潭水多壽[12]。菊之貴重如此，是豈群芳可伍哉[13]？

［1］四气：指春、夏、秋、冬四季之气。　零：凋落。

［2］金水：指秋、冬。　金水二脏：肺、肾二脏。

［3］“补水”四句：正常顺序应为“补水所以制火，火降则热除；益金所以平木，木平则风息”。属于分承的修辞方式。

［4］诸风头目：指因各种风邪所致的头目疾患。

［5］蔬：作蔬菜。活用作动词。　叶可啜：叶可泡茶喝。　囊：装入口袋。用作动词。　饵：吃，食。

［6］宜乎：无怪乎。一般用于句子开头，表示后面所述的话本当如此。　前贤：指三国魏的钟会。所撰《菊花赋》有“早植晚发，君子德也”句。

［7］神农：指《神农本草经》。该书将所收365种药分为上、中、下三品，菊列上品。

［8］隐士：指晋代陶渊明。其诗文常并言菊与酒，故云。　斝（jiǎ）：古代铜制酒器，圆口而三足。

［9］骚人：诗人。此指屈原。其《离骚》有“夕餐秋菊之落英”句，故云。　英：花。

［10］据南朝梁吴均《续齐谐记》，江南桓景随费长房游学，长房告之：“九月九日汝家中当有灾，急去，令家人各作绛囊，盛茱萸以系臂，登高饮菊花酒，此祸可除。”费长房：东汉方士，《后汉书·方术列传》载其事。九日：指农历九月初九，亦称重九、重阳。

［11］《神仙传》：晋代葛洪撰。康风子、朱孺子未见于该书。唐李汾《续神仙传》卷上言朱孺子为三国时人，服饵黄精十余年，后煮食根形如犬、坚硬如石之枸杞，遂升云而去。

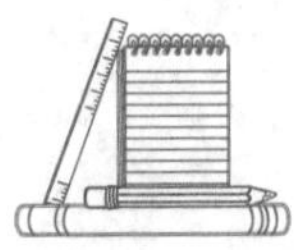

［12］“荊州记”两句：据《荆州记》载，胡广之父患风羸，饮菊潭水而愈。《荆州记》

晋代盛弘之撰。胡广，东汉太尉，封育阳安乐乡侯。

［13］芳：花。　　伍：同列。

第五则　制药论

【提示】本文选自《研经言》，据清光绪五年己卯（1897）月河莫氏刻本排印。作者莫枚士（1862—1933），字文泉。精于文字、训诂之学，《研经言》为其研究医经的医论专著。作者在文中对不正确的炮制法提出了批评。

自雷斆著炮製之論，而後世之以藥製藥者[1]，愈出而愈奇，但因此而失其本性者亦不少。藥之有利必有弊，勢也；病之資利不資弊[2]，情也；用之去弊勿去利，理也。古方能使各遂其性[3]，如仲景小半夏湯類，凡生薑、半夏並用者，皆一時同入之，非先時專製之，正欲生半夏之得盡其長，而復藉生薑以隨救其短。譬諸用人，自有使貪、使詐之權衡，不必胥天下之菲材而盡桎梏之[4]，使不得動也。各遂之妙如此。若後世專製之法，在臨時修合丸散而即服者猶可，倘預製備售，則被製者之力已微，甚而至再、至三、至十餘製，則取其質而汩其性，其能去病也幾何[5]？近見人治痰瘧，於肆中求半貝丸服之無效[6]，取生半夏、貝母爲末，和薑汁服之即效，但微有煩狀耳。於此可類推已。或薄古法爲疏，盍思之[7]！

［1］雷斆（xiào）：南朝宋药学家。　　以药制药：以某种药物参与其他药物的炮制，意在增强药效或减轻毒副作用，如姜汁制半夏、蜜炙黄芪等。

［2］资：取用。

［3］遂：顺应。

［4］胥：等待。　　菲材：才能浅薄之人。　　桎梏：束缚。

［5］修合：炮制。意同“修事”“修治”。　　再：两次。　　汩（gǔ）：淹没，湮灭。

［6］肆：店铺，市集。

［7］盍：何不。

第六则　当归

【提示】本文选自《本草正义》卷五。作者张寿颐（1872—1934），字山雷，今上海市人，清末医家，擅长内外科。本文论述了当归的临床效用。

當歸是血家氣藥[1]，以辛升運行為用，以溫和燠煦為功。氣血虛寒者得之，則血隨氣行，而歸其所歸，此當歸命名之取義也。昔人

每謂身能補血，頭能止血，尾能行血，全能和血，徹上徹下[2]，可補可攻，頭尾之情性不同，斯攻守之取效自別。吾國藥物學之精細，所以异乎西人之專論物質，而無投不利者，其精髓在是。壽頤謂歸身主守，補固有功；歸尾主通，逐瘀自驗。而歸頭秉[3]上行之性，便血溺血、崩中淋帶等之陰隨陽陷者，升之固宜。若吐血、衄血之氣火升浮者，助之溫升，豈不為虎傅翼[4]？是止血二字之所當因證而施，固不可拘守其"止"之一字而無投不利矣。且凡失血之證，氣火沖激，擾動血絡，而循行不守故道者，實居多數。歸之氣味俱厚，行則有余，守則不足，此不可過信"歸所當歸"一語，而有循名失實之咎。即如《局方》四物一湯，舉國醫家孰不知是血家聖藥，且自海藏種種加味而六合諸方，可謂五花八門，無美不備，極盡醫林能事[5]。究竟[6]即以四物言之，已是走者太走，守者太守，各有專主，未必水乳交融[7]，更何況信手拈來之合宜與否。此則泥於跡象，太嫌呆板，去神化二字瞠[8]乎遠矣。

[1] 血家气药：失血患者的补气药。

[2] 彻上彻下：贯通上下，通达上下。

[3] 秉：通"禀"，具有。

[4] 为虎傅翼：亦作为虎添翼，替老虎加上翅膀。比喻帮助坏人，增加恶人的势力。《逸周书·寤敬篇》："毋为虎傅翼，将飞入邑，择人而食之。"《淮南子·兵略训》："今乘万民之力而反为残贼，是为虎傅翼，曷为弗除。"傅，助长。

[5] 能事：擅长。

[6] 究竟：结果。

[7] 水乳交融：像水和乳汁融合在一起。比喻感情很融洽或结合十分紧密。交融，融合在一起。这里指缜密融洽。

[8] 瞠（chēng）：瞪眼直视。

练习

（一）解词

1.（用）牙 2.（花初）敷 3.望（秋） 4.诸越 5.朔（漠） 6.等分 7.国祚 8.先正 9.（备受）四气 10.金水（之精英） 11.囊 12.前贤 13.骚人 14.（可）伍 15.遂（其性） 16.胥（天下） 17.修合 18.汩（其性） 19.肆（中） 20.盍（思之） 21.宜乎 22.芳 23.伍 24.遂 25.骚人 26.标首 27.儆 28.水乳交融

（二）翻译

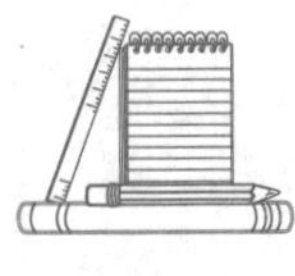

1.凡使，要光明如水精，酸、咸、涩味全者，研如粉，于瓷瓶中盛。其瓶盛得三升以來，以六一泥泥，于火畔炙之令干。置研了白矾于瓶内，用五方草、紫背天葵二味自然汁

各一镒，旋旋添白矾于中，下火逼令药汁干，用盖子并瓶口，更以泥泥上下，用火一百斤煅，从巳至未，去火，取白矾瓶出，放冷，敲破，取白矾。

2. 岭峤微草，凌冬不凋；并汾乔木，望秋先陨。诸越则桃李冬实，朔漠则桃李夏荣。此地气之不同也。一亩之稼，则粪溉者先牙；一丘之禾，则后种者晚实。此人力之不同也。岂可一切拘以定月哉？

3. 举隅而反，触类而推，则方药之应乎病机，病机之合乎方药，总在君臣佐使之弗失，才致轻重缓急之适中。时医不以本草加工，欲望制方如是之通变合宜者，正犹学射而不操夫弓矢，其不能也决矣。

4. 其苗可蔬，叶可啜，花可饵，根实可药，囊之可枕，酿之可饮，自本至末，罔不有功。宜乎前贤比之君子，神农列之上品，隐士采入酒斝，骚人餐其落英。费长房言九日饮菊酒，可以辟不祥。

5. 药之有利必有弊，势也；病之资利不资弊，情也；用之去弊勿去利，理也。古方能使各遂其性，如仲景小半夏汤类，凡生姜、半夏并用者，皆一时同入之，非先时专制之，正欲生半夏之得尽其长，而复藉生姜以随救其短。

6. 当归是血家气药，以辛升运行为用，以温和燠煦为功。气血虚寒者得之，则血随气行，而归其所归，此当归命名之取义也。昔人每谓身能补血，头能止血，尾能行血，全能和血，彻上彻下，可补可攻，头尾之情性不同，斯攻守之取效自别。吾国药物学之精细，所以异乎西人之专论物质，而无投不利者，其精髓在是。

（三）思考

1. 如何理解“以药制药”？

2. 当归、黄芪、菊有什么效用？产地在什么地方？

3. 作者从哪几方面说明了采药不可拘以定月的道理？

4. 哪些文句体现了中医用药组方的基本方法和原则？

5. “譬诸用人，自有使贪、使诈之权衡，不必胥天下之菲材而尽桎梏之，使不得动也”这句话比喻什么？

6. 如何理解“补水所以制火，益金所以平木；木平则风息，火降则热除”？

扫一扫，查阅复习思考题答案

二十六、《黄帝内经》注文四则

扫一扫，查阅本节 PPT、视频等数字资源

第一则

【提示】本文选自《黄帝内经太素》卷六，据人民卫生出版社 1955 年影印萧延平刻本排印。《黄帝内经太素》简称《太素》，作者杨上善（585—670），唐初哲学家和医学家。《太素》将《素问》和《灵枢》合为一书，分类编排，注解发挥，是现存最早的《黄帝内经》分类注本。本篇注文对应于《灵枢·本神》部分，阐明了养护五脏之神的重要性。大字为《灵枢·本神》的经文，小字为《太素》注文，下各则体例同。

是故五藏，主藏精者也。人腎有二：左爲腎藏，右爲命門。命門藏精。精者，五藏精液，故五藏藏精。不可傷，傷則守失而陰虛，

陰虚則無氣，無氣則死矣。五藏之神不可傷也，傷五神者，則神去無守，藏守失也。六府爲陽，五藏爲陰，藏無神守，故陰虚也。陰藏氣無，遂致死也[1]。故不死之道者，養五神也。人皆怵惕思慮[2]，則以傷神；悲哀動中，日亡魂性；喜樂無極，神魄散揚；愁憂不解，志意悗亂[3]；盛怒無止，失志多忘；恐懼驚神，傷精痿骨[4]。□以千端之禍[5]，害此一生；終以萬品欲情，澆亂真性[6]。仍服金石貴寶[7]，摧斯易生之軀；多求神仙芳草，日役百年之命[8]。昔彭聃以道怡性，壽命遐長[9]；秦武採藥求仙，早昇霞氣[10]。故廣成子語黄帝曰[11]：來，吾語汝。吾道無視無聽，抱神以静，形將自正也。必静必清，無勞汝形，無揺汝精，心無所知，神將守形，可以長生。故我修身千二百歲，人皆盡死，而我獨存。得吾道者，上爲皇，下爲王；失吾道者，上見光，下爲土[12]。是知安國安人之道，莫大怡神；亡神亡國之災，無出情欲。故岐伯以斯至道，上答黄軒，述千古之遺風，拯萬葉之荼苦也[13]。

[1] 此段注文均串讲经文用意。以下注文开始就经文意旨进行敷扬发挥。

[2] 怵（chù）惕：恐惧警惕。怵，恐惧。

[3] 悗（mán）乱：烦闷迷乱。悗，烦乱。

[4] 痿骨：指乏力。痿，使动用法。

[5] □：虚缺号，表示原文此处缺损。据文义，疑为“始”。

[6] 品：种类。　澆乱：扰乱。同义复用。浇，通“挠”，扰乱。

[7] 仍：频繁。　服金石贵宝：指服用金石丹药。古代曾经盛行服用五石散或丹药来养生，以求不老成仙，最后证明这有害无益，不但毁坏了身体，很多人终身致残，甚至殒命。

[8] 役：损害。与上文“摧”对举。　百年之命：古人认为人的满寿为百岁（也有说一百二十岁），摄养不善者，每日都在折损。

[9] 彭聃（dān）：彭祖与老聃。传说二人皆长寿。　怡性：怡悦精神。

[10] 秦武：秦始皇与汉武帝。两人在位时均派人寻访仙药以求不死。

[11] 广成子：传说为黄帝时仙人。

[12] 见光：喻死亡。　为土：喻死亡。

[13] 黄轩：黄帝。轩辕为黄帝之名。　万叶：万世。叶，世。　荼苦：痛苦。荼，苦。

第二则

【提示】本文选自王冰《黄帝内经素问注·至真要大论》，据1956年人民卫生出版社影印明代顾从德翻刻宋本《黄帝内经素问》排印。本篇注文从临床病证表现和对应病机入手，强调必须谨守病机。

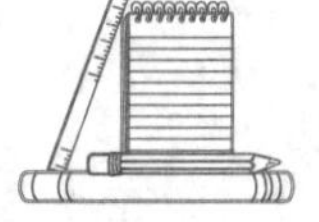

故《大要》曰[1]：謹守病機，各司其屬[2]。有者求之，無者求

之；盛者責之[3]，虚者責之。必先五勝，踈其血氣，[4]令其調達，而致和平。此之謂也。深乎，聖人之言！理宜然也。有無求之，虚盛責之，言悉由也。夫如大寒而甚，熱之不熱，是無火也；熱來復去，晝見夜伏，夜發晝止，時節而動，是無火也[5]。當助其心。又如大熱而甚，寒之不寒，是無水也；熱動復止，倏忽往來，時動時止，是無水也。當助其腎。内格嘔逆[6]，食不得入，是有火也；病嘔而吐，食久反出，是無火也。暴速注下，食不及化，是無水也；溏泄而久，止發無恒，是無火也[7]。故心盛則生熱，腎盛則生寒；腎虚則寒動於中，心虚則熱收於内。又熱不得寒，是無水也；寒不得熱，是無火也。夫寒之不寒，責其無水；熱之不熱，責其無火。熱之不久，責心之虚；寒之不久，責腎之少。有者寫之[8]，無者補之；虚者補之，盛者寫之。適其中外[9]，踈其壅塞，令上下無礙，氣血通調，則寒熱自和，陰陽調達矣。是以方有治熱以寒，寒之而水食不入；攻寒以熱，熱之而昬燥以生。此則氣不踈通，壅而爲是也。紀於水火[10]，餘氣可知。故曰"有者求之，無者求之；盛者責之，虚者責之"，令氣通調，妙之道也。五勝，謂五行更勝也[11]，先以五行寒暑温涼濕，酸鹹甘辛苦相勝爲法也。

[1]《大要》：古代医书名。已佚。

[2]"谨守"两句：要谨慎地注意病机，各种病机都主管其所属病证。

[3]责：求。

[4]踈：同"疏"。使阻塞的事物通畅。

[5]见：同"现"。　时节：按时间的规律。

[6]内格：病证名。格，阻拒。　呕逆：呕吐胃气上逆。

[7]注下：病症。指患者大便如水样倾注之象。　溏泄：病症。指大便稀软不成形之象。

[8]写：同"泻"。

[9]中外：身体的表里。"适其中外"原文作"居其中闲"，据人民卫生出版社 1963 年排印本改。

[10]昬："昏"的异体字。　纪：作为法度。

[11]更：交替。

第三则

【提示】本文选自吴崑《内经素问吴注·阴阳应象大论》，据清大兴堂刻本排印。本篇注文阐述阴阳的属性、功用及相互变化的基本规律，说明阴阳失调会导致人体疾病。

黄帝曰：陰陽者，天地之道也，天以陽爲道，地以陰爲道。萬物之綱紀[1]，萬物之生，陽與之正其命，陰與之正其性，綱紀之謂也[2]。變化之父母，萬類皆有變化，如鷹化爲鳩，田鼠化爲鴽之類[3]，實皆陰陽宰乎其中，不得不變，而亦不得

不化，故曰變化之父母。**生殺之本始**，生於陽者陰殺之。陽，其始也；陰，其本也。生於陰者陽殺之。陰，其始也；陽，其本也。**神明之府也**。陰陽不測之謂神，神之昭昭謂之明，衆物所聚謂之府。言所以生殺變化之多端者，以陰陽爲神明之府也。**治病必求於本**。天地萬物變化生殺而神明者[4]，既皆本於陰陽，則陰陽爲病之本可知。故治病必求其本，或本於陰，或本於陽，必求其故而施治也。**故積陽爲天，積陰爲地**[5]。復明陰陽爲天地之道。**陰靜陽躁**。爲氣不同，故用亦异[6]。**陽生陰長，陽殺陰藏**。天以陽生陰長，地以陽殺陰藏。**陽化氣，陰成形**。清陽化氣，濁陰成形。**寒極生熱，熱極生寒**。陰極則陽生，陽極則陰生。**寒氣生濁，熱氣生清**。寒氣生濁陰，熱氣生清陽。**清氣在下，則生飧洩**[7]；**濁氣在上，則生䐜脹**[8]。䐜，昌真切[9]。清氣在上，濁氣在下，則陰陽得位，無災害也。今惟清陽在下，則邪熱不殺穀[10]，完穀而去，是爲飧洩；濁氣在上，則濁邪實於膻中[11]，膻中不能化氣，是爲䐜脹。**此陰陽反作，病之逆從也**。反作，倒置也；逆從，不順也。

[1] 纲纪：法度，规则。

[2] 正：确定。

[3] 鸠（jiū）：鸽子一类的鸟。古人认为其是鹰变化而来，语本《吕氏春秋·仲春纪》："苍庚鸣，鹰化为鸠。"鴽（rú）：鹌鹑之类的小鸟。古人认为其是由田鼠变来，语本《礼记·月令》："（季春之月）桐始华，田鼠化为鴽。"

[4] 神明：指阴阳之气。即上文所言"阴阳不测之谓神，神之昭昭谓之明"。

[5] 积阳：重阳。　积阴：重阴。

[6] 用：效用。

[7] 飧（sūn）泄：泄泻的一种，症见大便清稀，完谷不化。洩，"泄"的异体字。

[8] 䐜（chēn）胀：指胸腹胀闷。䐜，胀。

[9] 这是古代反切注音法，详参下编第五章的"注音"部分。

[10] 杀谷：腐熟水谷。

[11] 膻（dàn）中：一般指胸腔中央，心包所在处。

第四则

【提示】本文选自清陈梦雷等所编《古今图书集成·医部全录·黄帝素问·四气调神大论》。《古今图书集成》是中国现存最大的一部类书。本文采用了王冰、马莳、张志聪等人的注文。马莳，字仲化，会稽（今浙江绍兴）人，明代万历年间医家，著有《素问注证发微》《灵枢注证发微》等。张志聪（1610—1680？），字隐庵，钱塘（今浙江杭州）人，清代医家，著有《黄帝内经素问注》《侣山堂类辨》等。

是故聖人不治已病治未病，不治已亂治未亂，此之謂也。夫病已成而後藥之，亂已成而後治之，譬猶渴而穿井，鬥而鑄錐，不亦晚

乎[1]？

王冰曰：治未病，治未亂，知之至也。渴而穿井，鬥而鑄錐，知不及時也。備禦虚邪，事符握虎，噬而後藥，雖悔何爲[2]？

馬蒔曰：昔有言：聖人不治已病治未病，不治已亂治未亂。此正所謂聖人預養生長收藏之氣，不待寒變、痎瘧、飧洩、痿厥等病已生而始治之也[3]。凡病則氣亂，未病則氣治，病成而藥，亂成而治，譬猶渴而穿井，鬥而鑄錐，其渴必不能濟，而鬥必不能禦也，信晚已哉！

張志聰曰:《金匱玉函》曰“上工治未病”，何也[4]？師曰：夫治未病者，見肝之病，知肝傳脾，當先實脾，蓋不使脾受逆氣，而使肝氣仍復順行於心，是反逆爲順，反亂爲治也。若五臟之氣已亂，而五臟之病已成，然後治之，是猶渴而穿井，戰而鑄兵[5]，無濟於事矣。按此篇以天地之陰陽四時，順養吾身中之陰陽五臟，蓋五臟以應五行四時之氣者也。《玉機論》曰：五臟相通，移皆有次，五臟有病，則各傳其所勝。故所謂相從者，四時五臟之氣，相生而順行也。逆者五臟四時之氣，相勝而逆行也。

[1] 药之：用药治疗疾病。药，此活用作动词。　穿井：挖井，打井。穿，挖掘，开凿。　锥：此指兵器。　“不亦……乎”:“不是很……吗？”固定结构。

[2] 事符握虎：喻危急之时。符，兵符，指战事。　噬：噬脐，喻后悔不及。

[3] 痎（jiē）：疟疾。

[4]《金匮玉函》：古书名。

[5] 兵：兵器，武器。

练　习

（一）解词

1. 怵（惕）2. 悗（乱）3. 浇（乱）4. 仍（服）5. 见光　6. 万叶　7. 责（之）8. 竦（其血气）9. 恒（无恒）10. 写（之）11.（适其）中外　12. 纪（于水火）13. 更（胜）14. 飧泄　15. 䐜胀　16. 杀谷　17. 药（之）18. 不亦晚乎　19. 噬（而后药）20.（铸）兵　21. 痎　22. 玉函　23. 符　24. 鸠　25. 膻中　26. 彭聃

（二）翻译

1. 得吾道者，上为皇，下为王；失吾道者，上见光，下为土。是知安国安人之道，莫大怡神；亡神亡国之灾，无出情欲。故岐伯以斯至道，上答黄轩，述千古之遗风，拯万叶之荼苦也。

2. 是以方有治热以寒，寒之而水食不入；攻寒以热，热之而昏燥以生。此则气不疏通，壅而为是也。纪于水火，余气可知。故曰“有者求之，无者求之；盛者责之，虚者责之”，令气通调，妙之道也。

3. 阴阳者，天地之道也，万物之纲纪，变化之父母，生杀之本始，神明之府也。治病必求于本。故积阳为天，积阴为地，阳生阴长，阳杀阴藏。阳化气，阴成形。寒极生热，热极生寒。寒气生浊，热气生清。清气在下，则生飧泄；浊气在上，则生䐜胀。此阴阳反

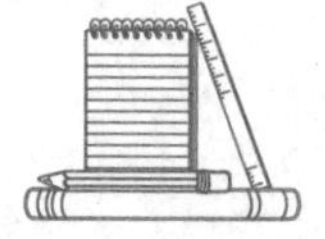

作，病之逆从也。

4. 若五脏之气已乱，而五脏之病已成，然后治之，是犹渴而穿井，战而铸兵，无济于事矣。按此篇以天地之阴阳四时，顺养吾身中之阴阳五脏，盖五脏以应五行四时之气者也。《玉机论》曰：五脏相通，移皆有次，五脏有病，则各传其所胜。

扫一扫，查阅复习思考题答案

（三）思考

1. 吴崑如何阐述“治病必求于本”的？

2. “不治已病治未病”医学思想的精髓是什么？

3. 杨上善为什么说“不死之道者，养五神也”？

4. 王冰是从哪两个方面入手说明“谨守病机”的重要性的？

5. “阴阳者，天地之道也，万物之纲纪，变化之父母，生杀之本始，神明之府也”是什么意思？

扫一扫，查阅本节 PPT、视频等数字资源

二十七、方论四则*

第一则　小柴胡汤

【提示】方论又称方解，是一种对方剂内容进行考证、剖析和述评的医用文体，内容包括“考其制方之人、命名之义、立方之因与方之用”，尤详于药的性味、君臣配伍分析及类方比较、加减化裁、禁忌得失等。本文选自《伤寒明理药方论》卷下，据清道光三年（1823）贵文堂重刊明代徐镕校本排印。作者成无己（约1063—1156），聊摄（今山东聊城）人，金代医家。著有《注解伤寒论》《伤寒明理论》等。本文从半表半里证的病理特点入手，分析了《伤寒论》中名方小柴胡汤诸药的性味、功用及配伍关系。

傷寒邪氣在表者，必漬形以爲汗[1]；邪氣在裏者，必蕩滌以爲利[2]。其於不外不內、半表半裏，既非發汗之所宜，又非吐下之所對，是當和解則可矣[3]。小柴胡爲和解表裏之劑也。柴胡味苦平微寒，黄芩味苦寒。《内經》曰：熱淫於内，以苦發之[4]。邪在半表半裏，則半成熱矣。熱氣内傳，攻之不可[5]，則迎而奪之，必先散熱，是以苦寒爲主，故以柴胡爲君，黄芩爲臣，以成徹熱發表之劑[6]。人參味甘温，甘草味甘平。邪氣傳裏，則裏氣不治[7]，甘以緩之，是以甘物爲之助，故用人參、甘草爲佐，以扶正氣而復之也。半夏味辛微温。邪初入裏，則裏氣逆，辛以散之。是以辛物爲之助，故用半夏爲佐，以順逆氣而散邪也。裏氣平正，則邪氣不得深入，是以三味佐柴胡以和裏。生薑味辛温，大棗味甘温。《内經》曰：辛甘發散爲陽。表邪未已，迤邐内傳[8]，既未作實，宜當兩解。其在外

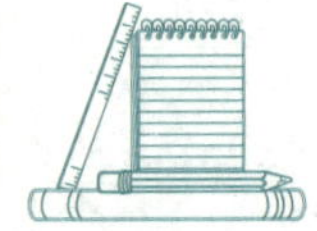

者，必以辛甘之物發散，故生薑、大棗爲使，輔柴胡以和表。七物相合，兩解之劑當矣。

［1］漬（zì）形以为汗：用汗法使身体濡湿。渍，浸润，湿润。

［2］利：指下文“吐下”之法。

［3］和解：通过药物调节身体的内部平衡来治疗疾病。

［4］“热淫”两句：语本《素问·至真要大论》：“热淫于内，治以咸寒，佐以甘苦，以酸收之，以苦发之。”发，泄。

［5］“热气”两句：原本作“热气内传之不可”，据别本改。

［6］彻：通“撤”，除。

［7］治：安。

［8］迤逦（yǐ lǐ）：渐次，逐渐。也作“迤里”。

第二则　肾气丸

【提示】本文选自《古今名医方论》卷四，据清宣统三年辛亥（1911）宁波汲绠斋石印本排印。作者罗美，字澹生，又字东美，号东逸，新安（今安徽黄山市）人，清代医家。著有《古今名医方论》《内经博议》等。本文应用《内经》“少火生气”理论，阐明《金匮要略》名方肾气丸命名的含义及“纳桂、附于滋阴剂中”的道理，简要分析了后世变化使用情况。

柯韻伯曰[1]：命門之火，乃水中之陽。夫水體本靜，而川流不息者，氣之動，火之用也，非指有形者言也。然火少則生氣，火壯則食氣[2]，故火不可亢，亦不可衰。所云火生土者，即腎家之少火，遊行其間，以息相吹耳[3]。若命門火衰，少火幾於熄矣[4]。欲暖脾胃之陽，必先温命門之火。此腎氣丸納桂、附於滋陰劑中，是“藏心於淵，美厥靈根”也[5]。命門有火，則腎有生氣矣。故不曰“温腎”，而名“腎氣”，斯知腎以氣爲主，腎得氣而土自生也。且“形不足者，温之以氣”[6]，則脾胃因虚寒而病者固痊，即虚火不歸其部而失血亡陽者，亦納氣而歸封蟄之本矣[7]。

崔氏加減八味丸[8]，以五味之酸收，易附子之辛熱，腎虚而不甚寒者宜之也。《千金方》於八味外，更加玄參之鹹寒，以助熟地而滋腎；加芍藥之酸寒，助丹皮以滋肝，總之爲桂、附加瑣耳[9]。以之壯水則有餘，以之益陽恐不足也。《濟生方》加牛膝、車前以治水腫，倍茯苓以輔地黄、山藥、茱萸，與澤、丹、車、牛等列，隨證加減，允爲得法[10]。益陰腎氣丸[11]，於六味[12]外加當歸、五味、柴胡，以治目暗不見，化裁之妙矣[13]。

[1] 柯韵伯：柯琴，字韵伯。清代医学家，慈溪（今浙江慈溪）人，著有《伤寒来苏集》。

[2]“然火少”两句：语本《素问·阴阳应象大论》：“壮火食气，气食少火。壮火散气，少火生气。”食（sì）气，耗气。食，消损，损耗。

[3] 以息相吹：语本《庄子·逍遥游》。本指自然界的尘埃等细微物质随风而动。此指脾胃的运化有赖于肾之阳气的推动。息，气息。

[4] 几：接近。

[5]“藏心”两句：语本西汉扬雄《太玄·养》。本指涵养心性，使道德完美。此指寓温阳于滋阴之中，以壮生化之源。灵根，此喻命门之火。

[6]“形不足”两句：语本《素问·阴阳应象大论》。

[7] 封蛰之本：指肾。语本《素问·六节藏象论》。蛰，动物冬眠，此指闭藏。与“封”同义。

[8] 加减八味丸：方出《肘后方·朱氏集验方》。

[9] 琐：通“锁”，制约。

[10]“《济生方》……允为得法”句：意为所言乃加味肾气丸。功效温肾化气，利水消肿。《济生方》又名《严氏济生方》，作者为宋代严用和。允：确实。

[11] 益阴肾气丸：方出《兰室秘藏·眼耳鼻门》。

[12] 六味：指地黄丸。方出《小儿药证直诀》，宋代钱乙著。

[13] 化裁：语本《周易·繫辞》。指随事物的变化而进行相应调整。

第三则　桂枝汤

【提示】本文选自《医宗金鉴》卷一，据 1956 年人民卫生出版社影印本排印。作者吴谦，字六吉，安徽歙县人，清代医学家。本文解释了《伤寒论》名方桂枝汤的命名之义和配伍之妙，并指出了“服后啜热粥”与“温覆”的道理。

名曰桂枝湯者，君以桂枝也。桂枝辛温，辛能散邪，温從陽而扶衛；芍藥酸寒，酸能斂汗，寒走陰而益營。桂枝君芍藥，是於發散中寓斂汗之意；芍藥臣桂枝，是於固表中有微汗之道焉[1]。生薑之辛，佐桂枝以解肌表；大棗之甘，佐芍藥以和營裏。甘草甘平，有安内攘外之能[2]，用以調和中氣，即以調和表裏，且以調和諸藥矣。以桂、芍之相須，薑、棗之相得，借甘草之調和陽表陰裏，氣衛血營，并行而不悖，是剛柔相濟以爲和也[3]。而精義在“服後須臾啜熱稀粥[4]，以助藥力”。蓋穀氣内充，不但易爲釀汗[5]，更使已入之邪不能少留，將來之邪不得復入也。又妙在“温覆令一時許，漐漐微似有汗”[6]，是授人以微汗之法也。“不可令如水流離[7]，病必

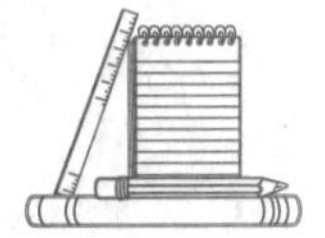

不除”，禁人以不可過汗之意也。此方爲仲景群方之冠，乃解肌、發汗、調和營衛之第一方也。凡中風、傷寒，脉浮弱，汗自出而表不解者，皆得而主之。其他但見一二證即是，不必悉具。

［1］君：指统领。活用作动词，为芍药之君。　　臣：指辅助，活用作动词。

［2］攘（rǎng）：排除。

［3］相须：指两药同用，彼此作用均能增加的情况。须，要。　　相得：相合。　　悖：违背。

［4］须臾：一会儿，片刻。　　啜（chuò）：饮，喝。

［5］酿：产生。

［6］一时：一个时辰。相当于今两个小时。　　絷絷（zhízhí）：汗出不止的样子。

［7］流离：汗盛的样子。

第四则　苏合香丸

【提示】本文选自《成方便读》。作者张秉成，字兆嘉，江苏武进人，清代医家。著有《本草便读》两卷、《成方便读》四卷。《成方便读》是一部方剂学专著，汇编古今常用方近三百首，分为 21 门，每方选有歌诀，并详释方义，便于初学。苏合香丸为《太平惠民和剂局方》之方，本文阐述了各种卒中昏迷虚实，闭脱不同，指出苏合香丸适宜救治邪中气闭之疾。

治諸中卒暴昏迷[1]，痰壅氣閉，不省人事，以及鬼魅惡氣、時行瘴癘等證[2]。夫“中”之爲病，有中風、中寒、中暑、中濕、中痰、中氣、中食、中惡種種不同[3]，其病狀大都相似。其治法，且無論其何邪所中，務須先辨其閉、脱兩途。其閉者，雖亦見肢厥脈伏，而其兩手必握固，二便必閉塞，口痙不開[4]，兩目直視。此爲邪氣驟加，正氣被遏，不得不用芳香開竅之品以治其標，或蘇合、牛黄、至寶、紫雪之類[5]，審其寒熱、別其邪正而擇用之，庶幾經隊通而正氣復[6]，然後再治其致病之由、所因之病[7]。若脱證，則純屬乎虚，雖病狀亦與諸“中”相似，但手撒、口開、眼合、汗出如珠、小便不禁，全見五絕之候[8]。此爲本實先撥[9]，故景岳有“非風”之名[10]。若一辨其脱證，無論其爲有邪無邪，急以人參、桂、附之品回陽固本，治之尚且不暇[11]，何可再以開泄之藥耗散真氣乎？須待其根本漸固，正氣漸回，然後再察其六淫七情，或内或外而緩調之，則庶乎可也[12]。此方匯集諸香以開其閉，而以犀角解其毒，白术、白蜜匡其正[13]，朱砂辟其邪。性偏於香，似乎治邪中氣閉者爲

宜耳。

[1] 诸中（zhòng）：各类卒中病。中，卒中，病名。此指猝然如死而气不绝之证。　卒（cù）暴：突然。

[2] 恶气：污秽之气。　时行：亦称“天行”。指流行病。　瘴疠：又称瘴气、瘴毒，指南方山岚雾露烟瘴湿热恶气。

[3] 中气：又名“气中”，类中风之一，多由情志因素引起。　中恶：病名。旧指中鬼祟邪恶之气所致。

[4] 口痉：口噤。牙关紧闭。

[5] 苏合：苏合香丸。　牛黄：安宫牛黄丸，《温病条辨》方。功能开窍填精，清热解毒。　至宝：至宝丹，《太平惠民和剂局方》方。功能开窍安神，清热解毒。　紫雪：紫雪丹，《太平惠民和剂局方》方。功能清热解毒，镇痉开窍。

[6] 庶几：在此指“有幸”。　队：通“隧”。指人体气血津液等通道。

[7] 所因之病：指兼证或后遗症。因，随。

[8] 五绝：指五脏衰竭，为心绝、肝绝、脾绝、肺绝、肾绝的合称。语见《中藏经》卷上。

[9] 本实先拨：本谓树根先自断绝。语见《诗·大雅·荡》。郑玄笺：“拨，犹绝也。”此指人体元气先已衰竭。

[10] 非风：病名，即“类中风”。语见《景岳全书》卷十一。

[11] 尚且：甚至。

[12] 庶乎：犹言庶几乎，差不多。

[13] 匡：扶助。

练　习

（一）解词

1. 渍形　2. 彻（热）　3.（不）治　4. 迤逦　5. 食（气）　6. 灵根　7. 封蛰之本　8.（加）琐　9. 允（为得法）　10. 化裁　11. 君（芍药）　12. 攘（外）　13. 相须　14. 须臾　15. 啜　16. 酿汗　17. 一时　18. 絷絷　19. 流离　20. 悉（具）　21. 诸中

（二）翻译

1. 伤寒邪气在表者，必渍形以为汗；邪气在里者，必荡涤以为利。其于不外不内、半表半里，既非发汗之所宜，又非吐下之所对，是当和解则可矣。小柴胡为和解表里之剂也。柴胡味苦平微寒，黄芩味苦寒。

2. 夫水体本静，而川流不息者，气之动，火之用也，非指有形者言也。然火少则生气，火壮则食气，故火不可亢，亦不可衰。所云火生土者，即肾家之少火，游行其间，以息相吹耳。若命门火衰，少火几于熄矣。

3. 而精义在“服后须臾啜热稀粥，以助药力”。盖谷气内充，不但易为酿汗，更使已入之邪不能少留，将来之邪不得复入也。又妙在“温覆令一时许，絷絷微似有汗”，是授人以微汗之法也。

4. 此方为仲景群方之冠，乃解肌、发汗、调和营卫之第一方也。凡中风、伤寒，脉浮弱，汗自出而表不解者，皆得而主之。其他但见一二证即是，不必悉具。

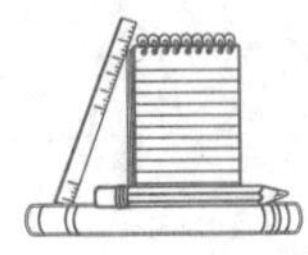

5. 其治法，且无论其何邪所中，务须先辨其闭、脱两途。其闭者，虽亦见肢厥脉伏，而其两手必握固，二便必闭塞，口痉不开，两目直视。此为邪气骤加，正气被遏，不得不用芳香开窍之品以治其标，或苏合、牛黄、至宝、紫雪之类，审其寒热、别其邪正而择用之，庶几经隧通而正气复，然后再治其致病之由、所因之病。

（三）思考

1. 为什么说小柴胡汤“七物相合，两解之剂当矣”？

2. “肾气丸纳桂、附于滋阴剂中”有何深奥道理？

3. “服后须臾啜热稀粥以助药力”，其精义何在？

4. 苏合香丸的使用首先要辨别卒中的什么特性？苏合香丸适合哪种证候？

扫一扫，查阅复习思考题答案

二十八、医书提要三则

扫一扫，查阅本节 PPT、视频等数字资源

【提示】提要是一种说明文，特点是简要介绍书籍的有关内容，文章高度概括，重点突出，简明扼要。本文三则选自《四库全书总目》，据文渊阁四库本排印，大小标题另加。《四库全书》的每一部书都有一篇提要，介绍作者生平、著作内容、著述体例及版本、源流等，大部分提要另汇编成《四库全书总目》二百卷。总纂官纪昀（1724—1805），字晓岚，清代河间（今河北河间）人，乾隆十九年（1755）进士，官至礼部尚书、协办大学士，卒谥文达。除主编《四库全书》外，还著有《阅微草堂笔记》等。

第一则为《黄帝素问》的提要，着重考证《素问》书名的由来，说明王冰对《素问》的编次补缀及其注释的贡献。第二则为《证治准绳》的提要，评价多所赞赏，谓其内容广博，条理分明，持论公允。第三则为《续名医类案》的提要，对是书进行褒贬分明的介绍，长处是取材广泛，可补《名医类案》的不足，注语多有发明辨驳。

第一则　《黄帝素问》提要

《黄帝素問》二十四卷，唐王冰注。《漢書·藝文志》載《黄帝内經》十八篇，無“素問”之名。後漢張機《傷寒論》引之，始稱《素問》。晉皇甫謐《甲乙經·序》稱《針經》九卷、《素問》九卷皆爲《内經》，與《漢志》十八篇之數合[1]，則《素問》之名起於漢晉間矣，故《隋書·經籍志》始著録也。然《隋志》所載祇八卷，全元起所注，已闕其第七[2]。冰爲寶應中人，乃自謂得舊藏之本，補足此卷[3]。宋林億等校正，謂《天元紀大論》以下，卷帙獨多，與《素問》餘篇絶不相通，疑即張機《傷寒論·序》所稱《陰陽大論》之文，冰取以補所亡之卷，理或然也[4]。其《刺法論》《本病論》，則冰本亦闕，不能復補矣。冰本頗更其篇次，然每篇之下，必注全元起本第幾字，猶可考見其舊第[5]。所注排抉隱奧，多所發明[6]。

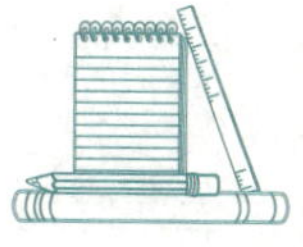

其稱："大熱而甚，寒之不寒，是無水也；大寒而甚，熱之不熱，是無火也。無火者，不必去水，宜益火之源，以消陰翳；無水者，不必去火，宜壯水之主，以鎮陽光[7]。"遂開明代薛己諸人探本命門之一法，其亦深於醫理者矣[8]。冰名見《新唐書·宰相世系表》，稱爲京兆府參軍[9]。林億等引《人物志》謂冰爲太僕令，未知孰是[10]。然醫家皆稱王太仆，習讀億書也。其名晁公武《讀書志》作"王砅"，杜甫集有《贈重表姪王砅》詩，亦復相合[11]。然唐宋《志》皆作"冰"，而世傳宋槧本亦作"冰"字，或公武因杜詩而誤歟[12]？

[1]《汉志》:《汉书·艺文志》的简称。

[2]《隋志》:《隋书·经籍志》的简称。　祗:"只（衹）"的异体字。　全元起：南朝齐梁时人，著《素问训解》，为最早的《素问》注本，可惜已佚于南北宋之交。　阙：通"缺"，缺漏。

[3] 冰：指王冰。　宝应：唐代宗年号（762—763 年）。　旧藏之本：指长久收藏的《素问》版本。《黄帝内经素问注·序》有"时于先生郭子斋堂，受得先师张公秘本"与"兼旧藏之卷"语。

[4] 余：其余。　绝：完全。　通：同，相同。　亡：亡佚，散失。　或然：或许可能。

[5] 颇：皆，悉。　更：变更。　第：次序。

[6] 排：疏通。　抉：择取。　发明：独特的见解。

[7]"大热而甚"十四句：见于《素问·至真要大论》王冰的两条注文。意为用寒凉药治疗热证，但热象不去，是因为阴虚的缘故；用温热药治疗寒证，但寒象不去，是因为阳虚。对于阳虚，不必除肾水，而适宜用温养心阳法来消除阴寒之气；对于阴虚，不必降心火，而适宜用滋补肾阴法来抑制阳亢之象。阴翳，指阴寒之气。镇，制服。阳光，指阴虚所致阴火内热。

[8] 薛己：明代著名医学家，字新甫，号立斋，吴县（今江苏吴县）人。注重肾及命门学说，认为命门为真阴真阳，气血阴阳皆由命门所化。　探本：探求根本。

[9]"冰名见"句:《新唐书》卷七十二中在王氏任职系列中有"冰京兆府参军"六字，盖为同名之人，并非注《素问》的王冰。　世系：家族世代相承的系统。　京兆：指京畿一带，唐时为今陕西西安以东至华县之间。　参军：官名。即参谋军务，隋唐时兼为郡官。

[10] 今本《黄帝内经素问注》的王冰序文篇题下林亿等云："按唐《人物志》，冰仕唐为太仆令，年八十余，以寿终。"考唐代并无《人物志》一书存世。疑林亿所指乃唐林宝撰的《元和姓纂》。　太仆令：官名。掌舆马畜牧之事。　孰：谁。　是：正确。

[11] 晁公武：宋代著名藏书家，澶州清丰（今山东巨野）人，字子止，又称昭德先生。所撰《郡斋读书志》系私家藏书目录，按经、史、子、集四部分为四十多类。　重表：指高祖、曾祖以来的中表亲。诗中杜甫对王砅说："我之曾老姑，尔之高祖母。"　姪："侄"的异体字。　砅（lì）：本为履石渡水。此作人名。

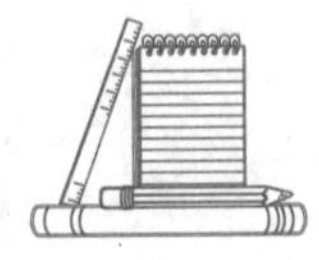

［12］椠（qiàn）本：刻本。椠，书版。　因：沿袭。　欤（yú）：吗，呢。表疑问语气。

第二则 《证治准绳》提要

《證治準繩》一百二十卷，明王肯堂撰[1]。肯堂有《尚書要旨》，已著録。是編據肯堂自序，稱先撰《證治準繩》八冊，專論雜證，分十三門，附以《類方》八冊，皆成於丁酉戊戌間[2]。其書採摭繁富，而參驗脈證，辨别异同，條理分明，具有端委，故博而不雜，詳而有要，於寒温攻補，無所偏主[3]。視繆希雍之餘派，虚實不問，但談石膏之功；張介賔之末流，診候未施，先定人參之見者，亦爲能得其平[4]。其諸傷門内附載傳尸勞諸蟲之形，雖似涉乎語怪，然觀北齊徐之才以死人枕療鬼疰，則專門授受，當有所傳，未可槩疑以荒誕也[5]。其《傷寒準繩》八冊、《瘍醫準繩》六冊，則成於甲辰，《幼科準繩》九冊、《女科準繩》五冊，則成於丁未，皆以補前書所未備，故仍以《證治準繩》爲總名，惟其方皆附各證之下，與《雜證》體例稍殊耳[6]。史稱肯堂好讀書，尤精於醫，所著《證治準繩》該博精詳，世競傳之[7]。其所著《鬱岡齋筆麈》，論方藥者十之三四，蓋於兹一藝，用力至深，宜其爲醫家之圭臬矣[8]。

［1］王肯堂（1549—1613）：明代著名医学家，字宇泰，一字损仲，号损庵，自号念西居士，金坛（今江苏金坛）人。所撰《证治准绳》又称《六科证治准绳》，凡四十四卷。另有《医镜》四卷、《肯堂医论》三卷等，并刻有《古今医统正脉全书》，辑录《内经》至明代以前较具代表性的医著44种。

［2］冊：“册”的异体字。　丁酉戊戌：指明万历二十五至二十六年（1597—1598）。

［3］采摭（zhí）：选取，采集。摭，搜集，拾取。　具：都，完全。　端委：源流。　偏主：侧重。

［4］缪希雍（约1556—1627）：明代著名医学家，字仲淳，号慕台，常熟（今属江苏）人，撰有《先醒斋医学广笔记》四卷、《神农本草经疏》三十卷。　余派：犹“末流”。派，江河的支流。　賔：“宾（賓）”的异体字。

［5］传尸劳：肺结核病，又称传尸、痨瘵、肺痨。　语怪：谈论怪异。　徐之才：南北朝北齐医学家，字士茂，丹阳（今属江苏）人。所撰《徐王八代家传效验方》《药对》等均佚。　鬼疰（zhù）：古人认为中鬼邪引起的一类病。症见暴发心腹刺痛，或闷绝倒地，如中恶之类，且易于复发。参《太平圣惠方》卷五十六。　槩：“概”的异体字，一概。

［6］甲辰：明万历三十二年（1604）。　丁未：明万历三十五年（1607）。

［7］该博：渊博。

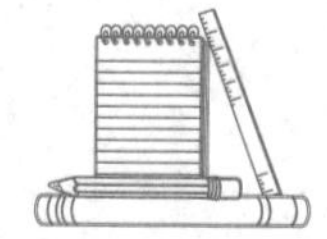

[8]《郁冈斋笔麈（zhǔ）》：笔记书名。其中有关医药内容由钱季寅辑成《郁冈斋医学笔尘麈》。　用力至深：深入研究，投入大量时间和精力。　宜：当然，无怪。一般用于句子开头，表示后面所述的话本当如此。　圭臬（guī niè）：喻典范，准则。

第三则 《续名医类案》提要

《續名醫類案》六十卷，國朝魏之琇撰[1]。之琇既校刊江瓘《名醫類案》[2]，病其尚有未備，因續撰此編，雜取近代醫書及史傳、地志、文集、説部之類，分門排纂[3]。大抵明以來事為多[4]，而古事為瓘書所遺者，亦間爲補苴，故網羅繁富，細大不捐[5]。如疫門載神人教用香蘇散一條[6]，猶曰存其方也。至脚門載張文定患脚疾，道人與綠豆兩粒而愈一條，是斷非常食之綠豆[7]，豈可録以為案？又如金瘡門載薜衣道人接已斷之首[8]，使人回生一條，無藥無方，徒以語怪，更與醫學無關。如斯之類，往往而是，殊不免蕪雜。又蟲獸傷門於薛立齋蚊蟲入耳中一條，註曰"此案耳門亦收之，非重出也，恐患此者不知是蟲，便檢閱耳"云云[9]，而腹疾門中載金臺男子誤服乾薑理中丸發狂入井一條，隔五六頁而重出，又是何義例乎[10]？編次尤未免潦草[11]。然採摭既博，變證咸備，實足與江瓘之書互資參考[12]。又所附案語，尤多所發明辨駁，較諸空談醫理，固有實徵虛揣之别焉[13]。

[1] 国朝：本朝。此指清朝。

[2] 既：已经。　校刊：订正后雕版印刷。

[3] 病：不满。　史传：史书，史册。　地志：专门记载地理情况的书籍。　文集：一人或数人作品汇集编成的书。　说部：指古代小说、笔记、杂著一类书籍。

[4] 大抵：大致，通常。

[5] 补苴（jū）：弥补缺陷。　细大不捐：小的大的都不舍弃。捐，弃。

[6] 疫门：《续名医类案》篇目名。　香苏散：《太平惠民和剂局方》载香苏散治四时感冒。

[7] 断非：绝对不是。

[8] 薜（bì）衣："薜荔衣"的简称。用薜荔叶制成的衣裳。原指神仙鬼怪所披的衣饰，后借以称隐士的服装。

[9] 检阅：查看。　云云：等等，之类。

[10] 金台：地名。今北京。　干姜理中丸：《伤寒论》方，治中焦脾胃虚寒等。　义例：著书的主旨和体例。

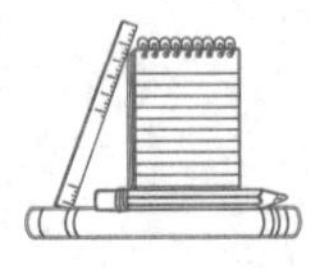

[11] 潦草：草率，不认真。

[12] 资：借助。

［13］案语：作者、编者对有关文章、词句所写的说明、提示或考证，也作“按语”。　辨驳：辩难，驳正。辨，通“辩”。　实征：确实的证验。　虚揣：虚假的揣测。

练　习

（一）解词

1. 或然　2.（旧）第　3.（排）抉　4. 阴翳　5. 阳光　6. 探本　7. 世系　8. 椠本　9. 端委　10. 余派　11. 传尸劳　12. 语怪　13. 鬼疰　14. 该博　15. 圭臬　16. 地志　17. 说部　18. 补苴　19. 细大不捐　20. 断非　21. 检阅　22. 金台　23. 资　24. 实征　25. 潦草　26. 案语　27. 薜衣

（二）翻译

1.《黄帝素问》二十四卷，唐王冰注。《汉书·艺文志》载《黄帝内经》十八篇，无“素问”之名。后汉张机《伤寒论》引之，始称《素问》。晋皇甫谧《甲乙经·序》称《针经》九卷、《素问》九卷皆为《内经》，与《汉志》十八篇之数合，则《素问》之名起于汉晋间矣，故《隋书·经籍志》始著录也。

2. 冰本颇更其篇次，然每篇之下，必注全元起本第几字，犹可考见其旧第。所注排抉隐奥，多所发明。其称：“大热而甚，寒之不寒，是无水也；大寒而甚，热之不热，是无火也。无火者，不必去水，宜益火之源，以消阴翳；无水者，不必去火，宜壮水之主，以镇阳光。”遂开明代薛己诸人探本命门之一法。

3. 其书采摭繁富，而参验脉证，辨别异同，条理分明，具有端委，故博而不杂，详而有要，于寒温攻补，无所偏主。视缪希雍之余派，虚实不问，但谈石膏之功；张介宾之末流，诊候未施，先定人参之见者，亦为能得其平。其诸伤门内附载传尸劳诸虫之形，虽似涉乎语怪，然观北齐徐之才以死人枕疗鬼疰，则专门授受，当有所传，未可概疑以荒诞也。

4. 大抵明以来事为多，而古事为瓘书所遗者，亦间为补苴，故网罗繁富，细大不捐。如疫门载神人教用香苏散一条，犹曰存其方也。至脚门载张文定患脚疾，道人与绿豆两粒而愈一条，是断非常食之绿豆，岂可录以为案？

5. 然采摭既博，变证咸备，实足与江瓘之书互资参考。又所附案语，尤多所发明辨驳，较诸空谈医理，固有实征虚揣之别焉。

（三）思考

1.《续名医类案》的主旨是什么？

2. 王肯堂著《证治准绳》的用意是什么？

3. 文章考证了王冰哪些方面的材料？

4.《黄帝素问》提要讲述了什么道理？

5.“宜益火之源，以消阴翳；宜壮水之主，以镇阳光”机理是什么？

扫一扫，查阅复习思考题答案

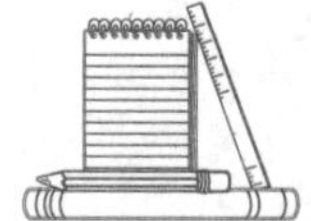

扫一扫，查阅本节 PPT、视频等数字资源

二十九、医学源流

【提示】本文选自《医学三字经·医学源流第一》，据上海卫生出版社 1956 年版排印。作者陈念祖（1753—1823），字修园，一字良有，号慎修，长乐（今福建长乐）人，清代医学家。少习儒，并秉承家传医学，一生著作甚丰，有《灵素节要浅注》《伤寒论浅注》《金匮要略浅注》《医学实在易》《医学三字经》等，为医学普及做了大量工作。

《医学三字经》共四卷，从医学史到某些常见病证及其诊治均作了简明扼要的介绍，是一部学习中医的启蒙读物。本文通过三字一句的韵文形式，介绍了中医学的源起与发展，颂扬了诸多有贡献的医家。

醫之始，本岐黄，《靈樞》作[1]，《素問》詳。《難經》出，更洋洋[2]。越漢季，有南陽，六經辨，聖道彰，《傷寒》著，《金匱》藏，垂方法，立津梁[3]。李唐後，有《千金》，《外臺》繼，重醫林[4]。後作者，漸浸淫，紅紫色，鄭衛音[5]。迨東垣，重脾胃，温燥行，升清氣，雖未醇，亦足貴[6]。若河間，專主火，遵之經，斷自我，一二方，奇而妥[7]。丹溪出，罕與儔，陰宜補，陽勿浮，雜病法，四字求[8]。若子和，主攻破，中病良，勿太過[9]。四大家，聲名噪，《必讀》書，錯名號[10]。明以後，須酌量。詳而備，王肯堂[11]；薛氏按，説騎牆[12]；士材説，守其常[13]；景岳出，著新方[14]；石頑續，温補鄉[15]；獻可論，合二張[16]；診脈法，瀕湖昂[17]。數子者，各一長，揆諸古，亦荒唐[18]，長沙室，尚彷徨[19]。惟韻伯，能憲章[20]；徐尤著，本喻昌[21]；大作者，推錢塘[22]。取法上，得慈航[23]。

[1] 作：开创。《礼记·乐记》有云："作者谓之圣，述者谓之明。"

[2] 洋洋：盛大的样子。

[3] 汉季：汉末。季，末。　南阳：指张仲景。张机，字仲景，南阳（今河南南阳）人，著《伤寒杂病论》，创六经辨证。　津梁：桥梁。喻可作为引导用的法则。

[4] 李唐：指唐朝。唐皇室姓李，故称。　重医林：为医家所看重。

[5] 浸淫：泛滥。指唐以后医学著作越来越多。　红紫色：喻质量低劣的医学著作。古代以青、赤、白、黑、黄为正色，红紫则是正色以外的间色。成语有"红紫夺朱"喻以邪夺正。　郑卫音：喻质量低劣的医学著作。秦以前郑、卫二国的音乐为俗乐，古文常以喻指低俗的东西。

[6] 醇：精纯。

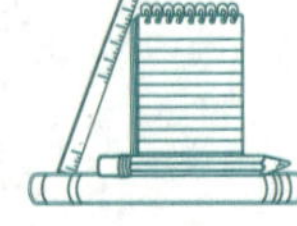

[7] 若：至于，至于说道。转折连词，表示另提一事。下文"若"同此。　遵之经：

遵从《内经》。　断自我：意为根据自己的理解来判断经旨。

［8］俦（chóu）：相比。　"阴宜"六字：朱丹溪主张"阳常有余，阴常不足"，后世称其为滋阴派。　四字求：从气、血、痰、郁四字来探究发病机理，气证用四君子汤，血证用四物汤，痰证用二陈汤，郁证用越鞠丸。

［9］"若子和"四句：张子和擅用汗、吐、下三法治病，后世称为攻下派。但攻伐易损正气，故须中病即止，不能太过。

［10］四大家：指前述的李东垣、刘河间、朱丹溪、张子和，四人并称为"金元四大家"。　噪：本指声音吵闹，此指名声远播。　错名号：指《医宗必读》将金元四大家的张子和误认为张仲景之事。

［11］王肯堂：明代医学家，字宇泰，金坛（今江苏金坛）人。著有《证治准绳》，分为杂病、类方、伤寒、外科、妇科、儿科等六科。

［12］薛氏：薛己，字新甫，号立斋。明代医学家，吴县（今江苏吴县）人。著有《薛氏医案》《内科摘要》等。　按：按语。　骑墙：人骑在墙头。喻观点游移不定，立场不明。

［13］士材：明末清初著名医学家李中梓，字士材，号念莪，南汇（今上海市）人。著《内经知要》等。

［14］"景岳出"两句：张景岳晚年著有《景岳全书》，书中有《新方八阵》篇。陈修园曾就此写《景岳新方砭》。

［15］石顽：清代医学家张璐，字路玉，晚号石顽老人，长洲（今江苏苏州）人。清代温补派的代表人物之一，著有《伤寒缵论》《伤寒绪论》《张氏医通》等。

［16］合二张：此指赵献可《医贯》，"大旨重于命门，与张石顽、张景岳之法同"。

［17］濒湖：李时珍。字东璧，号濒湖，著有《濒湖脉诀》，乃脉学重要著作。　昂：指发扬光大。

［18］揆（kuí）：度量，揣度。　诸：之于。　荒唐：广大。荒，唐，同义连用。

［19］"长沙室"两句：作者自注曰："数子虽曰私淑长沙，升堂有人，而入室者少矣。"长沙，指张仲景。曾任长沙太守，世称张长沙。彷徨，本指犹豫不决，此指不能登堂入室。徬，"彷"（páng）的异体字。

［20］韵伯：柯琴，字韵伯，清代医学家，慈溪（今浙江慈溪）人，著有《伤寒来苏集》。　宪章：效法。同义复用。宪，章。

［21］"徐尤著"两句：喻昌《医门法律》多能阐发《金匮要略》之旨，而徐彬、尤怡《金匮》之注俱本喻嘉言。徐彬，字忠可，秀水（今浙江嘉兴）人，清代医家，曾师从喻昌，著有《伤寒方论》《金匮要略论注》。尤怡，字在泾，吴县（今江苏吴县）人，清代医家，著有《伤寒贯珠集》《金匮要略心典》《医学读书记》等。

［22］钱塘：指钱塘（今浙江杭州）人张志聪、高士栻师徒，皆为清代著名医家。张氏著有《黄帝内经素问集注》和《灵枢经集注》。高氏著有《素问直解》《伤寒论集注》。

［23］取法上："取法乎上，仅得乎中"的略语。指做事要高标准严要求。　慈航：佛教语。本指佛与菩萨以慈悲之心渡人出苦海，如航船之济众。此指为患者解除病痛。

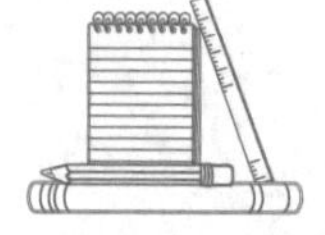

练　习

（一）解词

1. 洋洋　2.（汉）季　3.（有）南阳　4. 津梁　5. 浸淫　6. 红紫色　7. 郑卫音　8. 追（东垣）　9. 醇　10. 若　11.（罕与）俦　12. 中（病良）　13. 四大家　14.（声名）噪　15. 骑墙　16. 士材　17. 石顽　18. 揆（诸古）　19. 荒唐　20. 长沙（室）　21. 徬徨　22. 宪章　23. 取法上　24. 慈航　25. 诸

（二）翻译

若子和，主攻破，中病良，勿太过。四大家，声名噪，《必读》书，错名号。明以后，须酌量。详而备，王肯堂；薛氏按，说骑墙；士材说，守其常；景岳出，著新方；石顽续，温补乡；献可论，合二张；诊脉法，濒湖昂。数子者，各一长，揆诸古，亦荒唐，长沙室，尚彷徨。惟韵伯，能宪章；徐尤著，本喻昌；大作者，推钱塘。取法上，得慈航。

（三）思考

扫一扫，查阅复习思考题答案

1. 本文阐述的“金元四大家”的基本思想有哪些？
2. 本文认为张仲景的贡献有哪些？
3. 本文是如何论述中医学源起与发展的？

三十、医话四则*

扫一扫，查阅本节 PPT、视频等数字资源

第一则

【提示】医话是中医著述文体，属于随笔范畴。其随手拈来，短小活泼，或叙事，或议论，有很强的针对性。本文选自《友渔斋医话·橘旁杂论》，据曹炳章辑《中国医学大成》本排印。作者黄凯钧，字南熏，号退庵居士，嘉善（今浙江嘉善）人，清代嘉庆年间医家。文章对“三折肱知为良医也”和“医不三世不服其药”两个医学熟语阐述了一家之言，前者体现了古代医家治病的郑重态度，后者阐述了为医之人必读三世之书。

《左傳》云：“三折肱，知爲良醫也[1]。”從未有人註及“三折肱”之意。予謂古之醫者，自備藥籠至病家，診治後，向籠取藥，或君臣未配，或輕重失宜，取而復置，置而復取，總以鄭重爲事，此爲三折肱也。

又《禮記》云：“醫不三世，不服其藥[2]。”後註者多以世業之謂[3]，非也。醫必父而子，子而孫，如是其業則精，始服其藥，若傳至曾、元[4]，更爲名醫矣。其間賢者不待言，其不肖者若何[5]？因其世業，而安心服其藥，設爲所誤，生死攸關，雖愚者不爲也[6]。況醫道可通仙道，遠數十百年，偶出一豪傑之士，聰明好學，貫微

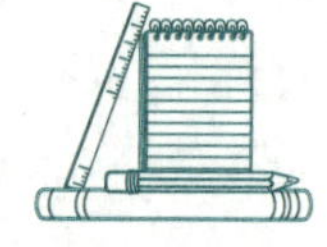

徹幽，然而上世並非醫者，捨是人而必求所謂三世者，有是理乎？凡醫者必讀上古《神農本草》《黄帝素問靈樞經》及仲景《傷寒論》三世之書，方爲有本之學，從而服藥，庶無誤人[7]。三世者，三世之書也。漢儒謂《神農本草》《黄帝素問》《元女脈訣》爲三世之書，聊記以質博學之君子[8]。

[1]“三折肱”两句：语出《左传·定公十三年》。一般认为是多次折断手臂，就会懂得医治手臂骨折的方法。喻指阅历丰富，则经验亦会丰富，本文作者则有截然不同的理解。三，多次。

[2]“医不”两句：语出《礼记·曲礼下》。　服：接受。

[3]世业：世代相传的事业或职业。

[4]曾、元：曾孙（孙之子）和玄孙（曾孙之子）。元，玄的避讳字。为避清康熙帝玄烨之名讳而改。下《元女脉诀》，本为《玄女脉诀》，亦是避讳而改字。

[5]不肖：不才。　若何：如何。

[6]设：假如。

[7]庶：或许，也许。

[8]聊：姑且。　质：询问，就正。

第二则

【提示】本文选自《冷庐医话》卷二，据曹炳章原辑《中国医学大成》本排印。作者陆以湉（1802—1865），字薪安，一字定圃，桐乡（今浙江桐乡）人，晚清医家。文章通过崔默庵诊证一事，说明医生必须周到细致，用心体察，方能把握病因，药到病除。

太平崔默庵醫多神驗[1]。有一少年新娶，未幾出痘[2]，徧身皆腫[3]，頭面如斗。諸醫束手，延默庵診之。默庵診症，苟不得其情，必相對數日沈思[4]，反覆診視，必得其因而後已。診此少年時，六脈平和，惟稍虚耳，驟不得其故[5]。時因肩輿道遠腹餓[6]，即在病者榻前進食。見病者以手擘目，觀其飲啖，蓋目眶盡腫，不可開合也[7]。問：“思食否？”曰：“甚思之，奈爲醫者戒余勿食何[8]？”崔曰：“此症何礙於食？”遂命之食。飲啖甚健，愈不解。

久之，視其室中，牀榻桌椅漆氣熏人[9]，忽大悟，曰：“余得之矣！”亟命别遷一室，以螃蟹數觔生搗[10]，徧敷其身。不一二日，腫消痘現，則極順之症也[11]。蓋其人爲漆所咬，他醫皆不識云[12]。

[1]太平：地名。今安徽当涂。

[2]未几：不久。

[3]徧：“遍”的异体字。

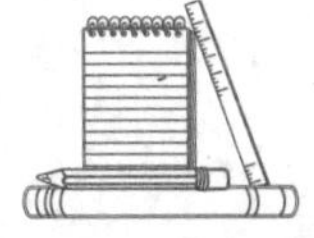

［4］相对：面对病人。相，此代指病人。　沈："沉"的异体字。

［5］骤：此指短时间。

［6］肩舆：轿子，亦称平肩舆。此指坐轿子。

［7］擘（bò）：分开。　开合：义偏于"开"。睁开。

［8］"甚思之"两句：非常想吃，但医生告诫我不要吃东西，怎么办呢？奈……何，怎么办，怎么样。

［9］牀："床"的异体字。

［10］觔："斤"的异体字。

［11］则：乃。

［12］咬：此指伤害。指对漆的过敏反应。　云：文末语气助词。

第三则

【提示】本文选自《潜斋医话·劝医说三则》，据曹炳章原辑《中国医学大成》本排印。作者王士雄（1808—1866），字孟英，浙江钱塘（今浙江杭州）人，清代著名医家。文章明确提出才、学、识三者俱备方可为医。

爲醫者，非博極群書不可，第有學無識，遂博而不知反約，則書不爲我用，我反爲書所縛矣[1]。泥古者愚，其與不學無術者，相去幾何哉[2]？柯氏有讀書無眼，遂致病人無命之歎[3]。夫人非書不通，猶人非飯不活也。然食而化，雖少吃亦長精神；食而不化，雖多吃徒增疾病。所以讀書要識力，始能有用；吃飯要健運，始能有益。奈毫無識力之人，狃於如菜作齏之語，涉獵一書，即爾懸壺應世，且自誇曰儒理[4]。喻氏所謂業醫者愈衆[5]，而醫學愈荒，醫品愈陋。不求道之明，但求道之行，此猶勉強吃飯，縱不停食而即死，亦爲善食而形消[6]。黄玉楸比諸酷吏蝗螟，良不誣也[7]。更有文理全無，止記幾個成方，遂傳衣缽，而世其家業，草菅人命，恬不爲羞，尤可鄙矣[8]。語云：用藥如用兵[9]。善用兵者，岳忠武以八百人破楊幺十萬[10]；不善用兵者，趙括以二十萬受坑於長平[11]。噫！是非才、學、識三長兼具之豪傑，斷不可以爲醫也[12]。父兄之爲其子弟擇術者，尚其察諸[13]！

［1］第：只，只是。　反约：返回来归纳要点。反，同"返"。　为：被。　缚：束缚。

［2］泥（nì）：拘泥。　相去：相距，相差。去，距离。　几何：多少。

［3］柯氏：指柯琴。字韵伯，清初医学家，著有《伤寒来苏集》。　歎："叹（嘆）"的异体字。

［4］奈：奈何，无奈。　识力：识别事物的能力。　狃（niǔ）：拘泥，局限。　齑（jī）：用醋、酱拌和切成碎末的菜或肉。　悬壶：行医。语本《后汉书·方术列传》。

［5］喻氏：指喻昌。参本教材《秋燥论》。　业医者：从医者。业，以……为业，从事于。

［6］善：多。

［7］黄玉楸（qiū）：黄元御。一名玉路，字坤载，号研墨，别号玉楸子。清代著名医家。　比诸：比之于。诸，之于。　良：确实。　诬：虚假，虚妄。

［8］止：只，仅。　衣钵（bō）：佛家以衣钵为师徒传授之法器，引申指师传的思想、学问、技能等。　世：继承。　草菅（jiān）人命：把生命看得像野草一样轻贱。菅，一种野草。草菅，意动用法。　恬不为羞：犹"恬不知耻"。

［9］用药如用兵：语出于南朝褚澄《褚氏遗书·除疾》："用药如用兵，用医如用将。"

［10］岳忠武：岳飞。字鹏举，相州汤阴（今属河南）人，南宋抗金名将。卒谥武穆、忠武。岳飞破杨幺事，见《宋史·岳飞传》。

［11］"不善用兵"两句：事见《史记·廉颇蔺相如列传》。

［12］断：绝对，完全。

［13］"父兄"句：定语后置。正常语序为"为其子弟择术之父兄"。　尚：希望，请。　诸：之。

第四则

【提示】本文选自《对山医话》卷一，据曹炳章原辑《中国医学大成》本排印。作者毛祥麟，字瑞文，号对山，上海人，清末医学家。文章通过自身经历，说明在治疗过程中不仅要凭脉辨证，而且要根据时间、行为等全面诊察。

余初讀《靈》《素》諸書，覺其經義淵深，脈理錯雜，每若望洋意沮[1]。繼復併心壹志，偏覽前賢註釋，有所疑，則鎮日默坐苦思而力索之，乃漸通五運六氣、陰陽應象之理[2]。每調氣度脈，浪决人生死，亦時或有驗[3]。

憶昔避兵鄉里，對巷有吳某晨起方灑掃，忽仆地不語，移時始醒[4]。延余診視，仍能起坐接談。按脈則勢急而鋭，真有發如奪索者，蓋腎氣敗也，危期當不越宿[5]。遽辭以出[6]。人咸不之信。詎日未昃[7]，而氣絶矣。又布商周某，偶感微疾，就余診視。余曰："今所患勿藥可愈。惟按心脈獨堅[8]，濕痰阻氣，氣有餘即是火，火郁不散當發癰。"時周腦後生細瘡，累累若貫珠[9]。余曰："君以此無所苦，一旦勃發，爲害非淺，亟宜慎之。"彼終不爲意[10]。及明春，果以腦後毒發而死。據此，則憑脈决症，似乎如響斯應矣[11]。

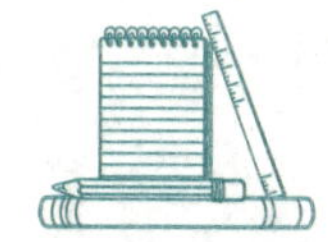

豈知脈理微茫，又有不可臆斷者。余有戚某過余齋，形色困憊，詢知患咳經月[12]，行動氣喘，故來求治。診其脈至而不定，如火薪然[13]。竊訝其心精已奪，草枯當死[14]。戚固寒士，余以不便明言，特贈二金[15]，惟令安養。時已秋半，及霜寒木落[16]，往探之，而病已痊。細思其故，得毋來診時日已西沉，行急而咳亦甚，因之氣塞脈亂，乃有此象歟[17]？然惟於此而愈不敢自信矣[18]。

[1] 望洋：仰视的样子。喻力不从心，无可奈何。语本《庄子·秋水》。　沮（jǔ）：沮丧。

[2] 并心壹志：一心一意。　镇日：整日，从早到晚。

[3] 浪：轻率。此乃自谦的说法。

[4] 仆地：倒地。　移时：过了一段时间。

[5] 夺索：争夺之绳索。指引长而坚劲之死肾脉。语出《素问·平人气象论》。　危期：死期。

[6] 遽（jù）：遂，就。

[7] 讵（jù）：至，到。　昃（zè）：太阳偏西。

[8] 心脉：左手寸脉。　坚：劲急。

[9] 累累：连接成串的样子。　贯珠：成串的珠子。

[10] 为意：在意。

[11] 如响斯应：如回声应和。喻效验迅速。响，回声。斯，句中助词。

[12] 过余斋：来到我家。　经月：一月。

[13] 如火薪然：如同刚燃烧的火摇晃不定。语出《素问·大奇论》："脉见如火薪然，是心精之予夺也，草干而死。"薪，通"新"。然，同"燃"。

[14] 夺：丧失。　草枯：像草干枯一样。

[15] 二金：二两白银。

[16] 木落：指叶落。

[17] 得毋……欤：莫不是……吧，也作"得毋……乎""得无……欤"。

[18] 惟：思。

练习

（一）解词

1. 狃（于） 2. 悬壶 3.（良不）诬 4.（传）衣钵 5. 草菅人命 6.（尚其察）诸 7. 未几 8. 骤（不得） 9. 肩舆 10. 擘（目） 11. 亟（命） 12. 则（极顺之症） 13.（传至）曾、元 14. 不肖 15. 望洋 16. 浪（决） 17. 讵（日） 18.（未）昃 19.（如火薪）然 20. 惟（于此） 21. 夺索 22. 累累 23. 木落 24. 二金 25. 草枯 26. 并心壹志 27. 觔

（二）翻译

1. 其间贤者不待言，其不肖者若何？因其世业，而安心服其药，设为所误，生死攸关，虽愚者不为也。况医道可通仙道，远数十百年，偶出一豪杰之士，聪明好学，贯微彻幽，

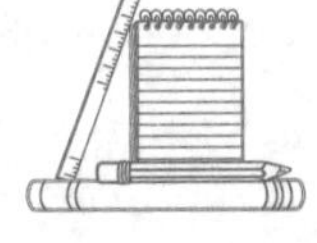

然而上世并非医者，舍是人而必求所谓三世者，有是理乎？

2. 默庵诊症，苟不得其情，必相对数日沉思，反复诊视，必得其因而后已。诊此少年时，六脉平和，惟稍虚耳，骤不得其故。时因肩舆道远腹饿，即在病者榻前进食。见病者以手擘目，观其饮啖，盖目眶尽肿，不可开合也。

3. 奈毫无识力之人，狃于如菜作齑之语，涉猎一书，即尔悬壶应世，且自夸曰儒理。喻氏所谓业医者愈众，医品愈陋。更有文理全无，止记几个成方，遂传衣钵，而世其家业，草菅人命，恬不为羞，尤可鄙矣。语云：用药如用兵。善用兵者，岳忠武以八百人破杨幺十万；不善用兵者，赵括以二十万受坑于长平。

4. 细思其故，得毋来诊时日已西沉，行急而咳亦甚，因之气塞脉乱，乃有此象欤？然惟于此而愈不敢自信矣。

（三）思考

1. 从崔默庵的诊病过程，我们可以得到什么启示？
2. “三折肱知为良医也”表现了什么样的古之医者？
3. 喻昌为什么说“业医者愈众，而医学愈荒，医品愈陋”？

扫一扫，查阅复习思考题答案

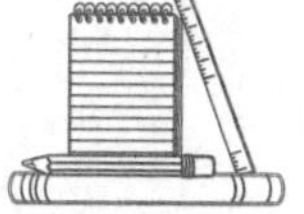

下编　基础知识

扫一扫，查阅本章 PPT、视频等数字资源

第一章　汉　字

汉字是记录汉语的符号。汉字是世界上最古老的文字之一，原始社会晚期（约 6000 年前）形成原始文字，夏商之际（约前 17 世纪）即已形成完整的文字体系。汉字也是世界上使用历史最悠久的文字之一，目前全球有超过 14 亿的人口在使用汉语和汉字。

第一节　汉字的起源与性质

一、汉字的起源

（一）汉字起源的传说

汉字的起源问题，古代有多种说法，影响较大的是结绳记事和仓颉造字。

《周易·系辞下》："上古结绳而治，后世圣人易之以书契。"认为文字起源于结绳。史前时期，人们在绳子上打结以记事。古文字中确有少数字形与结绳有关，如数目字"十""廿（niàn）""卅（sà）""卌（xì）"在商周金文中就分别写作 ，像绳上打结之形。但这不能证实绝大部分汉字都是直接从结绳演变而来的，结绳之法不能表现复杂的事物和抽象的概念，不能起到记录、传播和保存语言的作用，所以它不可能发展成为文字。文字源于结绳记事的说法只是一种传说而已。

战国时期，有学者认为汉字是由黄帝史官仓颉所创。《韩非子》《吕氏春秋》等书都说"仓颉作书"。到汉代，更将仓颉神化，认为仓颉"四目灵光"，"仓颉作书而天雨粟，鬼夜哭"。但是仓颉毕竟是人不是神，毕其一人之力，不可能创造出系统的文字，可能只是对民间使用已久的文字进行整理，使其整齐划一而已。

（二）汉字起源于图画和刻画符号

汉字的主要起源是图画。远古之人用图画方式将有关的人与事表现出来，绘刻于器物或山石之上，后来逐渐发展成为文字。甲骨文、金文中的象形字都可以作为文字起源于记事图画的证明。图 1 中鹿、象、鱼、黾（měng，蛙类）四字（上行是甲骨文，下行是金文），都带有图画的痕迹。

此外，刻画符号也是部分汉字的起源之一。古人常契刻以记事，或表示事物的数量，或用作某种标识，或作兵符、债券、信约等，不但传世古籍有记载，6000 年前的原始社会文化遗址也发现很多带刻画符号的陶器。数目字一、二、三、四、五、六、七、八、十，在

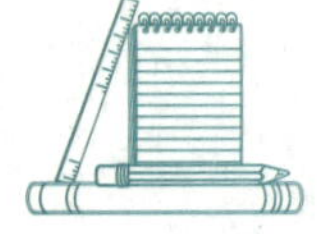

甲骨文中分别作 一 二 三 亖 X 八 十)(|，都是自刻画符号发展而来的。不过，契刻符号表示抽象符号，不能表示语言中具体的词语，比如鹿、鱼等，所以刻画符号只能是少数汉字的起源。

总之，汉字的最初起源是图画和刻画符号。汉字是广大劳动人民在生活实践中创造的，它是在若干年积累、演变、整理、改进的过程中不断发展起来的。

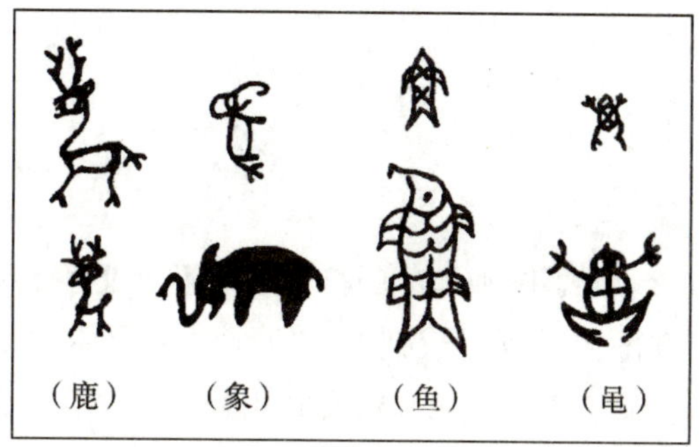

图1 甲骨文、金文

二、汉字的性质

文字是用来记录语言的，目前世界上通行的各种文字，绝大多数是以特定的符号通过表音来记录语言的，如英文、日文等，这种文字统称为“表音文字”。

汉字与大多数文字不同，它的文字符号除了有表达语音作用外，还有一个以不同形体区别不同语义的作用，这种利用不同形体既表语音又兼别语义的文字，应该称为“意音文字”。所以，从组成成分分析，汉字属于意音文字。

（一）汉字的构成部件

汉字的构成部件有三类：①形符，也叫意符。形符表意，如“汤”“疮”中的“氵”与“疒”就是形符，表示字义分别属于水类和疾病类。②声符，表音，如“肝”“悸”中的“干”“季”就是声符，两字读其声符的音。③记号，既不表意，也不表音，如简化字“叹”“观”中的“又”都是记号。

（二）汉字的基本类型

1. 表意字 以形表义，字义与声音没有关系。其中，有的字使用一个具体的形符来表示，如“目”“口”。有的字则使用一个抽象的形符来表示，如“本”“末”二字，用一横加在“木”的下部和上部，分别表示树根和树梢。有的字则使用两个或两个以上的形符来表示，如“休”“炙”分别像人依木而息和以火烤肉。

2. 表音字 以音表义，字义与字形没有关系。如“来”的字形与来往义无关，只是由于音与指小麦的“来”相同，就借用之表示来往之义。“我”的字形与现在的第一人称含义无关，因为与古代一种叫“我”的武器读音相同，便借用来表示第一人称。

3. 意音字 兼用形符和声符来表示，形符表义，声符表音，我们通常称为形声字，这类字虽然都兼有形符和声符，但形成途径各不相同，大致可归纳为三种。第一种是在原有表意字上加注音符而形成的形声字。例如鸡（鷄）字，原作鸡形，又加上“奚”而成为形声字。第二种是在原有的表音字上加注区别词义的形符而形成的形声字。例如借鸟的形记录虚词隹字，后来加上心形形符成为“惟”。第三种是采用半音半义法所造的形声字。例如驴和骡，用马形符号表示这两个词所指的实际对象的形体和马相似，加上“户”和“累”这两个音符表示这两个词的不同发音。

现行汉字中表意字、表音字并不多，意音字的比例则超过90%，因此说，汉字属于意音文字。

第二节 汉字形体的演变

记事图画和刻画符号还称不上文字。商代出现的甲骨文和金文，能完整地记录语句，才称得上是真正成熟的文字。汉字形体演变经历了古文字和今文字两大阶段，其中甲骨文、金文、大篆、六国古文和小篆属古文字，隶书、楷书、草书、行书属今文字（表 1）。

表 1 汉字形体演变表

字体	古文字					今文字			
	甲骨文	金文	大篆	六国古文	小篆	隶书	楷书	草书	行书
盛行时代	商～周	商～春秋	战国（秦国）	战国（六国）	秦代	两汉	魏晋后	东汉魏晋	汉末以后

一、古文字的演变

（一）甲骨文

甲骨文主要是殷商时代所用文字（西周初期也用）。甲指龟甲，骨指兽骨。殷商人迷信，凡事必先占卜吉凶，事后将占卜记录刻在龟甲或兽骨上，所以甲骨文又称卜辞。甲骨文于 1899 年被发现，到目前为止，已出土甲骨文总数超过 16 万片，单字数目约 4500 个，已被考释辨认的约 1500 字。甲骨文笔画质朴刚劲，图画性强，字形不定。如“车”字，在甲骨文中有十多种写法（图 2）。

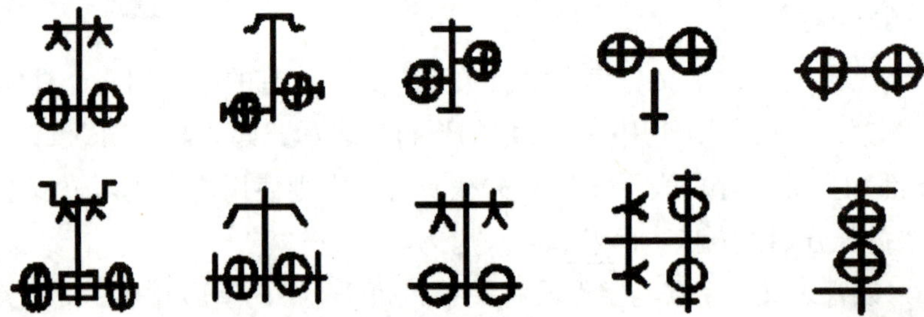

图 2 甲骨文：车

（二）金文

金文是商、西周、春秋时代使用的文字。“金”指青铜器。商周人在青铜器上刻铸祀典、封赏、政令、征伐等内容，所以金文又称铭文。青铜器以乐器之钟和礼器之鼎为代表，所以金文又称钟鼎文。早在汉代即有铸字的青铜器出土，以后历代都有出土，截至目前，3000 多金文字中已能考释辨认的约 2000 字。

商代金文近似于甲骨文。西周金文则有明显特点，笔画肥厚圆润，有些字以填实手法画出真形，象形程度甚至比甲骨文还高。春秋时铭文，列国各具特色，字形趋于纤细流利。图 3 是西周大盂鼎铭文的片断（释文：宗周令盂王大令在珷王方畯正厥民）。

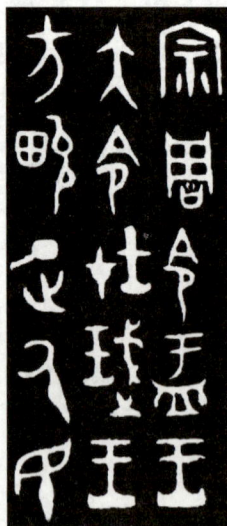

图 3 大盂鼎

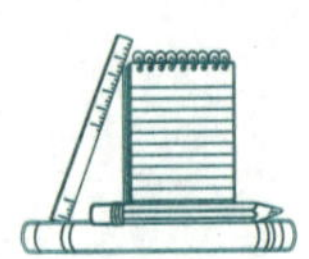

（三）大篆和六国古文

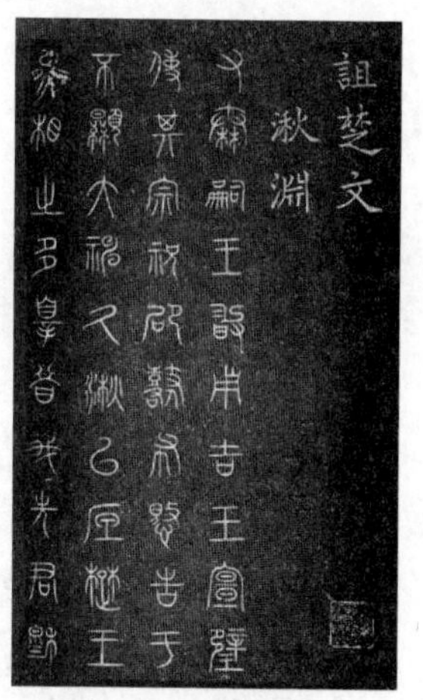

图 4 诅楚文

大篆和六国古文都是战国时期的文字。战国时期，各诸侯国使用文字不一，分为两大系统，一是秦国的大篆，一是东方六国（楚、齐、燕、韩、赵、魏）使用的文字。

大篆，也叫籀文，从古代字书《史籀篇》得名。《说文解字》："篆，引书也。"意为书写时引申拖长笔画。大篆笔势圆转，笔画精细均匀，字形整齐繁复。东汉《说文解字》收录大篆 200 多字，此外，现仍存世的秦国石刻文字——"石鼓文"和"诅楚文"都属于大篆。图 4 是"诅楚文"摹刻本片断（释文：又秦嗣王，敢用吉玉宣璧，使其宗祝邵鼛，布檄告于不显大神厥湫，以底楚王熊相之多罪。昔我先君穆）。

与大篆相比，六国古文很不规范，各国文字异形，且简体字甚多，如图 5"者""市"二字，六国与秦的写法完全不同。六国文字因为字形不规范，汉代学者便已不识，都误以为是早于籀文的"古文"，《说文解字》明确记载"古文"479 字。新中国成立后在六国故地相继出土的战国文物，也包含很多六国古文。

	秦	楚	齐	燕	韩赵魏
者					
市					

图 5 秦文字与六国古文

（四）小篆

秦始皇灭六国后，命李斯等人整理文字。新字体以秦国大篆为基础进行适当简化或改动，制定出全国通用的规范字形，这就是小篆，也叫秦篆。

图 6 峄山石刻

小篆经过整理规范，异体字很少，字的偏旁位置和笔画数相对固定，字形方正略长，线条圆转匀称。图 6 是秦代的《峄山石刻》片断，这是当时的标准小篆字体（释文：世称王讨伐乱，戎臣奉诏经时年，上荐高号，孝专惠亲巡远方，思攸长追念乱，功战日作流血数，他及五帝，莫天下兵不复起泽，长久群臣诵）。

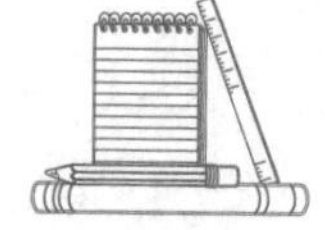

二、今文字的演变

（一）隶书

因为篆书圆转曲折，书写不易，所以又发展出一种简便易写的新字体——隶书。相传首创隶书的人是徒隶（服劳役的犯人）程邈，隶书因而得名。隶书有秦隶、汉隶之别。秦隶又称古隶、篆隶，通行于秦末汉初，当时作为篆书的辅助性字体，在比较随便的场合才使用，结构上仍保留篆形，但将篆书的圆转笔画变为硬方折，弧线变成直线。汉隶，又称今隶，通行于西汉中叶至晋初，由秦隶进一步改造而成，字形横向发展，外形扁方，竖短横宽，笔势波折。汉隶已成为独立于篆书之外的新字体，是成熟的隶书。图 7 是汉隶《曹全碑》。

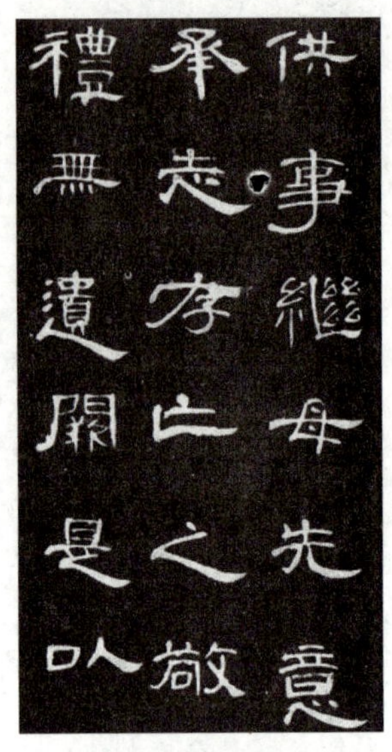

图 7 曹全碑

汉字由小篆到隶书的变化叫隶变。隶变标志着古文字阶段的结束，今文字阶段的开始。隶变简化了字形，改变了笔法，提高了汉字的书写速度，是汉字发展史上的一次进步，但同时也破坏了汉字的结构，降低了汉字的表意和表音功能。

（二）楷书

楷书又名真书、正书、正楷。楷是楷模义，说明其形体规范，可为书体之楷模。楷书在隶书的基础上，以横捺等取代隶书的波折，增加了钩、挑等笔画，使汉字最终定型。楷书萌芽于西汉宣帝时，成熟于东汉末年，魏晋以后成为汉字的主要字体，至唐代完全定型。

（三）草书

草书本指草率的字体。草书书写简易，但难以辨认，所以一直作为一种辅助性字体。草书可分为章草和今草。

1. 章草 是隶书的草写形式，作为隶书的辅助性字体。章草萌芽于西汉初年，因盛行于东汉章帝时期（77—88 年）而得名。特点是字形扁平，书写潦草，但字字独立，笔画或断或连，气势有波折，同一字写法相同，比较容易辨识。

2. 今草 是楷书的草写形式，作为楷书的辅助性字体。今草萌芽于东汉末年，盛行于魏晋。今草字形狭长，波笔消失，以笔尖运笔，上下字牵连不断，世称“一笔书”。今草到唐代发展成更随意放纵的狂草，从而失去实用价值，仅存书法艺术价值。

（四）行书

行书也兴起于东汉末年，也是楷书的一种辅助性字体，字形介于楷、草之间，近于楷书却不拘谨，近于草书却不放纵，书写速度比楷书快，却又无草书之难识，因而最具实用性。在汉字史上，行书虽未获正统地位，却一直与楷书并行于世。

第三节 汉字的结构

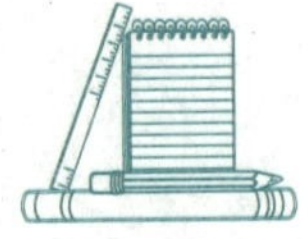

汉字的字形和意义有着密切的关系，分析字形有助于了解字义。分析汉字的形体构造，最通行、最有权威的理论是“六书”说。“六书”是战国以后的人根据汉字的形体结构和使用情况加以分析，归纳出来的字体分类。

“六书”的说法，最早出现在《周礼》这部书中，《周礼·地官·保氏》中记载：“保氏掌谏王恶而养国子以道，乃教之六艺：一曰五礼，二曰六乐，三曰五射，四曰五驭，五曰六书，六曰九数。”但没有说明“六书”的具体内容。

把“六书”说成是造字方法是从汉儒开始的，但说法不一，班固在《汉书·艺文志》中认为“象形、象事、象意、象声、转注、假借，造字之本也”。郑众在《周礼·保氏》注中则认为，六书是“象形、会意、转注、处事、假借、谐声”。无论是班固还是郑众，都仅仅指出“六书”的内容，并没有作进一步解释。到了东汉中叶，许慎在《说文解字·叙》里对“六书”进行了解释，并举了字例，他说：“一曰指事，指事者，视而可识，察而见意，上、下是也。二曰象形，象形者，画成其物，随体诘诎，日、月是也。三曰形声，形声者，以事为名，取譬相成，江、河是也。四曰会意，会意者，比类合谊，以见指抙，武、信是也。五曰转注，转注者，建类一首，同意相受，考、老是也。六曰假借，假借者，本无其字，依声托事，令、长是也。”后来的学者都遵从许慎的说法，次序采用了班固的顺序，就成了现在文字学上的“象形、指事、会意、形声、转注、假借”。

到了清代，戴震对许慎的“六书”说研究后指出：指事、象形、会意、形声四者为字之“体”，而转注、假借二者为字之“用”。“四体二用”的说法基本切合“六书”的实际，被后人在研究汉字时广泛采用。

一、象形

象形字是描摹具体事物的独体字，一般表示具体的意义，多为名词。《说文》的定义是：“象形者，画成其物，随体诘诎（jié qū），日、月是也。”象形字是给看得见、摸得着的实物造字，例如：

（日）：甲骨文作，象太阳之形，中间一点是填充符号，表示太阳是个实体。

（月）：甲骨文作，象月亮之形。月亮常缺，以此与“日”相区别。

（女）：甲文作，象交叉两手而跪坐的女人。

（又）：象右手的侧面之形。

（止）：甲骨文作，象足趾形，为“趾”的古字。

（人）：甲骨文作，象侧立的人。

（鸟）：甲骨文作，象鸟的形状。

（阜）：甲骨文作或，象土山之形。

象形的特点是见形知义，所以象形的方式有多种。有的画出整体，如“日”“月”“口”“鸟”。有的只画出特征部分，如（牛）、（羊）突出其角，（子）则突出小儿头大、两手舞动之形。有的画出侧面之形，如“人”“又”；若画成正面之形，则成（大）、（手）。有的为了不令字形过宽，将整字旋转 90°，如（象）、（阜）。还有的事物如画得过分简单，便不能见形知义，需同时画出其相关的物体，如：①（齿）：内象齿形，外以“口”作衬托（后加声符“止”而作“齿”）。②（州）：甲骨文作，为“洲”古字，义为水中陆地。字内小圈示水中陆地，外以河川为衬托。③（果）：金文作，上象果实，下一并画出所生之木，字形更为明确。④（瓜）：中为瓜形，外加藤蔓作衬托。

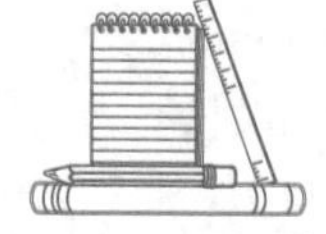

二、指事

指事字是由纯符号，或符号附加于象形字上构成，也是独体字，一般表示抽象的意义。《说文》的定义是："指事者，视而可识，察而见意，上、下是也。"这类字初看只识字之形，细察方能了解其义。指事造字有两种情况，一是用纯指事符号造字，这类字数量很少，例如：

（上）：甲骨文作，以两横线表示，长的为基线，短的表示在基线之上。

（下）：甲骨文作，以两横线表示，长的为基线，短的表示在基线之下。

（中）：甲骨文作，在一条竖线中间用一个框指明中央部位。

（一）：用一条横线表示数目一。与此类似，"二""三""四"甲骨文作、、。

（五）：甲骨文作。用累积横线的方法写到四画以上便很难看，于是将"五"改用交叉之法造字。小篆再在甲骨文的上下各加一横。

另一类是给象形字加上指事符号来造一个新字，例如：

（刃）：以一点指在刀口处表示字义。

（亦）：为"腋"的古字，以两点指向两腋，表示字义所在。

（本）："本"义为树根，以一横线指在木之根部表示。

（末）："末"义为树梢，以一横线指在木之末端表示。

（寸）：因为寸口距腕横纹为一寸，以一横线指于手腕寸口处表示字义。

（旦）："旦"为早晨义，一横表示地平线，"日"表示初升的太阳。

三、会意

会意字是由两个或两个以上的象形字或指事字组成的合体字。指事字和象形字都是独体字，区分它们主要靠字义，如果字义具体且能画出，则为象形字；如果字义抽象，或虽具体但不能画出，则为指事字。《说文》的定义是："会意者，比类合谊，以见指撝（huī），武、信是也。"所谓会意，就是把两个或两个以上的形符组合成一个新的意义，让人们看了以后能体会出来。例如：

（武）：由戈和止构成，表示人持戈行进。

（信）：由人和言构成，表示诚实义。

（采）：由爪和木构成，爪在树上，表示采摘果实之意。甲骨文作，突出果实。

（男）：由田和力构成，以用力于田为男人之职而会意。

（及）：由人和又构成，手抓住了人，表示赶上之义。

（寒）：由宀、人、艸、仌、艸构成。宀指房子，艸为草，仌为冰。全字意为一个人躲在房子内，钻于草中，其下有冰，以彰显寒冷之义。

（盥）：由两个朝向下的爪、水、皿组成，表示洗手义。

会意字中，有一小部分是由相同形符构成的。例如：

（草）：由两个屮（chè）构成。《说文》："屮，草木初生也。""屮"根细小，故省略不画，以此与"木"别。

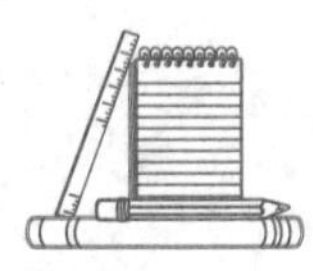

（从）：由两个人构成，一人紧随另一人，示跟随之义。

（北）：由背靠背的两个人构成，表示相背之义，这正是“北”的本义。

（步）：甲骨文作，由朝向不一样的两个“止”构成，两脚一前一后，表示行走之义。

四、形声

《说文》的定义是：“形声者，以事为名，取譬相成，江、河是也。”所谓形声就是以事物的类别作为形符（即“名”），结合一个音同或音近的声符（即“譬”）构成一个字，像“江”“河”二字就是形声字，“江”“河”二字的形符是“氵”，声符分别是“工”和“可”。按《说文》体例，要说成“从水工声”“从水可声”。“从……”指形符，“……声”指声符。

形符表义。从“疒”的字，与疾病有关，如疾、疡；从“宀”的字，与房屋有关，如宫、宗（祖庙）；从“王”（玉）的字，与玉石有关，如瑕、瑜。可见，形符表义，一般是表示字义的类属。

声符表音。如猿、仕、理、清四字，字音与右边的声符读音完全相同。在造字之初，声符与字的读音都是相同或非常相近的，但因为古今语音的变化，很多字的读音已变得与其声符不一样了。如恪、客、路、略、络、烙、貉、胳等字，声符都是“各”，古音完全相同，但今天读起来却各不相同，因此对于陌生的形声字不可随便读半边。

声符有时也表义。例如：婚，声符“昏”既表音，又表义，因为古时在黄昏时迎娶新娘；婢，声符“卑”兼表卑贱义；疔是深入而固定的毒疮，与钉（古作“丁”）的特点类似，因此声符“丁”兼表义。这类字也叫形声兼会意字。

一个形声字只能由一个形符和一个声符组成。如“欲”从欠谷声，而“慾”却是从心欲声，后者不能说成从心欠谷声；同样“影”字从彡景声，不能说成从彡从日京声。

形符和声符有时会被省略一部分。①省形符：“星”本从晶生声（即“曐”），但后来“晶”被省略成“日”；“亭”本从高丁声，后来“高”被省略了一部分。②省声符：“疫”本从疒役声，后“彳”被省；“炊”本从火吹声，后“口”被省。

形符与声符的位置有多种组合，以左形右声最常见，下面列出8种组合变化：

左形右声：江、河、肝、理、赐、路。

左声右形：欲、鹅、影、颜、邵、救。

上形下声：景、震、简、茯、毫、空。

上声下形：想、背、灸、基、常、膏。

内形外声：闻、问、辩、雠、衡、哀。

内声外形：固、匽、衢、術、衷、褒。

形居一角：修、倏、哉、栽、腾、滕。

声居一角：旌、旗、旂、痛、徒、徙。

有些字比较特殊，不容易看出位置。如“到”“钊”是左形右声，刀是声符；“钦”“锦”是左声右形，金是声符；“笃”“竺”“筑”是上声下形，竹是声符。

五、转注

《说文》的定义是：“转注者，建类一首，同意相受，考、老是也。”对这一定义，因为

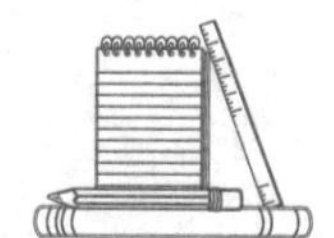

许慎没有详加说明，以致后世滋生不同理解，至今仍无定论。主要有三派观点。

1. 形转派 以南唐徐锴和清代江声为代表。该派认为，汉字以形符为部首，同一部首下的字表示同一类属，所以称“建类一首”，同一部首的字，很多字都是同义的，所以称“同意相受”，“考”“老”两字正是如此，因为《说文》:“考，老也。”“老，考也。”

2. 义转派 以清代戴震和段玉裁为代表。该派认为，同义互训就是转注。如《说文》的“考，老也”“老，考也”，“蹲，居也”“居，蹲也”，“但，裼也”“裼，但也”都是两字相互训释。

3. 声转派 以近代学者章太炎为代表。该派认为，语音相同或相近，而且语义相同或相近的词就是转注。“建类一首”是语音相同或相近，“同意相受”即语义相同或相近。

六、假借

《说文》的定义是:“假借者，本无其字，依声托事，令、长是也。”所谓假借，口语中有音，书面语中却无专用字，于是便依照声音，找一个发音相同或相近的现成字来表达，像“令”“长”二字就是如此。“假”即借义，二字同义连用。

令:《说文》:“令，发号也。”即动词命令义。假借作县令之令，为名词。

长：本指头发长（cháng），是个形容词。假借作长官之长（zhǎng），为名词。

来：甲骨文作，本指小麦。假借为往来之来。

我：本为古代一种兵器，其字右边即“戈”。假借为第一人称代词。

而：甲骨文作，本指下巴上的胡须，是个象形字，假借为连词。《扁鹊传》:“但服汤二旬而复故。”

难：其字从隹，本为鸟名。假借为困难之“难”。

莫：本指日暮，小篆作，以日落草中会意，假借为无指代词。《伤寒论·序》:“举世昏迷，莫能觉悟。”

易：本指蜥蜴，为象形字，假借为交易、容易等义。

耳：本指耳朵，是个象形字，假借为表示限止的语气助词，意为“罢了”。《扁鹊传》:“越人非能生死人也，此自当生者，越人能使之起耳。”

乌：本指乌鸦，是个象形字，假借为副词，义为怎么、哪里，如“乌足道哉”。

假借后，有本字与借字同行于世的，如“令”“长”“耳”“乌”；有借字行世而本字渐废者，如“而”“来”“难”“我”“莫”“易”。其被废的本字有的是因为社会弃用，如“而”“来”“难”“我”；有些是因为另造了新字，如为表傍晚的“莫”另造了“暮”，为“易”新造了“蜴”，这便形成了古今字关系。

从文字注写词义的机制来看，象形字、指事字、会意字属表意字，因为必须据形造字，所以能产性弱。假借字属表音字，虽以音记字，但能借之同音字并不多，况且汉字音节也不多，假借过多易引起混淆，因此最终未被广泛采用。形声字属于意音字，则兼有二者之长，既有表义成分，又有表音成分，同时满足了以形别义和记录语音两方面的要求，且形声字造字方便，有很强的能产性，所以形声字成为汉字发展的主流。在甲骨文时代，形声字只占20%，到东汉《说文》时已占82%，现代汉字中则占90%以上。

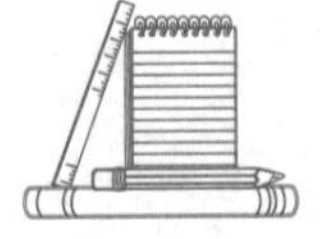

第四节 通假字

一、通假字的概念

有时候表示某义本有专用字，但古人却用他字代替。比如本有“早”字，却偏写成“蚤”。《扁鹊传》：“使圣人预知微，能使良医得蚤从事，则疾可已，身可活也。”这种现象称为通假。通，指通用。假，指假借。被借用的字称为通假字，本来该写的专用字称为本字。上例“蚤”是通假字，“早”是本字。

从汉字规范角度看，通假字就是古人写的别字。但与我们现在的别字又不尽相同，因为通假字相当普遍，不仅普通人写，连大学者也写，大家都习以为常，以至于约定俗成。究其原因，一是古代语言文字没有统一的规范标准，很多人不知本字怎么写，便临时借用他字代替，写的人多了，便成了风气。二是即便有人明白本字怎么写，但鉴于古籍是通假字，出于仿古沿用的目的，仍写通假字。

二、通假的条件

通假字代替本字，必备条件是二者古音相同或非常相近。这里说的是古音，不是我们现在的音，因为语音不停变化，今音相同，古音不一定相同。“之”“支”二字，今为同音，而古代却分属两个韵部，所以不能通假；相反“能”“耐”二字今音不同，古音却一模一样，可以通假。这里的古音，主要指先秦两汉的上古音，因为通假现象主要集中在这个时期，汉代以后的字规范得多，间或通假，仍以沿用为主。

三、通假字的类别

通假字根据发音可分为同音通假和音近通假两类，这里说的“音”，指的是上古音。上古音是先秦两汉的语音。学者们根据《诗经》《楚辞》以及其他同时期的资料，研究总结出了上古音的声母和韵母，他们根据上古音的规律，把声母定为二十二声母，按照发音部位分为六大类，见表2；把韵母定为三十韵部，分为十一类，见表3。

表2 上古二十二声母

唇音	帮	滂	并	明		
舌音	端	透	定	泥		余
齿音	精	清	从		心	邪
牙音	见	溪	群	疑		
喉音	影				晓	匣
半舌音				来		

表3 上古三十韵部

分类	阴声	入声	阳声
第一类	之	职	蒸
第二类	幽	觉	冬
第三类	宵	药	
第四类	侯	屋	东
第五类	鱼	铎	阳
第六类	支	锡	耕
第七类	脂	质	真
第八类	微	物	文
第九类	歌	月	元
第十类		缉	侵
第十一类		叶	谈

注：表3中的阴声、入声、阳声不是指声调，而是指韵尾的字母。阴声指没有韵尾或以元音为韵尾，阳声指以鼻音m、n、ng为韵尾，入声同中古入声韵。

（一）同音通假

同音指通假字与本字不但声母相同，韵部也相同。

能——耐（同为泥母之部韵）

《素问·五常政大论》："能毒者以厚药，不胜毒者以薄药。"句中"能"通"耐"，耐受义。两字古音相同，"能"为通假字，"耐"为本字。

伎——技（同为群母支部韵）

《扁鹊传》："秦太医令李醯自知伎不如扁鹊也，使人刺杀之。"《素问·灵兰秘典论》："肾者，作强之官，伎巧出焉。"两句中"伎"均通"技"，前句作医技义，后句作技巧义。

由——犹（同为余母幽部韵）

《养生论》："是由桓侯抱将死之疾，而怒扁鹊之先见，以觉痛之日，为受病之始也。"本句"由"通"犹"，如同、好像义。

（二）音近通假

音近通假可分为3种情况：①声母相同，且韵部相近，也称双声通假。②韵部相同，且声母相近，也称叠韵通假。③声母、韵部均相近。声母相近，指声母的发音部位相同，即在同一类（表2）。韵部相近，指韵部在同一类（同一横行），或虽不同行，但紧挨着（表3）。

要——约（要：影母宵韵；约：影母药韵）

《素问·脉要精微论》："仓廪不藏者，是门户不要也。""要"通"约"，约束、节制之义。二字声母相同，韵部同行，属双声通假。

卒——猝（卒：精母物韵；猝：清母物韵）

《华佗传》："昕卒头眩堕车，人扶将还，载归家，中宿死。"《伤寒论·序》："卒然遭邪风之气，婴非常之疾。"两句中"卒"均通"猝"，突然义。"卒""猝"韵部同，声母皆为齿头音，属叠韵通假。

归——馈（归：见母微韵；馈：群母物韵）

《秦医缓和》："厚为之礼而归之。""厚其礼而归之。"《论语·阳货》："阳货欲见孔子，孔子不见，归孔子豚。"三句中"归"均通"馈"，赠送义。"归""馈"声母、韵母均同行，属于音近通假的第3种情况。

四、通假字辨识中的几个问题

（一）正确理解本字

本字指本来该用的字，不要理解成表示本义的字。如《素问·刺节真邪论》："此刺之大约，针之极也。"句中"约"通"要"，大约即大要，大法要领之义。"要"本义是腰，作要领讲属引申义。

界定本字，应依照约定俗成的原则，从读懂古文献的角度出发，本字应是现今常用的字。例如，古代容貌的"容"本写作"颂"，古人常写其通假字"容"（"容"的本义则为盛受、容纳），通假日久，人们已习惯于用"容"而不知其本字为"颂"了。所以当我们读到"悲不能自止，容貌变更"（《扁鹊传》）时，注"容，通颂"则反而是画蛇添足了。

（二）区别于"六书"中的假借

通假字与假借字二者的根本区别在于是否本有其字。通假字是"本有其字"而借他字表示。例如，早晨的"早，"本有"早"这个专用字，却借"蚤"代之。假借字则是"本无其字"而借他字表示。例如"难"本来表示猫头鹰类的一种鸟，由于难易的"难"没有专用字，于是借用"难"来表示。

（三）区别于古今字

通假字与古今字在概念上是有区别的，前者是以音为据，后者是以义为据。如《论语·学而》："学而时习之，不亦说乎？"因为当时有"说"无"悦"（从同时代的古籍中可证），人们以"说"表示愉悦之义，所以句中"说"乃"悦"古字。

为了区别古字，可以通过两个方面辨别出通假字：①字形。古字与今字在字形上一定密切联系，而通假字则不一定有联系。所以如果二字字形无关，则可认定为通假字，如"能－耐，由－犹，要－约，归－馈，载－再"五对字形无关，都是通假字。②意义。古字与今字在意义上有联系，今字承担古字的部分意义；通假字与本字在意义上则没有任何共同点，只是在语音上相同或相近。如"内－纳、支－肢、昏－婚"三对，在字义上紧密联系，属古今字。而"久－灸、卒－猝、锡－赐"三对在字义上无关，属通假字。

（四）通假字的读音

如果通假字与本字的今音不同，要读本字的今音。《伤寒论·序》："乃勤求古训，博采众方，撰用《素问》《九卷》……"其中"撰"是"选"的通假字，"撰"应读为 xuǎn。《秦医缓和》"厚为之礼而归之"中的"归"要读为 kuì。

扫一扫，查阅复习思考题答案

（五）通假字辨识法

掌握了通假原理，辨识通假字其实不难，难的是不熟悉上古音。上古音非专业人员难以掌握，我们只要学会查检工具书以求证通假字便足够了。很多工具书都记载有上古音，如《汉语大字典》、郭锡良《汉字古音手册》、唐作藩《上古音手册》。

当然，还有一个技巧。通假字与本字的声符相同（包含一字作另一字的声符的情况），上古读音必定相同或相近，便可以通假。遇到这种情况，不需查工具书便可断定是通假字。如：卒－猝、久－灸、免－娩、伎－技、锡－赐。

扫一扫，查阅本章PPT、视频等数字资源

第二章　词　汇

语音、词汇和语法是构成语言的三大要素。从古代汉语到现代汉语，这三大要素都在发展变化，变化最大的无疑是词汇。正因为如此，我们在阅读中医古文献时，如果以现在的词义去理解古词，便会误解原文，因此掌握一些古代汉语词汇知识是非常必要的。

第一节　古汉语词汇的构成和发展

一、古汉语词汇的构成

词汇是词的总和。词是指代表一定意义的、能独立运用的最小的语言单位，而且具有固定的音节。词和字不同，字是记录语言的符号。比如“医生”，是一个词，用两个字表达。有很多词则是用一个字表达，比如“山”“水”，这种情况下一个字也是一个词。

汉语词汇根据音节的多少，可分为单音词和复音词。单音词是指用一个字构成的词；复音词是指由两个或两个以上的字构成的词，其中两个字的比例最多（两个字的也可称为双音词）。古代汉语中单音词居多数，复音词占少数，现代汉语则相反。例如《大医精诚》：“今以至精至微之事，求之于至粗至浅之思，其不殆哉？若盈而益之，虚而损之，通而彻之，塞而壅之，寒而冷之，热而温之，是重加其疾。而望其生，吾见其死矣。”这段60个字，没有一个复音词，全是单音词。如果翻译成现代汉语，很多词要变成复音词：今：如果；精：精细；微：微妙；事：事情；粗：粗浅；浅：浅显；其：难道；殆：危险；若：如果；盈：实证；益：补益；虚：虚证；损：损耗；通：泄泻证；彻：使……通利；塞：闭塞证；壅：使……壅阻；寒：寒证；冷：使……变冷；热：热证；温：使……变温；疾：疾病；望：希望。

因为古汉语单音词居多，所以古文言简意赅，但也产生了一字多义、表义模糊、晦涩难懂等缺点。因为复音化是汉语词汇发展的趋势，所以很多单音词转而成为复音词的语素。如复音词“沐浴”指洗澡，而“沐”本指洗头，“浴”本指洗体；复音词“社稷”指国家，“社”本指土地神，“稷”本指五谷神。

二、古汉语词汇的发展

词汇系统随着社会的发展、人们对周围事物的不同认识而不停地变化。

1. 新词的产生　随着社会的发展，总有大量新词产生，如“艾滋病”“手机”“电脑”“超市”这些词，几十年以前的人不可能知道为何物，而现在则是人所共知的常用词。有些新词则是基于对事物的新认识而产生的，如以前人们称阑尾炎为“盲肠炎”，后来发现不是盲肠发炎，而是阑尾发炎，便产生了新词“阑尾炎”。同物异名也能产生大量新词汇，

如壁虎又称天龙、守宫，蚯蚓又称地龙，薯蓣又称山药等。

2. 旧词的消亡 旧词因为失去存在价值而相继消亡。有些是因为其所表示的事物消失了，如表示职官的“太医令”“御医”“尚药奉御”等。有些是被其他同义词代替，如“处女”取代了“室女”，“儿科”取代了“小方脉”，“喉结”取代了“结喉”，“食指”取代了“大指次指”，“鸡蛋”取代了“鸡卵”等等。

3. 基本词汇的保留 像“日”“月”“水”“人”“手”“骨”“口”，这些全民通用的基本词汇一直未变，这样才保证了汉语的稳定性，并得以不断传承下去。

古汉语词汇是一个不断变化、发展壮大的系统。相比之下，现代汉语的词语总量比古代多得多。词汇不仅有数量上的变化，还有词义上的变化。外形一样的词语，古今含义可能大相径庭。如“疾病”现在是一个词。在古文中，疾病意为患重病。病指病重。《说文》：“病，疾加也。”如《秦医缓和》：“公疾病，求医于秦，秦伯使医缓为之。”再如医书常说的“空心”服药，其“空心”指空腹，与今义迥异。

这些古今词义迥异的词，是很显眼的阅读障碍，我们可以通过语境、注释或工具书轻易解决。棘手的是古今词义稍变的一些词，最容易误解，这属于词义的演变。

第二节 词义的演变

随着社会的发展进化，很多词义都在逐渐发生演变，与古义相比，今义有扩大、缩小和转移三种情况。

一、词义的扩大

词义的扩大，指古义所指的范围比今义小，或者说古义只是今义的一部分。例如：

牙：古代“牙”和“齿”含义有分工，“牙”专指磨牙（也叫大牙、臼齿），“齿”指门牙。《华佗传》：“耳目聪明，齿牙完坚。”义为耳聪（听力好）目明（视力好），齿完（门牙完整）牙坚（大牙坚固）。现在的“牙”义范围扩大，指所有牙齿，包含了古代“齿”义。

菜：古代专指蔬菜。《说文》：“菜，草之可食者。从艸采声。”现在的含义则扩大，还包括肉、蛋等在内，如“荤菜”“川菜”“烧菜”“菜谱”等。

洗：古代“洗”指洗脚，“澡”或“盥”指洗手，“沐”指洗头，“浴”指洗体，“沬”（huì）指洗脸，“浣”指洗衣。今“洗”义扩大，可以包括各种部位和物品。

睡：古代指坐着打瞌睡。《说文》：“睡，坐寐也。”现在则不论坐着睡，还是躺着睡都可称“睡”。

脏：古代一般只指肝、心、脾、肺、肾五脏。现代医学“脏”的范围扩大，胰、胃、胆等都可称为脏器。

二、词义的缩小

词义的缩小，指古义所指的范围比今义大，或者说今义只是古义的一部分。例如：

禽：古代指鸟兽的总称，既包括两足之禽，也包括四足之兽。如华佗“五禽戏”模仿了虎、鹿、熊、猿、鸟，前四种动物在古代也属于禽。现在的“禽”词义缩小，专指鸟类的总称，如“家禽”“飞禽”。

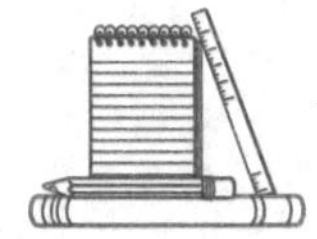

丈夫：古代指男性，如《素问·上古天真论》："丈夫八岁，肾气盛，发长齿更。"今义缩小，指女性的配偶。

指：古代既包含手指，也包含脚趾。如《灵枢·经脉》："肺手太阴之脉，起于中焦……循鱼际，出大指之端。"这是指手指。同篇："足太阴脾经，起于大指之端，循指内侧白肉际……"这是指脚趾。"指"今义已排除足趾义。

步：古代左右脚各迈一次算一步，即古一步相当于现在的两步。而只迈一次的古称为"跬"，相当于现在的步，如《荀子·劝学》："不积跬步，无以至千里。"

臭：古指气味。《本草品汇精要·胡椒》："味：辛。性：大温散。气：气之厚者，阳也。臭：香。主：霍乱、腹痛、冷气上冲。"今则专指臭味，不包括香味等其他气味。

三、词义的转移

凡是不属于扩大或缩小的都可称为转移。这一类最多。

脚：古代指小腿。《素问·水热穴论》："三阴之所交结于脚也。"足三阴所交之处正在小腿上。后代变为"足"义。

汤：古指热水，如"赴汤蹈火""金城汤池""扬汤止沸"。今则指食物煮后所得的汁水，如菜汤、米汤。

涕：古义为眼泪，如"痛哭流涕""感激涕零""破涕为笑"等。今义则为鼻涕。

兵：本义为兵器。小篆作，以两手持斤（斧）会意。《素问·四气调神大论》："夫病已成而后药之，乱已成而后治之，譬犹渴而穿井，斗而铸兵，不亦晚乎！"后代逐渐变为士兵义。

去：古义为"离开"，今义则为"往"。如说"去齐"，古义为离开齐国，今义则是到齐国去，方向正好相反。《华佗传》："复与两钱散，成得药去。"《不失人情论》："致怀奇之士，拂衣而去。"两句中的"去"都是离开义。

走：古代指快跑。如《扁鹊传》："望见桓侯而退走。"现在则指行走。

除此而外，有的词义范围没有变化，可能只是感情色彩发生变化。如"祥"古代指征兆、预兆，是中性词，无吉凶之分，如"是何祥也？"（《徐灵胎先生传》）后世变成褒义词，只表吉兆、吉祥。

从古到今，词义一直都在渐进性演变。古与今是个相对概念，相比先秦，汉代可为今；相比汉代，唐代可为今。所以我们说今义，并不是今天突然变过来的，如"睡"的今义在梁代的医书已有出现，如《本草经集注·孔公孽》："治男子阴疮，女子阴蚀，及伤食病，恒欲眠睡。"

在一般情况下，新义产生后，旧义即不复存在。但有些旧义仍会保存在成语中，如"走"的快跑义在现代汉语中已消失，但在成语"走马观花""奔走相告"中仍保留古义。

第三节　词　类

词类，即词的语法分类，包括实词和虚词两大类。

一、实词

实词能单独充当句子的成分，包括名词、动词、形容词、数词、量词、代词、副词七小类。

（一）名词

名词是表示人或事物名称的词，可分为专有名词、普通名词、抽象名词、时间名词和方位名词5种。

1. 专有名词　如黄帝、五禽戏、咸阳、宋、小柴胡汤、人参。

2. 普通名词　如良医、药、根、砭石、矢（屎）、溺（尿）。

3. 抽象名词　如忠、孝、术、道、义。

4. 时间名词　如朝、夕、朔、晦、时、节。

5. 方位名词　如前、后、南、左、上、下。

（二）动词

动词是表示人或事物的动作、感受、存在、变化的词，可分为动作动词、能愿动词和判断动词三种。

1. 动作动词　如走、饮、泣、闻、思、无、生、死。根据能否接宾语又分为及物动词和不及物动词，如“饮”为及物动词，“死”为不及物动词。

2. 能愿动词（也叫助动词）　如能、愿、可、得、应、宜、须、欲、足、克（“能够”义）。

3. 判断动词（也称系词、系动词）　古汉语判断句一般在谓语前加副词“即”“乃”“实”“诚”“固”等，以加强肯定语气，译作“就是”“应该是”。也有用“为”“是”表示的，但用“是”表示判断的用法，在汉代以前罕见，汉以后逐渐增多。

（三）形容词

形容词是表示人或事物性质或状态的词，可分为表性质和表状态两种。

1. 表性质　如善、恶、强、弱。

2. 表状态　如长、短、厚、薄。

（四）数词

数词是表示数目的词，可分为基数、序数、分数、约数、倍数和虚数6种。

1. 基数　如一、三、十、百、千、万。古汉语基数与现代汉语基本相同，但也有特殊之处。如整数与零数之间常加“有”或“又”，如“十五”说成“十有五”，“五十七年”说成“五十又七年”，“一百零五钱”说成“百有五钱”。有时候既不用“零”，也不用“有”，如将“一百零五日”说成“一百五日”。

古人还习惯用乘数表示基数。《素问·上古天真论》：“二七而天癸至，任脉通，太冲脉盛，月事以时下，故有子。”此“二七”指十四岁，并非二十七岁。

2. 序数　现代汉语用第一、第二表示序数，古汉语也有。此外，古汉语还用其他方法表序数，如甲、乙、丙、丁，伯、仲、叔、季等。更多的则是直接用基数表序数。《尚书·洪范》“五行：一曰水，二曰火，三曰木，四曰金，五曰土。”

3. 分数　古汉语的分数表达很混乱。如“十分之八斤”，古代汉语除了这种说法，还可以说成十分斤之八分、十分斤之八、十分斤八、十之八、十八。

【例1】前行阳中，日行一舍，人气行身一周，复行后周十分身之八分。（《太素·五十周》杨上善注）

【例2】凡散药有云刀圭者，十分方寸匕之一，准如梧子大也。方寸匕者，作匕正方一寸，抄散取不落为度。（《备急千金要方·论合和》）

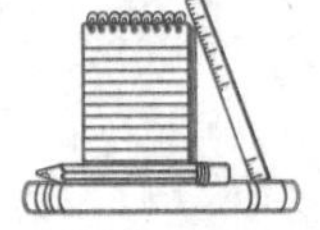

【例3】灶黄土十分升一。(《五十二病方》)

【例4】予用此药三钱，米饮服之，痛即减十之五，调理而安。(《本草纲目·延胡索》)

【例5】检其平日所服，寒凉者十六，补肝肾者十三。(《医宗必读·痿》)

古籍中还将十分之一说成“什一”。《类经》序：“亦岂知《难经》出自《内经》，而仅得其什一。”

4. 约数 古汉语表约数有多种方式。

（1）用两个相邻数字：如长四五寸。

（2）用不相邻的两个数字：如每服五七丸、捣五七百杵。

（3）数词后加“许”“所”“以来”（均“左右”义）：如二百许种、年五十所、三升以来。

（4）数词前加“可”（大约义）：如年可二十。

（5）数词前加“且”“垂”“将”（均表将近义）：如年且百岁、垂三千年。

（6）整数后加余、有余、二十余片、千有余种。

（7）几种方式的综合：如高尺余许、日夜可六七服。

5. 倍数 用“倍”表达，如加柴胡一倍。

6. 虚数 以数字表示虚指，而非实指，如杀百虫毒、九死一生、三令五申。

（五）量词

量词是指表示单位的词。量词一定要用在数词后。但当数词是“一”时，可以省略，如高丈余、可两许、百二十种、年且百岁。量词可分为物量词和动量词两种。

1. 物量词 表示人或事物单位，如钱、两、方寸匕（容量单位）、壮（艾炷灸单位）、盏、合（gě，十分之一升）、枚（如大枣六枚）、味（如五味药）、件（相当于“种”，如五件药）。

2. 动量词 表示动作、行为的单位，如次、回、通、遍、沸（煎三沸）。

（六）代词

代词是指代替实词、词组、句子的词，可分为人称代词、指示代词和疑问代词3种。

1. 人称代词 如我、吾、余、予（第一人称，“我”“我的”之义），尔、女、汝、而、乃、若（第二人称，“你”“你的”之义），彼、其、之、厥、伊、渠（第三人称，“他”“他的”之义）。“之”有时也可表示第一人称、第二人称。

2. 指示代词 如此、是、斯、兹、尔、然、之、焉（近指，“这”之义），彼、夫、其（远指，“那”之义），或（虚指，“有的”之义），莫、无、靡（无指，“没有谁”“没有什么”之义），他、它（旁指，“别的”之义），者、所（特指，不能独立运用，与其他词组成“者”字结构和“所”字结构，如“疾者”“学者”“所知”“所学”）。

3. 疑问代词 如孰、何（表示“谁”或“什么”），安、焉、奚、恶、曷、胡（表示“怎么”“哪里”）。

（七）副词

副词是指修饰动词或形容词的词，可分为程度副词、范围副词、时间副词、表数副词、语气副词、否定副词、关联副词和谦敬副词8种。

1. 程度副词 如少、稍、略（“稍微”之义），颇、殊、至、甚、极（“相当”“非常”之义），愈、益、弥、滋（“更加”之义）。

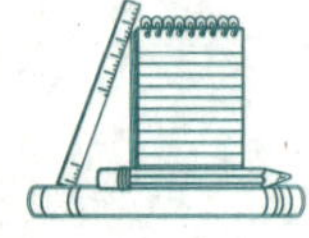

2. 范围副词 如皆、悉、尽、举、俱、咸、概（“都”之义），唯、独、特、徒、直、

第、但、仅、止（“只”“只是”之义）。

3. 时间副词 如尝、曾（“曾经”之义），既、业（“已经”之义），向、昔、故、曩（“从前”之义），方、见、现、今、鼎（“正”或“现在”之义），且、行、欲、垂（“将要”之义），始、初、甫、乍（“刚刚”“才”之义），终、竟、卒、讫（“终于”之义），适、会（“恰巧”之义），亟、急、疾、速、立、旋、即、趣（“赶快”“立即”之义），突、猝、卒、暴、遽、骤、倏、暂、卒然（“突然”之义），徐、稍、益、浸、寖（“逐渐”“慢慢地”之义），偶、间、姑、权、暂、聊、且（“偶发”“偶然”或“姑且”之义），恒、动、辄（“常常”之义），素、雅、宿（“素来”“一贯”之义），少选、无何、未几、斯须、有顷、顷之、移时、既而、已而、顷而（“不久”“一会儿”之义）。

4. 表数副词 如频、屡、累、数、亟（“屡次”之义），重、复、更（“又”之义），约、率、可（“大约”之义），且、垂（“将近”之义），总、凡（“总共”之义）。

5. 语气副词 如诚、信、固、良、果、确、实（“一定”“本来”“确实”之义），盖、殆、其、庶、庶几（“大概”“或许”之义），竟、曾、一、乃（“竟然”之义），尚、犹、犹且（“尚且”之义），岂、其、宁、庸、乌、独、何、安、焉、奚、恶（表反问，“难道”“怎么”或“哪里”之义）。

6. 否定副词 如弗、不、未、非、匪、罔、靡（“不”“不是”“没有”之义），无、毋、勿、莫、休（“不要”“别”之义）。

7. 关联副词 如乃、即、遂、辄（“于是”“就”之义）。

8. 谦敬副词 如窃、伏、敢、忝、叨、猥（表谦虚），幸、谨、敬、请、惠、垂、辱（表尊敬）。

二、虚词

虚词不可充当句子成分，包括介词、连词、助词、叹词四小类。

（一）介词

介词是指介绍名词、代词或词组给动词、形容词的词。介词不可单独运用，必须与其他词语构成介宾词组，可分为时间介词、地点介词、原因介词、方式介词和人事介词 5 种。

1. 时间介词（后接表时间的词） 如于、以、由、至、及、迨、逮。

2. 地点介词（后接表示地点的词） 如于、乎、自、以、由、从。

3. 原因介词（后接表示原因的词） 如因、以、为、于、缘、由、用、坐。

4. 方式介词（后接表示方式或工具的词） 如以、用、将、因、依、赖。

5. 人事介词（后接表示对象的词） 如与、及、为、比、于。

（二）连词

连词是指连接词、词组或句子的词。根据连接关系，可分为并列、承接、递进、选择、转折、让步、原因、结果、假设和条件 10 种。

1. 表并列 如与、及、暨、而、以、且、载。

2. 表承接 如则、而、乃、然后、而后、斯。

3. 表递进 如而、且、况、况且、矧、何况、而况、非徒、非独、非但。

4. 表选择 如将、抑、若、如、与其……孰若、与其……岂若、宁……无。

5. 表转折 如然、而、然而、但、若。

6. 表让步 如虽、纵、即、纵令。

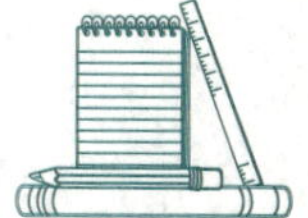

7. 表原因 如以、为、由、因。

8. 表结果 如故、是故、是以、以故。

9. 表假设 如若、如、苟、使、令、而、其、设、假令、自非。

10. 表条件 如非、除、无。

（三）助词

助词是指在句子成分间表示某种结构关系或表示某种语气的词，可分为结构助词和语气助词。

1. 结构助词 主要有“是”和“之”。

（1）“是”，用于宾语前置句。如：去本而未是务（《丹溪翁传》）

（2）“之”是古汉语出现频率最高的词之一，作为结构助词有几种用法。

①定语标志：用于定语和中心语之间。如：上池之水、主君之病、仁人之言。

②取消句子独立性：用在主语与谓语之间。加“之”后句子变成名词词组，充当句子的成分，如：世之无圣人也久矣。（《药征续编·附言十七则》）。或化独立的句子为分句，引出后一分句，如：皮之不存，毛将安附焉？（《伤寒论·序》）

③强调介宾词组：用于主语与介宾词组之间。如：漆之于人，有终日抟漉而无害者，有触之则疮烂者，焉知药之于人，无似此之异者？（沈括《良方·自序》）

④补语的标志：用于谓语和补语之间，可根据上下文译作“得”“这么”“那么”。如：何尔鲁钝之甚也！（《皇甫谧传》）

⑤宾语前置标志：用于前置宾语和动词之间。如：何虑之有？

2. 语气助词 也叫语气词。如也、矣、耳、尔、焉、止用于句尾表陈述语气，乎、与、欤、耶、邪、哉用于句尾表疑问语气，哉、夫、乎用于句尾表感叹语气，也、者、矣、焉用于句中表示停顿，夫、盖、粤、夷、惟、今用于句首表示开始发议论，也称发语词，云用于篇末。

（四）叹词

叹词是指表示感叹声、招呼声、应答声的词。例如：呜呼、嗟乎、嗟呼、嗟夫、咄嗟呜呼、噫、嘻、恶、吁。

第四节　词的本义和引申义

一、词的本义

词的本义指词的本来意义，而非原始意义。因为在文字产生之前就有语言交流了，所以在汉字产生前，词的本义究竟是什么已很难弄清楚，因此词的本义是指根据文字材料所能证明的最初意义。汉字以形符表义，象形、指事、会意、形声字都有形符，因此可以通过分析字形来探求词的本义。例如：

“目”：有眼睛、看、目录等义，但这是个象形字，根据其字形可以断定其本义是眼睛，其他义是从眼睛义引申发展而来的。

“字”：《说文》：“字，乳也。从子在宀下，子亦声。”“字”是个形声兼会意字，字形像房中有一个婴儿。“乳”是生孩子意，所以“字”的本义也是生孩子，而不是文字。

“戒”：小篆作[小篆字形]，是个会意字，像两手持戈，表示戒备，这就是其本义。

因形求本义，要根据古文字字形，越古的字形越容易分析。《说文》是根据小篆及部分更古的文字来分析本义的，因为当时缺乏充足的古文字资料，所以也有一些分析错了的。例如：

"行"：《说文》："行，人之步趋也。从彳，从亍。"认为"行"的本义是行走，其实甲骨文作，像十字路口形，本义是道路。

二、词的引申义

由本义派生出来的意义叫引申义。本义只能有一个，引申义可有多个。如"向"本义是"朝北的窗户"，引申为"朝向"，再引申为"方向"。

（一）引申的方式

引申的方式可以归纳成3种：链条式引申、辐射式引申和综合式引申。

1. 链条式引申 基本形式是：本义→A→B→C……例如："秉"小篆作，为手持禾束状，本义为禾束、禾把，如《诗经》"彼有遗秉"。引申为拿着、持着，如"秉烛"；又引申为主持、掌握，如"秉公执法"；再引申为权力、权柄，如"国秉"。引申方式好像一根链条一样，朝着一个方向环环相扣：禾束、禾把（本义）→拿着、持着（A）→主持、掌握（B）→权力、权柄（C）。

2. 辐射式引申 本义向不同方向引申出多个意义，引申义之间是并列关系，而非派生关系。因为以本义为中心向外辐射，所以称辐射式引申。"云"的本义是天上的云气，其诸多引申义就是典型的辐射式引申。

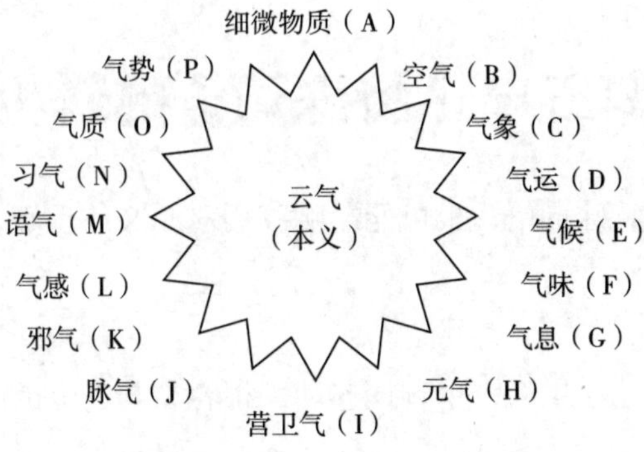

图8 "云"的辐射式引申

3. 综合式引申 既有链条式引申，又有辐射式引申。如"解"的本义是解牛，其诸多引申义就是综合式引申。

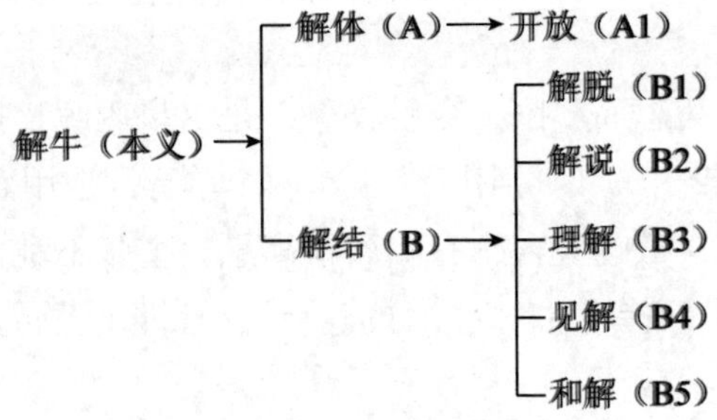

图9 "解"的综合式引申

用通俗的比喻说，引申好像父生子一般，其中链条式引申是世代单传，别无兄弟：本义（父）→A 义（子）→B 义（孙）→C 义（曾孙）；辐射式引申是父亲只生几个儿子，却无一孙，A 义是长子，B 义是次子，C 义是三子等；综合式引申则是子孙满堂，A 义是长子，A1、A2 义是孙，B 义是次子，B1、B2 等是孙。我们又管“儿子”叫直接引申义，管“孙辈”及以下的为间接引申义。

（二）引申的规律

引申虽然复杂，但亦有规律可循。从本义与引申义所表示的内容看，有如下规律：

1. 由具体到抽象 可以想象，人们总是先感知具体的事物，先为具体的事物造词造字。如“道”本义为道路。《华佗传》：“佗行道，见一人病咽塞。”后引申为途径、方法，这就是抽象的名词了。《扁鹊传》：“人之所病，病疾多；而医之所病，病道少。”又引申为规律、道理，也是抽象名词。“惟庸工误人最深，如鲧湮洪水，不知五行之道。”（《汗吐下三法该尽治病诠》）。又引申为思想、学说。如“曲高者和寡，道高者谤多”（《不失人情论》）。

2. 由个别到一般 如“江”本专指长江，“河”本专指黄河，现很多河流都称“江”称“河”。

学习古汉语，应该养成分析本义和引申义的习惯。字典里，一个词下面往往有很多义项，一般首列本义或基本义（未列本义的才列基本义，基本义即最常用义），以下依次是引申义和假借义。例如“女”有四个义项：①女性；②女儿；③以女嫁人；④你。其中①为本义，②、③是引申义，④是假借义。假借义是通过通假或假借产生的意义，与本义没有任何联系。

第五节　特殊词语的辨析

古汉语中经常有一些特殊词语，也可能影响我们对原文的理解，也要加以注意。

一、同形词

古代汉语单音词居多，如果两个单音词连用，很容易与现今的一个双音词同形，造成误解。例如：

非常：“长桑君亦知扁鹊非常人也。”（《扁鹊传》）“非常”是“非”与“常”两词连用，恰巧与现在的双音词“非常”同形。例句意为：长桑君也知道扁鹊不是平常人。

名誉：“唯当审谛覃思，不得于性命之上，率尔自逞俊快，邀射名誉，甚不仁矣！”（《大医精诚》）“名誉”指名声和赞誉，是“名”和“誉”两个单音词连用，与现在的双音词同形，但含义不同。

影响：“子和治一妇，久思而不眠，令触其怒，是夕果困睡，捷于影响。”（杨继洲《针灸大成》）“影响”意为“影子”和“回声”，也是两个单音词连用。

圣旨：“庶厥昭彰圣旨，敷畅玄言，有如列宿高悬，奎张不乱，深泉净滢，鳞介咸分。”（《黄帝内经素问注·序》）“圣旨”指“圣人的意旨”，意即《黄帝内经》的意旨，不是皇帝所颁的圣旨。

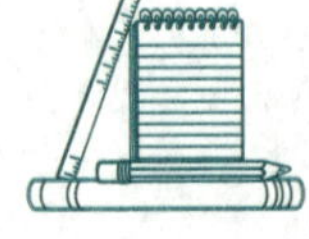

发表：“故滑石上能发表，下利水道，为荡热燥湿之剂。”（《本草纲目·滑石》）“发表”是发汗解表之义，与今天之发表谈话、发表论文之“发表”正好同形。

二、偏义复词

由两个字构成的复音词，如果只有其中一字表义，另一字只起陪衬作用，这个词便称之为偏义复词。偏义复词是古代汉语的特殊现象，中医古籍中也有很多偏义复词，了解这种语言现象，有助于更好地理解原文。

（一）由相反意义构成的偏义复词

构成偏义复词的两个字意义是相反的。如：好歹＝歹，“好”不表义，例如：“万一她有个好歹，这可怎么办？”再如：

利害：“人有邪恶非正之问，则依蓍龟为陈其利害。”（《丹溪翁传》）

昼夜：“勿避险巇、昼夜、寒暑、饥渴、疲劳，一心赴救，无作功夫形迹之心。”（《大医精诚》）

表里：“伤寒六七日，目中不了了，睛不和，无表里证，大便难，身微热者，此为实也，急下之，宜大承气汤。”（《伤寒论》第252条）

根据文意，利害＝害，“利”不表义。昼夜＝夜，“昼”不表义。表里＝表，不含“里”义。

（二）由相近或相关意义构成的偏义复词

构成偏义复词的两个字在意义上相近或相关。如：国家＝国，义不含“家”。再如：

脾胃：“邪在脾胃，则肌肉痛。”（《太素·五脏刺》）

耳目：“今人耳目不明，此阳虚耳聋。”（《医贯·耳论》）

痛痒：“士大夫不耐痛痒，必欲除之。”（《华佗传》）

根据文意，脾胃＝脾，因为脾主肌肉，脾病则肌肉痛。耳目＝耳，因为所谈耳聋是耳病，与目无关。痛痒＝痛，腹内疾病当为痛，不是痒。

三、简称词

古人为了语言简洁、音节协调、对仗、押韵等目的，常将一些复单词删节压缩成文字较少的简称词。如将《灵枢》《素问》《神农本草经》《本草纲目》简称成《灵》《素》《本经》《纲目》。简称词虽词义未变，但带来晦涩难懂的弊端，所以了解简称词能更好地理解古书。简称词可以包括多方面内容。

（一）书名、篇名的简称

【例1】《经》曰：“虚则补其母。”“水能生木，肾乃肝之母。”（《汤液本草·五脏苦欲补泻药味》）

【例2】《经》云：“烧作灰，以石投中散解者，是雄也。”（《本草图经·雄鹊》）

【例3】君火之气，《经》以暑与湿言之；相火之气，《经》以火言之，盖表其暴悍酷烈甚于君火也。（《本草纲目·阳火阴火》）

例1的《经》指《难经》，例2的《经》指《神农本草经》，例3的《经》指《黄帝内经》。3种书均简称为《经》，很容易造成误解。

此外，一本书也可以有多种简称方式。如《神农本草经》，可说成《经》《本经》《本草经》《神农经》《神农本经》《神农本草》。隋代巢元方的《诸病源候论》可说成《巢氏病源论》《巢氏病源》《病源论》《病源》《巢源》等。

不仅书名，篇名也多简称。如《素问·至真要大论》简称《至真要大论》《至真大要篇》

《至真大要》《至真论》等，不但用简称，还将书名一并省去，增加了理解的难度。

（二）人名的简称

【例1】《素问》起于轩黄，《难经》起于秦越。（《金镜内台方议》冯士仁序）

【例2】岐、黄、彭、扁，振扬辅导，恩流含气。（《本草经集注·序》）

【例3】秦皇所焚，医卜方术不预，故犹得全录。而遭汉献迁徙、晋怀奔进，文籍焚靡，千不遗一。（《本草经集注·序》）

例1“轩黄”是黄帝的简称。黄帝名轩辕，故古人常简称为“轩黄”或“黄轩”。“秦越”是秦越人（扁鹊）的简称。例2“岐”指岐伯，“黄”指黄帝，“彭”指巫彭，“扁”指扁鹊。例3“秦皇”指秦始皇，“汉献”指汉献帝刘协，“晋怀”指晋怀帝司马炽。

（三）药名、方名的简称

【例1】其在三阳者，则用桂、麻、柴、葛之辛温以散之；其在三阴者，非假姜、附、桂、萸之辛热，参、术、炙草之甘温，则无以祛除阴冷之邪，而复其若天与日之阳也。（《冯氏锦囊秘录·杂症大小合参》）

【例2】一虫痛，乌梅丸；二注痛，苏合研；三气痛，香苏专；四血痛，失笑先；五悸痛，妙香诠；六食痛，平胃煎；七饮痛，二陈咽；八冷痛，理中全；九热痛，金铃痊。（《医学三字经·心腹痛胸痹》）

例1都是药名的简称，分别指桂枝、麻黄、柴胡、葛根、干姜、附子、肉桂、吴茱萸、人参、白术、炙甘草。药名简称一般取能与他药相区别的那个字，如“麻黄”简称“麻”，而不简称“黄”。例2都是方剂名的简称，分别指苏合香丸、香苏饮、失笑散、妙香散、平胃散、二陈汤、理中汤、金铃子散。方剂名一般省略其后的剂型。

练　习

扫一扫，查阅复习思考题答案

（一）填空

1. 古代汉语________音词居多数，现代汉语则________音词居多数。

2. 与古义相比，“洗”“菜”“臭”“指”“汤”“涕”六字中，今义范围扩大的是________，缩小的是________，转移的是________。

3. 词义的引申方式可以分________、________、________3种。

4. 表示“死亡”的委婉语有_______、_______、_______、_______、_______、_______等。

（二）解释下列句中带点的词，并比较古今差异

1. 适饮食消息，勿极劳。（《脉经》卷二）

2. 长桑君亦知扁鹊非常人也。（《扁鹊传》）

3. 余闻上古之人，春秋皆度百岁。（《素问·上古天真论》）

4. 终之气，畏火司令。（《素问·六元正纪大论》）

5. 扁鹊独奇之，常谨遇之。（《扁鹊传》）

6. 人体欲得劳动，但不当使极尔。（《华佗传》）

7. 后复投四物汤数百，遂不发动。（《丹溪翁传》）

8. 秦有医和，汉有仓公，其论皆经理识本。（《针灸甲乙经·序》）

9. 脏腑经络之曲折，靡不缕指而胪列焉。（《类经·序》）

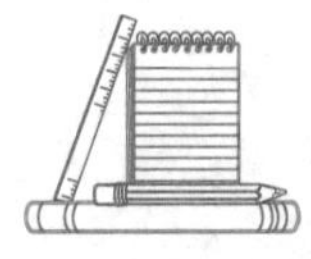

（三）解释下列各句中带点词的特殊含义

1. 伤寒哕而腹满，视其前后，知何部不利，利之则愈。（《伤寒论·辨厥阴病脉证

并治》)

2. 前后不得溲便，宜八正散之属。(《儒门事亲》)

3. 阴气太盛则阳气不能荣也。(《灵枢·脉度》)

4. 荣卫不行，五脏不通。(《素问·热论》)

5. 小便与汗，皆亡津液。(《脾胃论》)

6. 有亡，忧知于色。(《素问·解精微论》)

(四) 解释下列词的本义，说明与其他意义的演变关系

1. 朝：①朝见 ②朝代 ③朝前 ④朝廷

2. 理：①治理 ②条理 ③道理 ④理解

3. 发：①发出 ②射发 ③发生 ④发散

4. 向：①朝着、对着 ②朝北的窗子

5. 节：①节日 ②竹节 ③草木节 ④礼节 ⑤节气 ⑥节操 ⑦节制 ⑧节奏 ⑨关节 ⑩一段

6. 长：①长久的长 ②长短的长 ③首长的长

7. 亡：①丧失物质 ②逃亡 ③死亡 ④灭亡

扫一扫，查阅本章 PPT、视频等数字资源

第三章　语法和修辞

语法即语言的结构方式，包括词、词组、句子的构成分类和组织变化。古今语法大部分相同，只有小部分存在差异，但往往是这些小部分影响我们的阅读理解，本章仅论述古汉语的特殊语法。

第一节　古文的特殊语法

一、词类活用

古代汉语的一些词，经常在一些语言环境中临时改变基本功能，充当其他词类，这叫词类活用，也叫词性活用。词类活用主要表现为名词、动词、形容词活用为其他词类。根据活用后的情况可分为使动用法、意动用法、为动用法、名词用作动词、名词用作状语。

（一）使动用法

所谓使动用法，就是谓语具有“使宾语怎么样”的意思。“甲队大败乙队”与“甲队大胜乙队”句意同，是因为“大败”具有“使乙队大败”的意思，其“败”即是动词的使动用法。成语“祸国殃民”，“祸”与“殃”是名词的使动用法，分别作“使国家受祸”“使人民遭殃”。动词、形容词、名词均可有使动用法。

1. 动词的使动用法

【例 1】（牡菊）烧灰撒地中，能死蛙黾。（《本草纲目・菊》）

【例 2】佗临死，出一卷书与狱吏，曰：“此可以活人。”（《华佗传》）

【例 3】闻太子不幸而死，臣能生之。（《扁鹊传》）

【例 4】翌日天甫明，来视予脉，煮小承气汤饮予。（《古今医案按・痢》）

例 1、例 2 是不及物动词用作使动，例 3、例 4 是及物动词用作使动。例 1“死蛙黾”意为“使蛙黾死”（黾 měng，蛙类）。例 2“活人”意为“使人活”。例 3“生之”意为“使之生还”。例 4“饮予”意为“使我饮服”。

不及物动词后不能带宾语，如果有宾语，多为使动用法。及物动词通常带宾语，但若不能按常义理解，则要考虑是否为使动用法。

2. 形容词的使动用法

【例 1】春风又绿江南岸。（王安石《泊船瓜洲》）

【例 2】崇饰其末，忽弃其本，华其外而悴其内。（《伤寒论・序》）

【例 3】咸日新其用，大济蒸人。（《黄帝内经素问注・序》）

【例 4】火性急速，而能燥物故也。（刘完素《素问病机气宜保命集・病机论》）

例1“绿江南岸”意为“使江南岸绿”。例2“华其外而悴其内”意为使自己的外表华美，却使自己的身体憔悴。例3“新其用”意为“使其效用更新”。例4“燥物”意为“使物体干燥”。形容词后如果带宾语，则必定是活用为动词，要考虑是否为使动用法。

3. 名词的使动用法

【例1】帝叹曰“有道者！”欲官之。(《新唐书·孙思邈传》)

【例2】吾见申叔，夫子所谓生死而肉骨也。(《左传·襄公二十二年》)

【例3】下之则胀已，汗之则疮已。(《素问·五常政大论》)

例1“官之”意为“使他为官”。例2“肉骨”意为“使骨生肉”。例3“下”“汗”意为“使……泻下”“使……发汗”。

（二）意动用法

所谓意动用法，就是谓语具有“认为宾语是什么”或“把宾语当作什么”的意思。形容词和名词可有意动用法。成语“草菅人命”意为“把人命当作野草”，“草菅”指野草，是名词用作意动。

1. 形容词的意动用法

【例1】舍客长桑君过，扁鹊独奇之，常谨遇之。(《扁鹊传》)

【例2】同我者是之，异己者非之。(《不失人情论》)

【例3】自古名贤治病，多用生命以济危急，虽曰贱畜贵人，至于爱命，人畜一也。(《大医精诚》)

例1“奇之”意为“认为长桑君奇特”。例2“是”“非”本为形容词“正确”和“不正确”之义，这里用为意动：“认为……正确”“认为……不正确”。例3“贱畜”“贵人”意为“认为牲畜低贱”“认为人类高贵”。

2. 名词的意动用法

【例1】扁鹊过齐，齐桓侯客之。(《扁鹊传》)

【例2】余子万民，养百姓，而收其租税。(《灵枢·九针十二原》)

【例3】侣鱼虾而友麋鹿。(苏轼《前赤壁赋》)

【例4】鱼肉百姓，以盈其欲。(《后汉书·仲长统传》)

例1“客之”意为“把扁鹊当作客人”。例2“余子万民”意为“我把万民当作子女”。例3“侣鱼虾”“友麋鹿”意为“把鱼虾当作伴侣”“把麋鹿当作朋友”。例4“鱼肉百姓”意为“把百姓当作鱼肉”，即残害、欺凌百姓。

（三）为动用法

为动用法就是“为宾语动”，它是指谓语表示的动作行为是为了宾语而发生的，含有替（为、给、对，因为，为了）宾语怎么样的意思。

【例1】佗脉之曰。(《华佗传》)

【例2】孔安国序《尚书》曰。(《黄帝内经素问注·序》)

【例3】感往昔之沦丧，伤横夭之莫救。(《伤寒论·序》)

“脉之”即为他诊脉。“序《尚书》”即为《尚书》作序。“感”“伤”，是为从前家族的沦丧衰败而感叹，为死去的人不能救治而悲伤。

（四）名词用作动词

【例1】菊春生夏长，秋花冬实。(《本草纲目·菊》)

【例2】佗行道，见一人病咽塞。(《扁鹊传》)

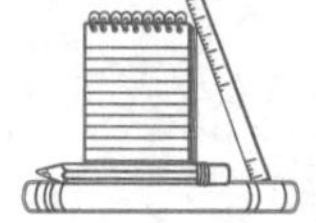

【例3】楮实，味甘寒，无毒。主阴痿水肿。一名谷实，所在有之，八月、九月采实，日干。(《新修本草·楮实》)

【例4】不汗，后三日死。(《华佗传》)

【例5】脾胀者，苦哕，四肢烦闷，体重不能衣。(《针灸甲乙经·五脏六腑胀》)

【例6】医之所病，病道少。(《扁鹊传》)

【例7】其虻虫、水蛭之属，市有先死者，则市而用之，不在此例。(《大医精诚》)

例1名词“花”用作动词，意为“开花”；名词“实”亦用作动词，意为“结果实”。例2“病”意为“患”。例3“日”意为“晒”。例4“汗”意为“出汗”。例5“衣”意为“穿衣”。例6“病”意为“担忧”。例7第二个“市”意为“购买”。

名词活用为动词均具有一定的条件：直接作谓语(例1)、后带宾语(例2)、后带补语(例3)、前有副词(例4)、前有能愿动词(例5)、前有“所”(例6)、与“而”相连(例7)。

(五) 名词用作状语

如果名词在谓语前面不是作为主语，便要考虑为状语。

1. 表比喻 译作“像……一样”。

【例1】是以古之仙者为导引之事，熊经鸱顾，引挽腰体，动诸关节，以求难老。(《华佗传》)

【例2】若五脏不平，食不输化，血凝气滞，诸症蜂起，皆宿食所为也。(《普济方·积聚门》)

【例3】时于先生郭子斋堂，受得先师张公秘本，文字昭晰，义理环周，一以参详，群疑冰释。(《黄帝内经素问注·序》)

例1主语是“古之仙者”，“熊”“鸱”作状语用，意分别为“像熊一样”“像鸱鸟一样”。“熊经鸱顾”意为“像熊一样攀挂直立，像鸱鸟一样左右回顾”。例2主语是“诸症”，“蜂”作状语。“诸症蜂起”译作“各种病证像群蜂一样纷然而起”。例3主语是“群疑”，“冰”作状语。“群疑冰释”译作“各种疑问像冰块一样融化消失”。还有很多词语都是名词作状语，如虎视眈眈、蚕食诸侯、云集、鲸吞等。

2. 表示工具或方式 译作“用……”或“按……”

【例1】凡所加字，皆朱书其文。(《黄帝内经素问注·序》)

【例2】病若在肠中，便断肠湔洗，缝腹膏摩。(《华佗传》)

【例3】气虚脾弱，以致停食痞满，法当补中益气，则食自化，痞自消。(《本草从新·枳实枳壳》)

【例4】存其可济于世者，部居别白，都成一编。(《串雅·序》)

例1、例2译作“用……”，例3、例4译作“按……”。例1“朱书”意为“用朱墨写”。例2“膏摩”意为“用膏摩”。例3“法当”意为“按治法应当”。例4“部”译作“按部类”，“部居别白”意为“按照部类编排，区别明白”。

3. 表示处所或方向 译作“在……”或“向……”“从……”

【例1】故学者必须博极医源，精勤不倦，不得道听途说，而言医道已了，深自误哉！(《大医精诚》)

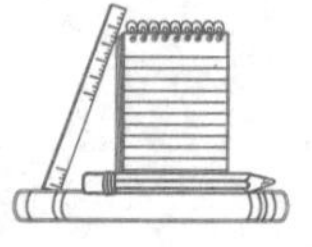

【例2】其气积于胸中者，上取之；积于腹中者，下取之。(《灵枢·卫气失常》)

【例3】浦江郑义士病滞下，一夕忽昏仆，目上视，溲注而汗泄。(《丹溪翁传》)

例 1“道”和“途”意为“在道上”“在路上”。例 2“上”和“下”意为“从上”和“从下”。例 3“上”意为“向上”。

4. 表时间 表示频率、变化等，可译作“每……”“一……地”。

【例 1】翁自幼好学，日记千言。(《丹溪翁传》)

【例 2】上七味为末，蜜丸如梧子大，酒服二十丸，日四五服。(《备急千金要方·白芷丸》)

【例 3】佗曰：“刺不得胃管，误中肝也，食当日减，五日不救。”(《华佗传》)

例 1、例 2“日”意为“每日”。例 3“日”意为“一天天地”。

二、特殊语序

语序也叫词序，是指词语在句中的排列顺序。古今汉语语序基本相同，但古代汉语还有一些特殊的语序，即宾语前置、定语后置、谓语前置等。

（一）宾语前置

通常情况下，宾语在动词或介词后，但古汉语很多情况下将宾语前置，提到动词或介词之前。宾语前置一般有特殊的语法条件，主要有以下几种情况。

1. 疑问代词作宾语

【例 1】皮之不存，毛将安附焉？(《伤寒论·序》)

【例 2】中庶子曰：“先生得无诞之乎？何以言太子可生也！”(《扁鹊传》)

【例 3】扁鹊曰：“血脉治也，而何怪？”(《扁鹊传》)

【例 4】学而不厌，诲人不倦，何有于我哉？(《论语·述而》)

例 1“安附”意为“附安”(依着在哪里)，“安”是疑问代词。例 2“何以”意为“以何”(为什么)，“何”是疑问代词。例 3“何怪”意为“怪何”(惊怪什么)。例 4“何有”意为“有何”(有什么)。

2. 否定句中代词作宾语

【例 1】危期当不越宿。遽辞以出。人咸不之信。(《对山医话》)

【例 2】微寒如芍药，古人犹谆谆告诫，况大苦大寒，可肆行而莫之忌耶？(《本草备要·白芍药》)

【例 3】《纲目》龙眼核主治，多言其肉，至其核之功用最广，只载其能治胡臭，他皆未之及。(《本草纲目拾遗·龙眼核》)

例 1“不之信”意为“不信之”。例 2“莫之忌”意为“莫忌之”。例 3“未之及”意为“未及之”。

3 个例句中均有否定副词或无指代词（不、莫、未），都是否定句，所以“之”作宾语要前置于动词前。

3. 含“是”“之”标志

【例 1】苟见枝叶之辞，去本而末是务，辄怒溢颜面，若将浼焉。(《丹溪翁传》)

【例 2】要之，能胜攻者，方是实证，实证可攻，何虑之有？(《成方切用·方制总义》)

【例 3】唯五谷是见，声色是耽。(《养生论》)

【例 4】夫惟病机之察，虽曰既审，而治病之施，亦不可不详。(《丹溪心法·审察病机无失气宜》)

例 1“末是务”意为“务末”(追求末节)，“末”为宾语置于动词“务”前，结构助词

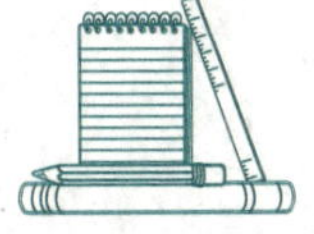

"是"作为宾语前置的标志。例 2"何虑之有"意为"有何虑"，结构助词"之"作为宾语前置标志。例 3"唯五谷是见，声色是耽"意为"唯见五谷，耽声色"（只是看到五谷的作用，只是沉溺于音乐女色），除了用"是"作标志，前另加"唯"强调。例 4"惟病机之察"意为"惟察病机"，除了用"之"作标志，前另加"惟"强调。"唯 + 宾语 + 是 + 动词"的格式在某些成语中仍保留，如"唯利是图""唯命是从""唯你是问"。

介词"以"后的宾语也会前置，如"夜以继日""讹以传讹""一以当十"可理解成"以夜继日""以讹传讹""以一当十"。

（二）定语后置

定语一般放在中心语之前，但有时为了突出定语，或为了语句流畅，将定语后置。后置的格式有两种：中心语 + 定语 + 者、中心语 + 之 + 定语 + 者。"者"作为定语后置的标志，可译为"的"，也可不译。

【例 1】扁鹊至虢宫门下，问中庶子喜方者曰："太子何病，国中治穰过于众事？"（《扁鹊传》）

【例 2】亲中人有病如成者。（《华佗传》）

【例 3】故医方卜筮，艺能之难精者也。（《大医精诚》）

例 1、例 2 为"中心语 + 定语 + 者"格式。例 1"中庶子喜方者"意为"喜方的中庶子"。例 2 意为"有病如成的亲中人"。例 3 为"中心语 + 之 + 定语 + 者"格式，"之"不译。例 3"艺能之难精者"意为"难精的艺能"。这是个判断句，"也"为表判断用的语气助词。

（三）谓语前置

谓语前置也叫主谓倒装。一般来说，谓语位于主语之后，但有时为了强调谓语，可以将其前置。

【例 1】甚矣，汝之不惠！（《列子・汤问》）

【例 2】岐伯对曰："悉乎哉问也！"（《素问・灵兰秘典论》）

【例 3】柏子仁，性平而不寒不燥，味甘而补，辛而能润，其气清香，能透心肾，益脾胃，盖仙家上品药也，宜乎滋养之剂用之。（《本草纲目・柏》）

【例 4】予窥其人，睟然貌也，癯然身也，津津然谭议也。（《本草纲目・原序》）

【例 5】试观《内经》《难经》《伤寒论》《金匮要略》，每症只寥寥数语，何所不包？可知立言贵得其要也。（《时方歌括・凡例》）

例 1"甚矣，汝之不惠"，意为"汝之不惠甚矣"（你的愚蠢是很严重了）。例 2"悉乎哉问也"，意为"问悉乎哉！"（提问很详尽啊）。例 3"宜乎滋养之剂用之"，意为"滋养之剂用之宜乎"。例 4"睟然貌也，癯然身也，津津然谭议也"，意为"貌睟然也，身癯然也，谭议津津然也"（容貌润泽，身材清瘦，谈吐兴趣浓厚）。例 5"何所不包"，意为"所不包何"。

练　习

（一）填空

1. 名词和________词可有意动用法。

2. 虚词可分为________、________、________、________四小类。

3. 实词可分为______、______、______、______、______、______、______七小类。

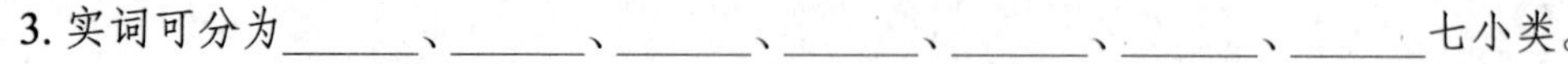

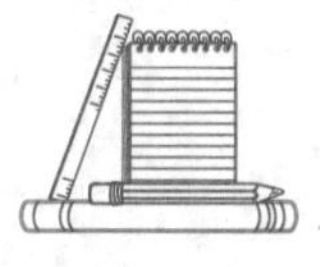

4. “唯利是图”这个成语是________语序，“人咸不之信”是________语序。

（二）说明下列加点词的意义和用法

1. 其民陵居而多风。(《素问·异法方宜论》)

2. 存其可济于事者，部居别白，都成一篇，名之曰《串雅》。(《串雅·序》)

3. 心烦干呕，腹中雷鸣。(《医宗金鉴》)

4. 治之各通其脏脉，病日衰已矣。(《素问·热论》)

5. 饮入于胃，游溢精气，上输于脾，脾气散精，上归于肺，通调水道，下输膀胱。(《素问·经脉别论》)

6. 春气西行，夏气北行，秋气东行，冬气南行。(《素问·六元正纪大论》)

7. 轻浅之症，或可贪天；沉痼之疾，乌能起废？(《串雅·序》)

8. 中庶子闻扁鹊言，目眩然而不瞬，舌挢然而不下。(《扁鹊传》)

9. 不得于性命之上，率尔自逞俊快，邀射名誉，甚不仁矣！(《大医精诚》)

10. 太祖苦头风。(《华佗传》)

11. 无盛盛，无虚虚，而遗人夭殃。(《素问·五常政大论》)

12. 崇饰其末，忽弃其本，华其外而悴其内。(《伤寒论·序》)

13. 久服去三虫，利五脏，轻体，使人头不白。(《后汉书·方术列传》)

14. 舍客长桑君过，扁鹊独奇之，常谨遇之。(《扁鹊传》)

15. 固守元气，所以老其师。(《用药如用兵论》)

（三）解释下列加点词的意义和用法，并翻译全句

1. 风雨之伤人奈何？(《素问·调经论》)

2. 其病两感于寒者，其脉应与其病行何如？(《素问·热论》)

3. 脉之应于寸口，如何而胀？(《灵枢·胀论》)

4. 其在骨髓，虽司命无奈之何？(《扁鹊传》)

5. 今夫脏鲜能安谷，腑鲜能母气。(《鉴药》)

6. 非欲后人知我，亦不避后人罪我。(《医林改错》)

7. 其有邪者，渍形以为汗；其在皮者，汗而发之。(《素问·阴阳应象大论》)

8. 今之处药，或有恶火者，必日之而后咀。(《良方·自序》)

9. 未花时采，则根色鲜泽。(《梦溪笔淡·药议》)

10. 目昏不能视，足弱不能履。(《古今医案按》)

（四）根据括号内的要求，用横线标出句子的结构成分

1. 何以言太子可生也？（指出状语）

2. 长桑君亦知扁鹊非常人也。（指出宾语）

3. 阿从佗求方可服食益于人者。（指出定语）

4. 又何虚实之难辩哉？（指出宾语）

（五）指出下列句子中的特殊语序现象，并加以说明

1. 悉乎哉，问也。(《素问·灵兰秘典论》)

2. 予治方最久，有方之良者，辄为疏之。(《良方·自序》)

3. 阿从佗求方可服食益于人者。(《华佗传》)

4. 又有医人工于草书者。(《吴医汇讲·书方宜人共识说》)

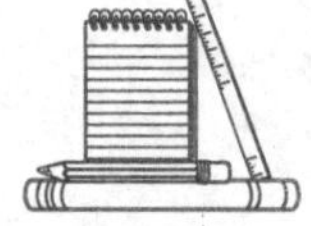

（六）说明下列判断句、被动句的表示法

1. 谁为铁汉，心不为之动也。（《格致余论》）

2. 如此而责药之不效者，非药之罪也。（《良方·自序》）

3. 此乃阴阳变化之理，为治病之权衡。（《医学心悟》）

4. 营者，水谷之精气也。（《素问·痹论》）

5. 夫痈疽之生，脓血之成也。（《灵枢·玉版》）

6. 为热所伤，元气不能运用，故四肢困怠如此。（《脾胃论》）

7. 医者与其逆病人之心而不见用，不若顺病人之心而获利也。（《儒门事亲·汗吐下三法该尽治病诠》）

（七）思考

1. 何谓宾语前置？举三例说明。

2. 什么是定语后置？特点是什么？

3. 名词作状语有几种情况？各举一例说明。

4. 什么是使动用法？哪些词类可以活用为使动用法？各举一例说明。

5. 举例说明意动用法。哪些词可以活用为使动用法？

第二节　修　辞

修辞就是修饰言辞。要使语句适合情境和主题，便要进行修辞。汉语修辞方式，古今大多相同，但同中也有异。中医古文献中常用的修辞方式有引用、割裂、比喻、借代、委婉、分承、互文等。

一、引用

引用，就是在文章中引用前人的词句、历史故事的修辞方式，又称为用典。引用可分为明引和暗引，在中医古籍中都很常见。

（一）明引

明引一般直接说出引文的出处，使人一看便知是引语。

【例1】故谚曰："有病不治，常得中医。"（《〈汉书·艺文志〉序及方技略》）

【例2】班固《汉书·艺文志》曰："《黄帝内经》十八卷。"《素问》即其经之九卷也，兼《灵枢》九卷，乃其数焉。（《黄帝内经素问注·序》）

【例3】《经》曰"问而知之者谓之工"，小儿不能问，故为难治，医者当审慎也。（《证类本草·竹叶》）

例1直接说明引用的是古谚语，例2标明引用的书名，例3是引用《难经》的话。

（二）暗引

暗引则不指明出处，在文中直接引用典故，使人看不出是引语。暗引过多，往往使文章晦涩难懂。

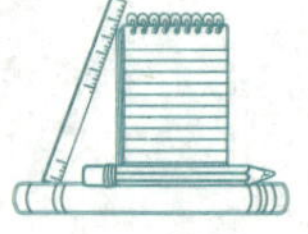

【例1】若能寻余所集，思过半矣。（《伤寒论·序》）

【例2】先生隔垣见人，何必饮上池水哉？（《医贯·痢疾论》）

【例3】然刻意研精，探微索隐，或识契真要，则目牛无全。（《黄帝内经素问注·序》）

【例4】虽然，他山之石，可以攻玉；断流之水，可以鉴形；即壁影荧光，能资志士；竹头木屑，曾利兵家。(《类经·序》)

例1“思过半”是引用《周易·系辞下》语：“知者观其彖辞，则思过半矣。”意谓收益多。

例2是患者徐阳泰称赞名医赵献可的话，两处引用了有关扁鹊的典故。扁鹊用上池之水饮用了老师长桑君给他的药后，便“视见垣一方人”“尽见五脏症结”。

例3“目牛无全”比喻技艺精熟，运用自如。这是引用《庄子·养生主》的典故。该故事说庖丁解牛三年后，技艺娴熟，眼中没有全牛，都是皮、肉、筋、骨分离的，所以宰牛虽多却不伤刀刃。

例4意指自己的著作虽然价值不大，但或许能有助于后学者。这里有多处引用，“他山之石，可以攻玉”引《诗经》原文；“断流之水，可以鉴形”引用《庄子·德充符》语句；“壁影”“荧光”引用匡衡凿壁借光、车胤囊萤照书而成才的典故；“竹头木屑，曾利兵家”引用《世说新语》典故，说晋代陶侃做荆州刺史时，让士兵将竹头、木屑等废物收集起来，最后竟然都派上用场。

二、割裂

割裂就是以古书语句中某一词表达同句另一个词的修辞方式，也称为藏词。比如《论语·为政》：“吾十有五而志于学，三十而立，四十而不惑，五十而知天命，六十而耳顺。”意思是我十五岁有志于学习，三十岁自立，四十岁不疑惑，五十岁了解天命，六十岁听到什么都能领悟。后人割裂语句，称十五岁为“志学”，三十岁为“而立”，四十岁为“不惑”，五十为“知命”，六十为“耳顺”。

【例1】论有本源，语无枝叶，辨俗师所未辨，发古人所未发，其斯道中之三折肱乎！(汪纯粹《孝慈备览伤寒编·傅玉露序》)

【例2】吾侄子正潜心斯道之久，而常寤寐于丹溪之心，故于是书尤注意焉。(《丹溪心法·高宾序》)

【例3】余年十一，连遭家祸，父以时疫，母以气中，百日之间，并失怙恃。(《普济本事方·自序》)

例1“三折肱”出自《左传·定公十三年》“三折肱知为良医”，于是后人割裂原句，以“三折肱”代指“良医”。

例2“寤寐”出自《诗·关雎》“窈窕淑女，寤寐求之”，因以“寤寐”代“求”。

例3“怙恃”出自《诗·蓼莪》“无父何怙，无母何恃”，因割裂语句，以“怙”指“父”，“恃”指“母”。

三、比喻

比喻就是打比方，即用具体常见的事物来说明另一种事物或道理，从而使文字形象生动、道理通俗易懂的修辞方式，也叫譬喻。

【例1】佗语普曰：“人体欲得劳动，但不当使极尔。动摇则谷气得消，血脉流通，病不得生，譬犹户枢不朽是也。”(《华佗传》)

【例2】邪入郛郭，槟榔、草果可以泻之。(虞抟《医学真传·疟》)

【例3】为医误治，危在呼吸。(《景岳全书·肿胀》)

【例 4】点滴无，名癃闭；气道调，江河决。(《医学三字经·五淋癃闭赤白浊遗精》)

比喻有明喻、隐喻之分。明喻即用“如”“若”“譬犹”等词说明，易于理解。

例 1 是明喻。隐喻没有比喻词，不易理解原文，例 2 ～例 4 是隐喻。例 2“郛郭”本指外城，为内城之屏障，进入外城与内城之间相当于人体的膜原（人体半表半里之处），因此以“邪入郛郭”比喻病进入膜原。例 3“呼吸”喻“顷刻之间”。例 4“江河决”喻为小便通畅，尿量多。

四、借代

为了表达需要，不称呼人或事物的固有名称，而借与之相关的其他词来代称，这种修辞方式叫借代，也叫代称。

【例 1】何以解忧？唯有杜康。(曹操《短歌行》)

【例 2】臣本布衣，躬耕于南阳。(诸葛亮《出师表》)

【例 3】我朝治洽学明，名贤辈出，咸知溯原灵素，问道长沙。(《温病条辨·叙》)

【例 4】熟读王叔和，不如临证多。(谚语)

【例 5】又到病家，纵绮罗满目，勿左右顾眄，丝竹凑耳，无得似有所娱。(《大医精诚》)

例 1“杜康”为发明酒的人，代称酒。例 2“布衣”代称平民。古代平民只能穿麻制的布衣，不能衣丝织品。例 3“长沙”代称《伤寒杂病论》。该书作者张仲景曾任长沙太守，后世遂称之为“张长沙”。例 4“王叔和”代称医书。王叔和本魏晋时名医，著《脉经》。例 5“绮罗”代称美女，“丝竹”代称音乐。绮罗本指妇女穿的衣服，丝指弦乐器，竹指管乐器。

五、委婉

不直说本意，而以含蓄婉转的话表达出来，这种修辞方式叫委婉，也称婉曲。古人为了避免直接说出粗俗（有关生殖器或排便等），或不吉利（有关死亡或疾病等）的词，故意以委婉语表达。古人表“死亡”的委婉语很多，例如：卒、不幸、捐馆、捐馆舍、升仙、见背、含、填沟壑、仙逝、百岁后、万年之后、千秋之后等；不同身份的人还有专门的用词，如帝王用崩、驾崩、崩殂、山陵崩、晏驾、薨，道士用羽化，和尚用圆寂。

【例 1】子之大父一瓢先生，医之不朽者也，高年不禄。(《与薛寿鱼书》)

【例 2】初服当更衣；不尔者，尽饮之。若更衣者，勿服之。(《伤寒论·小承气汤方》)

【例 3】善摄生者，宜暂远帷幕，各自珍重，保全天和。(《格致余论·阳有余阴不足论》)

【例 4】黄帝问曰：“人有重身，九月而喑，此为何也？”(《素问·奇病论》)

例 1“不禄”字面义是“不终其禄”（意为不再领取俸禄了），后用作“死亡”的委婉语。例 2“更衣”是“解大便”的委婉语。例 3“帷幕”本指床周的“帐幕”，进一步用作“性生活”的委婉语。例 4“重（chóng）身”为“怀孕”的委婉语，怀孕后有两条性命，故曰“重身”。

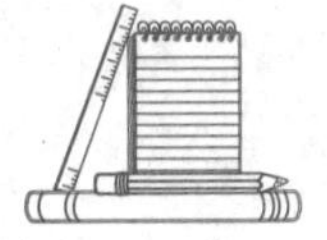

六、分承

为了句子紧凑简洁，古人常将两件事合在一起说，这种修辞方式叫分承（分别承接上文之意），又称并提。

【例 1】陟罚臧否，不宜异同。（诸葛亮《出师表》）

【例 2】普施行之，年九十余，耳目聪明，齿牙完坚。（《华佗传》）

【例 3】若不精通于医道，虽有忠孝之心，仁慈之性，君父危困，赤子涂地，无以济之。（《针灸甲乙经·序》）

【例 4】补水所以制火，益金所以平木；木平则风息，火降则热除。（《本草纲目·菊》）

例 1 理解为“陟臧罚否”（奖善惩恶），即“臧”承“陟”，“否”承“罚”。例 2 理解为“耳聪”（听力好）、“目明”（视力好）、“齿完”（门齿完整）、“牙坚”（大牙坚固），即“聪”承“耳”，“明”承“目”，“完”承“齿”，“坚”承“牙”。例 3“君父危困”承上文“忠孝之心”，“赤子涂地”承“仁慈之性”。例 4“火降则热除”承“补水所以制火”，“木平则风息”承“益金所以平木”。

七、互文

上下两句话相互呼应、补充，从而表达一个完整的意思，这种修辞方式叫互文，也叫互备、互文见义、互见。

【例 1】秦时明月汉时关，万里长征人未还。（王昌龄《出塞》）

【例 2】将军百战死，壮士十年归。（佚名《木兰诗》）

【例 3】可平五脏之寒热，能调六腑之虚实。（窦默《针经指南·标幽赋》）

【例 4】因于湿，首如裹，湿热不攘，大筋緛短，小筋弛长。（《素问·生气通天论》）

例 1 意为秦汉时的明月，秦汉时的关。通过互文暗示这里的战事自秦汉以来一直未间歇过。例 2 意为将军和壮士们经历百战，有的死了，活着的则在十年后凯旋而归，并非说将军都死了，而壮士都回来了。例 3 意为可平五脏六腑之寒热，能调五脏六腑之虚实。例 4 意为大筋小筋要么緛短，要么弛长。緛：音 ruǎn，即“软”，松驰、缩短之意。

练　习

（一）指出下列各词的修辞方式

1. 寒邪刻于上焦则痛急，痛急则神归之，神归之则气聚，气聚则寒邪散，寒邪散则痛缓，此胸痹之所以有缓急者，亦心痛去来之意也。（张志聪《金匮直解·胸痹心痛短气病脉证治》）

2. 食谷欲呕者，属阳明也，吴茱萸汤主之。得汤反剧者，属上焦也。（《伤寒论·辨阳明病脉证并治》）

3. 病在气，调诸卫；病在肉，调之分肉。（《针灸甲乙经·五脏六腑虚实大论》）

4. 是以春夏归阳为生，归秋冬为死。（《素问·方盛衰论》）

5. 趺阳脉浮而数，浮则伤胃，数则动脾。（《伤寒论·辨脉法》）

6. 若邪盛为害，则乘元气未动，与之背城而一决，勿使后事生悔，此神而明之之术也。（《医学源流论·元气存亡论》）

7. 厥后博物称华，辨字称康，析宝玉称倚顿，亦仅仅晨星耳。（《本草纲目》原序）

8. 父病年余，以致不起。(《温病条辨》叙）

9. 天有四时五行，以生长收藏，以生寒暑燥湿风。(《素问·阴阳应象大论》)

10. 前后俱闭，虚躁转甚，肌肤日削，饮食不下，虽遇扁华，亦难措手。(张璐《张氏医通·痿痹门》)

11. 疾徐如轮扁之手，轻重若庖丁之刀。(张介宾《类经附翼·医易》)

12. 仓廪不藏者，是门户不要也。(《素问·脉要精微论》)

13. 欲知脏腑之虚实，必先诊其脉之盛衰。(窦默《针经指南·标幽赋》)

14. 又到病家，纵绮罗满目，勿左右顾眄；丝竹凑耳，无得似有所娱。(《大医精诚》)

15. 子之大父一瓢先生，医之不朽者也，年高不禄。(《与薛寿鱼书》)

16. 谓沉为浮，则方治永乖；以缓为迟，则危殆立至。(王叔和《脉经·序》)

17. 少阴病，脉微细沉，但欲卧，汗出，不烦，自欲吐，至五六日自利，复烦躁，不得卧寐者，死。(《伤寒论·辨少阴病脉证并治》)

18. 阴阳者，天地之道也，万物之纲纪，变化之父母，生杀之本始，神明之府也。(《素问·阴阳应象大论》)

19. 卒然遭邪风之气，婴非常之疾。(《伤寒论·序》)

20. 夫粗工之与谬工，非不误人，惟庸工误人最深，如鲧湮洪水，不知五行之道。(《儒门事亲·汗下吐三法该尽治病诠》)

21. 小青龙之水，动而不居；五苓散之水，留而不行；十枣汤之水，纵横不羁；大陷胸之水，痞硬坚满；真武汤之水，四肢沉重。(柯琴《伤寒论翼·制方大法》)

（二）思考

扫一扫，查阅复习思考题答案

1. 举例说明词义的扩大、缩小和转移。
2. 何谓词的本义和引申义？各举一例说明。
3. 何谓偏义复词？举例说明。
4. 什么是同形词？什么是简称词？
5. 常用修辞方式有哪几种？各举一例说明。
6. 什么是委婉？什么是割裂？什么是互文？

扫一扫，查阅本章 PPT、视频等数字资源

第四章 句 读

中医临床、教学、科研工作者阅读和整理古典医籍不仅是增强工作能力的一个重要途径，而且也有利于更好地传承和利用古典医籍。因此，要具备阅读和整理中医古籍的能力，首先就应不断地夯实句读的相关基础，掌握必要的技能，此为提高中医药学术水平和业务能力的必经之路。

句读是指阅读古书时语句需要停顿处的专用术语。古书没有标点。古人在句子需停顿处，加一符号在字下，称为读（dòu）；一句话已完的地方，加一符号在字旁，称为句。两者合称句读，也叫句逗。古人称文句语意已完之处为“句”，则语意未完而需要停顿的地方称为“读”。古书大多没有断句，中医古籍亦然，故而读者需边读边断。因此，重视句读能力的训练，推求正确的句读方法，历来皆为治学的重要门径。而医学古籍，性命攸关，句读的正确与否直接影响人的生命与健康，因此，中医药工作者应当坚持不懈地学习句读及标点知识，从而增强句读古医书的能力。

中医古籍有句读符号的时代较晚。从现存古医书抄本来看，在敦煌古医书卷子中，偶见有表示句读的单点符号。从印刷医书来看，至明初，才有少数刻本医书开始使用句读符号。当时所用的符号常见的有逗点号“，”圈号“。”和圆点号“·”3 种。其使用方法大致分为“单用”和“兼用”两类。所谓“单用”，即通书仅使用上述符号的某一种，既用来表示“句”，也可用来表示“读”。至于兼用的情况，又可分为两种：其一是通书兼用圈号和逗点号，一般以圈号表示“句”，逗点号表示“读”，也有圈号和逗点号混用的情况。其二是通书兼用圈号和圆点号，一般是在大字正文中使用圈号，在引文或小字注文中用圆点号。现在一般要求给古书断句，大多单用圈号，标示位置在当断之字的右下方。

当今句读使用标点符号。1951 年中央人民政府出版总署公布了《标点符号用法》，共 14 种标点符号，即点号和标号各 7 种。然后又新增了间隔号“·”，从而使句读更趋规范合理。因此，使用现代标点符号整理的中医古籍，较之传统经典符号要求更高，不仅要求正确断句，而且要求通过正确运用标点符号，准确地反映出原著的结构层次、语句的性质及作用、语气感情和深邃含意。

第一节 句读的方法

要正确、无误地给古代医书断句或标点，需具备相当的古汉语基础、中医药学和古代文化等方面的知识。句读古代医书，既要符合文理，又要符合医理。句读的基本方法包括明文意、辨虚词、析句式、剖层次和据韵脚。

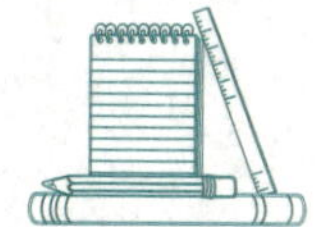

一、明文意

句读出现错误的原因很复杂，但大多与没有认真研读原文，或没有认真体会文句意思有关。因而详细辨明词义、正确理解文意，是句读古医书的先决条件，也是进一步提高句读水平的基本保证。

【例1】右五味㕮咀三味以水七升微火煮取三升去滓适寒温服一升

该文是《伤寒论·辨太阳病脉证并治》"桂枝汤方"段末的一则文字。此句一般易断为：

右五味，㕮咀三味。以水七升，微火煮取三升，去滓。适寒。温服一升。

如此断句，其他句子极易理解，唯独"适寒。温服一升"其文义不明。既说"适寒"，怎能又讲"温服"呢？显然是前言不搭后语。若将"温"字属上为句，成为"适寒温，服一升"，则可理解为在不冷不热之时，服用一升，这样一来，不仅文句通顺，而且语意明确。

【例2】李子方年四十余性素暴忽因怒卒晕倒脉浮中无沉按数六至此阳虚陷入阴中之证

该文摘自《慎柔五书·医案·风例》。对于此段文字，若不明医理，仅着眼于词语的连贯关系，很容易标为：

李子方，年四十余。性素暴，忽因怒卒晕倒。脉浮中无沉，按数六至。此阳虚陷入阴中之证。

按如此断句来理解，可只将"浮""沉"看作脉象名。但揆之医理，浮脉与沉脉相反，"脉浮中无沉"若能成读，则"中无沉"三字显属赘语。其实文中的"浮""中""沉"是指三种持脉法，故应修正为"脉浮中无，沉按数六至"，意为脉浮取、中取均不应手，重取则脉来六至。从中得知，句读后如果发现有违背医理之处，务必认真加以查改，确保文义通达。

二、辨虚词

虚词在表达语气和句子结构方面起着重要作用。如"之""乎""者""也""矣""焉""哉""耶""欤""耳"等，具有表示语气停顿或语意终结的作用，一般置于句末。例如：刘勰《文心雕龙·章句》称其为"送末之常科"；刘知己《史通·浮辞》称其为"断句之助"。发语词"夫""惟""盖""粤""且"等，具有发端的作用，通常冠在句首。用在复句中的连词"诚""若""而""以""故"等，往往出现在分句之首。因此，阅读古书时，便可利用这些虚词来作为断句的参考。

【例1】岐伯答曰夫色脉与尺之相应也如鼓桴影响之相应也不得相失也此亦本末根叶之出候也故根死则叶枯矣

该文是《灵枢经·邪气脏腑病形》中的一则文字。句中"夫"字出现一次，"也"字出现四次，"矣"字出现一次。除"岐伯曰"外，该则文字一共只有五句，每句均有虚词作为标志，显然可将其断为：

岐伯答曰："夫色脉与尺之相应也，如鼓桴影响之相应也，不得相失也，此亦本末根叶之出候也，故根死则叶枯矣。"

【例2】岐伯曰何物大于天乎夫大于针者惟五兵者焉五兵者死之备也非生之具且夫人者天地之镇也其不可不参乎夫治民者亦惟针焉夫针之与五兵其孰小乎

该文是《灵枢经·玉版》中的一则文字。该则文字中，除"岐伯曰"外，其余或含煞读

的语气助词，或含煞句的语气助词，或含发语词，或兼有发语词和煞读的语气助词。由此可见，它们将读与读、句与句之间的分界线划分得十分清晰。

以上列举用于句首或句尾的虚词，仅为通常的现象，但并非是绝对的，应顾及例外的情况。否则一见“之”“乎”等就在它们的后面句读，或一见“夫”“惟”等就在它们的前面句读，难免造成错误。如“之”作结构助词、“乎”作介词使用时，则不能在它们的后面句读；当“夫”作语尾词、“惟”作动词使用时，前者就不可、后者就不一定能在它们的前面句读。

三、析句式

古人撰文讲求“言简意赅，言以文远”，对修辞极为重视，多利用修辞而形成一些特定句式，如对偶、排比等，可资今人句读古医书时利用。对偶是用一对字数相等、结构相同或相似的语句来表达相关的内容。排比是用一系列（至少三句）结构相似、语气相同的语句来表达相关的内容。由于对偶具有句式对称、排比具有句式整齐的特点，故可将此作为句读的依据。

【例 1】阳气根于阴阴气根于阳无阴则阳无以生无阳则阴无以化全阴则阳气不极全阳则阴气不穷春食凉夏食寒以养于阳秋食温冬食热以养于阴滋苗者必固其根伐下者必枯其上

此为王冰注《素问·四气调神大论》“所以圣人春夏养阳，秋冬养阴，以从其根”的注文。该段文字从文首至“必枯其上”共含五组对偶句式。第一组对偶是由两个陈述式单句组成。第二组和第三组对偶都是由两个紧缩式条件复句组成。第四组由两个目的复句组成。第五组由两个假设复句组成。凡单句对偶和紧缩式复句的对偶，前句后用逗号，后句后用句号。其他非单句与紧缩式复句的对偶，上一分句后用分号，下一分句后用句号。经过如此分析整理，可将该段文字标点为：

阳气根于阴，阴气根于阳。无阴则阳无以生，无阳则阴无以化。全阴则阳气不极，全阳则阴气不穷。春食凉，夏食寒，以养于阳；秋食温，冬食热，以养于阴。滋苗者，必固其根；伐下者，必枯其上。

【例 2】形乐志苦病生于脉治之以灸刺形乐志乐病生于肉治之以针石形苦志乐病生于筋治之以熨引形苦志苦病生于咽嗌治之以百药形数惊恐经络不通病生于不仁治之以按摩醪药是谓五形志也

该文摘自《素问·血气形志》，该段文字中含五个排比，由五个复句构成。前四个复句中都含有“形某志某”“病生于某”“治之以某某”的结构，唯有第五个复句所含结构尚有变化，但大体上与前四个复句相似。因此，只要能正确读出第一个复句，其他句读就迎刃而解了。按照复句排比的标点要求，可将该段文字标点为：

形乐志苦，病生于脉，治之以灸刺；形乐志乐，病生于肉，治之以针石；形苦志乐，病生于筋，治之以熨引；形苦志苦，病生于咽嗌，治之以百药；形数惊恐，经络不通，病生于不仁，治之以按摩醪药。是谓五形志也。

此外，四字句式不仅具有“密而不促”（摘自《文心雕龙·章句》）的特点，而且还可体现行文言简意赅，诵读朗朗上口的效果，因而古人构文常喜运用此类句式，不仅骈文如此，散文中也较常见。古代医家在症状描述、脉象记录、病因说明、病机分析、本草形状、服法禁忌时经常采用，甚或成段落地使用，牢固掌握并合理应用这些知识，有利于对古医书的正确句读。

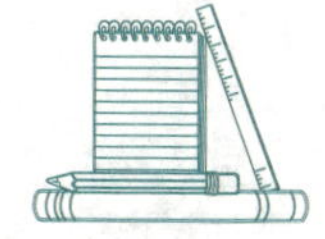

文言文中尚有一些固定结构，各自具有相应的表意功能和固定的句型格式。如表示被动的有“为……所……”“见……于……”的句型；表示宾语前置的有“唯（惟）……是……”“唯（惟）……之……”的句式；表示两相选择的有“与其……孰若……”的形式；用条件限定方式表示否定的有“非……不……”的格式。疑问句的固定结构最多，如“不亦……乎……”“何（奚）以……为”“得无（毋）……乎”“无乃……乎”“庸（岂、其）可……哉”等，这些均可作为断句的参考依据。虽然固定结构中置入的语言成分因文而异，然而掌握了句型格式的特点，对句子起止之处的判断就可了如指掌。

四、剖层次

文以载义，文意必有层次之分。凡属古文断句，只有探求文章的层次，方能符合古人的本意。以《瘟疫论评注》为例。

【例1】凡元气胜病为易治，病胜元气为难治，元气胜病者，虽误治，未必皆死；病胜元气者，稍误未有不死者。

此段文字的层次本来是先总言，后分述；即前两句为总言，后六句为分述（“稍误”后应加逗号，意为稍误治，与前面的“虽误治”对言，故六句分述为妥）。在分述的六句中，前三句是说明总言的首句，后三句是说明总言的次句，层次分明。如此标点，便是以“元气胜病者”三句来说明总言的两句，而“病胜元气者”三句便失去了说明的对象了。纠正的方法除在“稍误”后加逗号外，更应将“病胜元气为难治”后的逗号改为句号。

【例2】伤寒与中暑，感天地之常气，疫者感天地之疠气，在岁运有多寡；在方隅有厚薄；在四时有盛衰。

此段文字通过比较疫与伤寒、中暑的区别，着重说明了疫的病因与疠气的特点。伤寒与中暑是感受自然界的常气，疫是感受自然界的疠气。疠气的特点在每年有多少的不同，各地有厚薄的差异，四季有盛衰的区别。据此“感天地之常气”后理当使用句号；“伤寒与中暑”后既然用了逗号，则“疫者”后也应当用逗号，何况“者”本来就有表示停顿的意思；最后三句系单句排比，如前所述，前两个单句后不用分号，而应当改为逗号。《瘟疫论评注》一书中，于“感天地之常气”后用逗号，而在“在岁运有多寡”后用分号，既表示不出“伤寒与中暑”同“疫”的对比意思，同时容易将“在岁运有多寡”理解为既是疠气又是常气的特点，而末两句更反应不出是何者的特点。由此可见，该则文字标点错误较多，为明确起见，正确标点如下：

伤寒与中暑，感天地之常气。疫者，感天地之疠气，在岁运有多寡，在方隅有厚薄，在四时有盛衰。

五、据韵脚

古医书有不少是歌赋体的韵文。韵文的特点是除句式整齐外，还讲究押韵，以利朗朗上口，便于记忆。韵脚也就成了断句的依据。一般规律是隔句押韵，即奇句不押偶句押，其可分为首句入韵和不入韵两种。因此，对有韵之处可以根据韵脚字来断句。

【例1】阳证初起焮赤痛根束盘清肿如弓七日或疼时或止二七疮内渐生脓痛遂脓减精神爽腐脱生新气血充嫩肉如珠颜色美更兼鲜润若榴红自然七恶全无犯应当五善喜俱逢须知此属纯阳证医药调和自有功。

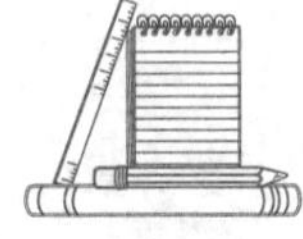

该文是《医宗金鉴·外科心法要诀·痈疽阳证歌》中的一段内容。这首歌诀采用

隔句押韵，且首句入韵的韵例，用韵合《中原音韵》。歌诀中的“痛”“弓”“脓”“充”“红”“逢”“功”均属韵脚字。在此可按照诗歌的体裁将其整齐地排列如下：

阳证初起焮赤痛，根束盘清肿如弓。
七日或疼时或止，二七疮内渐生脓。
痛遂脓减精神爽，腐脱生新气血充。
嫩肉如珠颜色美，更兼鲜润若榴红。
自然七恶全无犯，应当五善喜俱逢。
须知此属纯阳证，医药调和自有功。

在歌诀体裁的古医书中，有一种情况务必注意，即作者有时会在歌诀内附上注语，意在使歌词与注语相得益彰，前者取其易咏诵，后者取其意显明。当句读此类医古文时，如不具备相关的语言知识极易出错，当应引以为戒。

【例2】急流性速堪通便，宣吐回澜水即逆流水。最宜，百沸气腾能取汗，甘澜劳水意同之。流水杓扬万遍，名甘澜水，又名劳水。黄齑水吐痰和食，霍乱阴阳水可医，见霍乱新汲无根皆取井，将旦首汲曰井华水，无时首汲曰新汲水，出甃未放曰无根水。除烦去热补阴施，地浆解毒兼清暑，掘墙阴黄土，以水入坎中，搅取浆，澄清用。腊雪寒冰治疫奇，更有一般蒸汗水，如蒸酒法蒸水，以管接取，倒汗用之。奇功千古少人知，功堪汗吐何须说，滋水清金理更微。肺热而肾涸，清金则津液下泽，此气化为水，天气下（注：校点本原脱一“下”字）为雨也，肾涸而肺热，滋阴则津液上升，此水化为气，地气上为云也。蒸水使水化为气，气复化水，有循环相生之妙，用之最精。

此段歌谣摘自清代何梦瑶《医碥》一书“方后附录”中的“煎药用水歌”。该文中既有歌词，亦有注语。其书初刻于乾隆辛未，后世有多次翻刻，但直至1922年上海千顷堂印本，所用刻印体例都是正文用大字，注语用双行小字。点校者因不晓古人正文与注文合刻时的惯用体例，又不明声韵之学，未精究文义，就轻易点书，以致正文和注文杂糅不分、断句标点多处出错，故将这首通俗易懂的歌诀弄得不伦不类，文不达意，难以卒读。这首歌的正文采用隔句押韵、首句不入韵的韵例，用韵合《中原音韵》。韵脚字“宜”“之”“医”“施”“奇”“知”“微”，属齐微部。重新整理如下：

急流性速堪通便，宣吐回澜水（逆流水）最宜，百沸气腾能取汗，甘澜劳水意同之（流水杓扬万遍，名甘澜水，又名劳水）。黄齑水吐痰和食，霍乱阴阳水可医（见霍乱），新汲无根皆取井（将旦首汲曰井华水，无时首汲曰新汲水，出甃未放曰无根水），除烦去热补阴施。地浆解毒兼清暑（掘墙阴黄土，以水入坎中，搅取浆，澄清用），腊雪寒冰治疫奇。更有一般蒸汗水（如蒸酒法蒸水，以管接取，倒汗用之），奇功千古少人知。功堪汗吐何须说，滋水清金理更微（肺热而肾涸，清金则津液下泽，此气化为水，天气下为雨也；肾涸而肺热，滋阴则津液上升，此水化为气，地气上为云也。蒸水，使水化为气，气复化水，有循环相生之妙，用之最精）。

第二节 误读的表现与原因

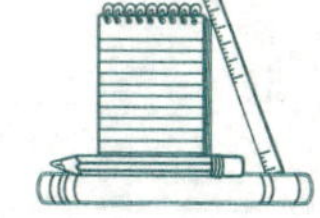

误读的主要原因概括起来有不辨词语意义、不晓医药道理、不谙文史知识、不明语法规

律和不知古书刻本文字讹误等几方面。

一、不明文义而致误

【例 1】且积之成也，或因暴怒、喜、悲、思、恐之气，或伤酸、苦、甘、辛、咸之食，或停温、凉、热、寒之饮，或受风、暑、燥、寒、火、湿之邪。其初甚微，可呼吸按导方寸大而去之。

该文摘自《儒门事亲》(某出版社 1984 年版)。依“其初甚微，可呼吸按导方寸大而去之”的标点，其文意可理解为：肿块初起时很小，可呼吸按导至方寸匕大小就消除了。这显然违背医理。此因校注者没有深刻理解原著和医理所致，在“可呼吸按导”下当断未断。原文之意当为：肿块初起时很小，可以用呼吸按导法治疗。肿块长至方寸匕大小时，则应消除它，即肿块达到一定体积时，尚需根除。

【例 2】人生一小天地。病之轻者。如日月之食。不转瞬自必回和断不可轻易服药。恐益于此则损于彼也。

该文摘自《笔花医镜》(某出版社 1978 年版)。文中之“回”谓恢复。“回和”意为恢复正常。原意是强调病轻者如同日食与月食，虽亏损，但很快就会自行恢复正常，切不可轻易服药。由于点校者不明“回和”之义，故其失断。

二、缺乏一般常识而致误

医学文献中往往包含不少文史或地理方面的知识，缺乏这方面的知识也可导致误读错点。

【例 1】医之道所以难言者，盖若此而已，乌伤？贾思诚，濂之外弟也，性醇介，有君子之行。

该文摘自《医部全录》(某出版社 1962 年版)。“乌伤”处即不当断。“乌伤”为浙江义乌的古称。相传此地有个名叫颜乌的孝子，因父亡而负土筑坟，群乌衔土相助，乌喙皆伤，此地渐进获乌伤之名。西汉末改称乌孝，唐代改为义乌。贾思诚是义乌人，故称“乌伤贾思诚”。标点者因缺乏古代文化知识而误断。

【例 2】衄家，不可发汗，汗出必额上陷，脉急紧，直视不能，不得眠。

该文摘自《伤寒论语译》(某出版社 1974 年版)。依照例文的标点，便以为衄家发汗后将会出现“额部塌陷”和“寸口脉紧急”之症。但临床从未见过衄家汗后有额上塌陷者，且额上塌陷的状况如何也无法想象。其错在不该在“陷”字后断句，宜以“必额上陷脉紧急”为句。“陷脉”为《黄帝内经》的名词术语。如《灵枢·九针十二原》“故针陷脉则邪气出”,《素问·骨空论》“膕下陷脉灸之”等。“额上陷脉”是指两额角陷凹处的动脉，相当于现代医学的颞浅动脉，此为古人候脉的部位之一。

【例 3】去滓，温服一升，覆取微似汗，不须啜粥，余如桂枝法，将息及禁忌。

该文摘自《注解伤寒论》(某出版社 1972 年版)。此为《伤寒论》桂枝汤方后所介绍的桂枝汤的服用方法与禁忌，其中有“服以须臾，啜热稀粥一升余，以助药力”的要求。原意是说，服用葛根汤，除不须啜粥外，其余有关调养和禁忌等要求都与桂枝汤相同。校注者因没有前后相参，深究文意，同时不明“如桂枝法”是“将息及禁忌”的状语，致使误读错点。

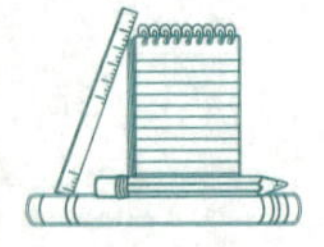

三、缺乏医药知识而致误

【例 1】初中末三法不可不讲也。初者病邪。初起正气尚强。邪气尚浅。则任受。攻中者受病渐久。邪气较深。正气较弱。任受且攻且补。末者病魔经久。邪气侵凌。正气消残。则任受补。

该文摘自《医宗必读》(某出版社 1957 年版)。本文中“初起正气尚强”的“初起”与“攻中者受病渐久”的“攻”均当属上为句。这是一段总分式的议论，结构层次井然。首句为总言，以下从病情发展的三个阶段予以分述，即根据“初”“中”“末”三阶段正邪消长情况，应分别采用“攻”“且攻且补”“补”3 种不同治法。然而句读者尚未剖析层次，不悉医理而致多处错断。

【例 2】此痞本于呕。故君以半夏生姜。能散水气。干姜善散寒气。凡呕后痞硬。是上焦津液已干。寒气留滞可知。故去生姜而倍干姜。

该文摘自《伤寒来苏集·伤寒附翼》(某出版社 1978 年版)。这是一则说明半夏泻心汤配伍之理的文献。半夏泻心汤即生姜泻心汤去除生姜、倍用干姜而成。“故君以半夏生姜”的句读，正与该方配伍相连，与下文“故去生姜而倍干姜”之义相左。其“生姜”二字当属下为句。这是因句读者不熟悉半夏泻心汤的配伍，更不明“生姜能散水气”与“干姜善散寒气”适成对偶，又未贯通上下文意而致误读。

【例 3】睡者六字，真言之一，能睡则阴气自复，交骨亦开矣。

该文摘自《中医外治法简编》(某出版社 1977 年版)。该例“睡者六字”文不成义，“六字”当属下为句。清代函斋居士《达生编》主张产妇临盆时要牢记“睡、忍痛、慢临盆”的六字诀，后世称之为“六字真言”。吴师机《理瀹骈文》云：“临产遵六字真言，催生滋四物大剂。”此为句读者缺乏医学知识所致。

四、缺乏相关知识而致误

古人云：“读书破万卷，下笔如有神。”只有多学多读，博采众长，不断加强相关知识的学习，拓宽知识面，增长才干，才能提高句读和标点的能力。

【例 1】阴虚不能胜阳。而火上壅。则烦气上越。则呕烦而乱。则烦之甚也。呕而逆。则呕之甚也。

该文摘自《女科要旨》(某出版社 1982 年版)。文中“则烦”“则呕”“则烦之甚也”“则呕之甚也”均当属上句。断错的原因：一是不知“火上壅则烦”与“气上越则呕”是对比，“烦而乱则烦之甚也”与“呕而逆则呕之甚也”是对举，故总体上未分清层次。二是不明文中的四个“则”字都是用来连接紧缩复句的，误将紧缩复句当作一般分句。三是不知道处于紧缩复句中的“则”字所连接的前后两项断然不可分开，以致轻易点断，割裂了文脉，乱了篇章旨意。

【例 2】所谓邦无道危行言。孙学士固不求人知。人又何能知学士也。

该文摘自《宋以前医籍考》(某出版社 1955 年版)。文中“孙”字当属上句。误读原因有二：一是不知文中的“学士”是指宋代医家许叔微(曾任集贤院学士，故医林习称许学士)。二是不明“危行言孙”是成语。《论语·宪问》：“邦无道，危行言孙。”“孙”同“逊”。(杨伯峻《论语译注》)何晏集解：“孙，顺也。历行不随俗，顺言以远害。”邢昺疏：“邦无道，则历其行，不随俗；顺言辞，以避当时之害也。”“邦无道，危行言孙”是孔子教育弟

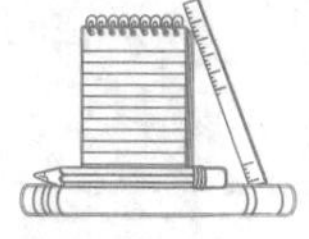

子为人处世的一种方法，意谓身处乱世之时，行为要正直（以免被恶俗玷污），谈吐可恭顺（以规避当时之害）。此为点校者不习古文、不晓文理而误读。

【例3】故适寒凉者胀之，温热者疮，下之则胀已，汗之则疮已。

该文摘自《黄帝内经素问白话解》（某出版社1958年版）。该例“故适寒凉者胀之”中的“之”当属下句。此处的“之”是动词，与“适”同义。《尔雅·释诂》云：“适、之，往也。”张介宾《类经》注云：“之亦适也。”文中“适寒凉者胀”与“之温热者疮”，乃相对为文。古人在对文的语境里，在相对位置上要表达同一个意义时，为避免用字重复，常变化使用同义词。句读者因不知“之”是动词和古人对文文例导致误读。

第三节 句读实例解读

给未经断句或标点的白文句读，一般可遵循以下步骤：在句读之前要认真阅读，联系上下文反复思考；在基本弄清文意、明晰结构脉络后，加以句读；句读后，将所断之文阅读数遍，如果文句通畅，层次分明，文义清晰，便说明所做的断句及标点大致无误，若有扞格难通之处，则应反复斟酌误断、误点之处，予以一一纠正，直到文章的脉络清晰，文意明确。在此以清代名医雷丰所撰《时病论·小序》一文为例，就句读的具体步骤、基本思路和一般方法进行综合分析。

《时病论·小序》的中心内容是阐述撰写《时病论》的原因。将这篇白文阅读数遍后，即可明确作者在谋篇布局上采用“主客问答”的方式。文中问答之辞的起止之处十分清晰，故可基本上按问答之辞的起止，分别作句读分析。将该文分为六段，每段加圈码，并对前三段逐一分析。

第一段：

稿甫成客有过而诮曰①子何人斯积何学问②敢抗颜著书以问世③真所谓不知惭者矣④

①“客有”是“前置词+虚指代词”的结构。此种结构在文言文中只能充当句子的主语，故“成”字下应有一读。又，凡有问答之辞，“曰”字之下，理当一读。

②“子何人斯”，符合文言文的“某何人斯”的固定句式。它与“积何学问”并列，故“斯”“问”两字下应断。在此客人连用两个四字句发问，可见其语气咄咄逼人。

③因为“敢”是“岂敢”的省文，一般用于反问句句首，其后必有动词性词组，而“以”字所连接的前后两项“抗颜著书”与“问世”正构成动词性偏正词组，故“敢抗颜著书以问世”应连为一句。

④在“真所谓不知惭者矣”的文句中，句末语气助词“矣”起着煞句的作用。

此段文字正确的标点为：

稿甫成，客有过而诮曰：“子何人斯，积何学问，敢抗颜著书以问世？真所谓不知惭者矣。”

第二段：

丰笑而谢曰①吾乃一介布衣未尝学问②成书数卷聊以课徒若云问世则吾岂敢③

①一般来说，古人在对话中直呼己名，是一种谦称的方式。谦称代词，例作主语，故“丰笑而谢曰”应断为一句。

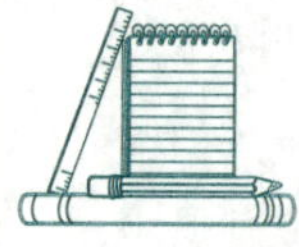

②“吾乃一介布衣”与“未尝学问”，分别回答客人所提的“子何人斯”与“积何学问”

两个问题，故“衣”“问”字下各当标点。值得一提的是，客问之辞“积何学问”中的“学问”是名词，雷丰在答语中巧妙地将“学问”转为动词，其行文之诙谐，令人击节。

③“成书数卷”，显成一读。“若……则……”是文言文假设复句的句型。由此可知，此16字当断为四个四字句。

此段文字正确的标点为：

丰笑而谢曰：“吾乃一介布衣，未尝学问。成书数卷，聊以课徒。若云问世，则吾岂敢？”

第三段：

客曰既云课徒①自仲景以前有义农轩伯以后有刘李朱张及诸大家之书不下数千百种②就中堪为后学法程者何可胜道③子必亹亹焉著时病论以授受④尽子之道亦不过一时医也何许子之不惮烦耶⑤

①“客曰”一读，自不待言。“既云课徒”，四字成句。客人以雷丰答话中的“课徒”之说为话题继续发问，并由此引出下文对前代医家倍加称颂的话语。

②“以前”与“以后”，两项对举，故可知“以后”之前，承上省略了“自仲景”三字，“义农轩伯”之后，蒙下省略了“之书”二字，故“伯”与“书”两字下各当有一读。如此，“不下数千百种”作为一读，就显而易见。

③“就中堪为后学法程”是“何可胜道”的主语，因作者在主语后用了语气助词“者”，而“者”字必煞读脚，故宜将这一单句依音读之惯例，分为二读。

④“子必亹亹焉著时病论以授受”当为一句。因为用“以”字连接两个动词性词组时，后一行为往往是前一行为的目的，此句中的“以”字用法正是如此，此句文义正与前文“成书数卷，聊以课徒”相对应。需要特别注意的是，因“焉”字常用作语末语气助词，故初习之人容易在此“焉”字下误读。此处的“焉”字，王引之称其为“状事之词也，与‘然’同义”（《经传释词》卷二），即一般所称的形容词词尾。“亹亹焉”充当“著时病论”的状语。

⑤依据句末语气助词“也”“耶”及固定结构“亦……也”，可以较容易地在“道”“也”“耶”三字下标上句读。其中，“何许子之不惮烦？”是出自《孟子·滕文公上》文中的成句。意为“为什么许行这样不怕麻烦？”后用作一般询问语，询问对方为什么不怕麻烦。

此段文字的正确标点应为：

客曰：“既云课徒，自仲景以前有义农轩伯，以后有刘李朱张及诸大家之书，不下数千百种。就中堪为后学法程者，何可胜道？子必亹亹焉著《时病论》以授受，尽子之道，亦不过一时医也。何许子之不惮烦耶？”

“由文字以通乎语言，由语言以通乎古圣贤之心志”（《古经解钩沈·序》），是句读古籍的根本途径。

练　习

（一）填空

1. 古书没有标点，古人在句中须停顿处，加一符号在字下，称为________；一句话已完的地方，加一符号在字旁，称为________，两者合称________。

2. 古人所用句读符号主要有________、________、________3种。

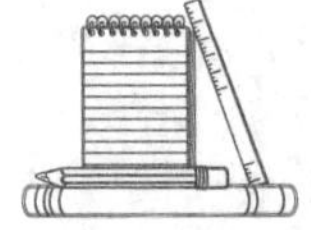

3. 现在通行的标点符号有________种，其中标点古书常用的有________、________、________、________、________、________、________、________、________9种。

4. 1951年中央人民政府出版总署公布了《标点符号用法》，共________种标点符号，即点号和标号各________种。然后又新增了间隔号________，从而使句读更趋规范合理。

5. 分析误读的主要原因概括起来无非是不辨________意义、不晓________道理、不谙文史知识、不明语法________、不知古书刻本文字讹误等。

（二）写出下列括号中的内容

1. 如之、乎、者、也、矣、焉、哉、耶、欤、耳等，具有表示语气（　）或语意（　）的作用，一般置于句末。

2. 经常用于句末的虚词有（　）（　）（　）（　）耶、欤、耳、而已等，一般可在它们的后面断句。

3. 由于对偶具有句式（　）、排比具有句式（　）的特点，故可将此作为句读的依据。

（三）标点

1. 小儿除胎生病外有四种曰惊曰疳曰吐曰泻其病之源止有二曰饱曰暖善治小儿者当察其贵贱治之盖富贵之家衣食有余生子常夭贫贱之家衣食不足生子常坚贫家之子不得纵其欲虽不如意而不敢怒怒少则肝病少富家之子得纵其欲稍不如意则怒怒多则肝病多矣夫肝者木也甚则乘脾也又况贫家无财少药故死少富家有财多药故死多故贫家之育子虽薄于富家其成全小儿反出于富家之右

2. 张元素字洁古易州人八岁试童子举二十七岁试经义进士犯庙讳下第乃去学医无所知名夜梦有人用大斧长凿凿心开窍纳书数卷于其中自是洞彻医术河间刘完素病伤寒八日头痛脉紧呕逆不食不知所为元素往候完素面壁不顾完素曰何见待之卑如此哉既为诊脉谓之曰脉病云云曰然初服某药用某味乎曰然元素曰子误矣某味性寒下降走太阴阳亡汗不能出今脉如此当服某药则效矣完素大服如其言遂愈元素自此显明元素治病不用古方其说曰运气不齐古今异轨古方新病不相能也自为家法云

（四）思考

扫一扫，查阅复习思考题答案

1. 什么是句读？
2. 简述如何区别音读与义读。
3. 有几种句读符号？各有什么用处？
4. 句读的位置有几种？表示什么意义？
5. 阐述句读的主要方法，以及误读的表现及其原因。

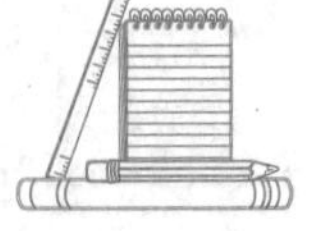

扫一扫，查阅本章 PPT、视频等数字资源

第五章 文意理解

文意理解是指对文章语句含义的理解，以及对篇章宗旨及其文中内涵的领悟。阅读中医古籍的目的是获取中医药学术信息，以及与此相关的其他信息，认识历史、现实及长远的科学含义和人文意义，从中吸取精华，去其糟粕。因此，篇章文句旨意的把握和理解尤为重要。

理解古代中医药文献的文意，不仅要综合运用古代语言文化知识、中医药知识和现代科学知识，还需熟读深思，要熟练掌握一些推敲文意的方法。只有这样，才能真正地理解文意，为中医药文化的传承和创新提供保障。

第一节 文意理解的方法

文意理解的过程，实际上是读者与作者学术思想沟通和交流的过程。韩愈曾把自己的读书方法总结为“记事者必提其要，纂言者必钩其玄”(《进学解》)。就是说，对于记事之文，须循章归旨，力争把握其宗旨纲要，领会其撰述意图；对于说理之论，要意会主旨，明确概念，着力探明其内涵底蕴，领悟其言下之意和未言之旨。把握文章纲领则可提要钩玄，此为理解古医书的重要门径。提要是对文句篇章旨意、脉络的总体把握，主要运用辐合思维；钩玄是从深度和广度上认识句意章旨的含义，主要运用发散思维方法。此外，文章背景、文章体裁结构、上下文语言环境、前人的注释等都有助于正确理解文意。

一、据文揣意

中国传统文化以形象思维、意象思维见长，历来重视举一反三的能力。古人在撰述上有其独到的表达习惯和价值观。古人擅用譬喻、暗示和例证等手法，委婉、含蓄地表达自己的观点和意图。冯友兰在《中国哲学简史》中曾指出：“中国哲学家惯于用名言隽语、比喻例证的形式表达自己的思想。”中国古代哲学著作与西方哲学著作相比，有一个显著的特点，就是“明晰不足而暗示有余”。因此，理解中医古籍的文意应重在“感悟”二字上下功夫。感，即感受文句的形象意境；悟，是领悟其中的真情实意。也就是说，要由表及里、由正及反、由此及彼地发掘出文句的深层义、象征义、比喻义、哲理义、言外义等言外之意，真正体现“读文见髓”的效果。

（一）抓住关键词而体会言下意

细品下文的关键词语，则有助于领悟其作者的言下之意。

【例】夫《易》之为书，变动不居，然亦有变易、不易二义，故曰“蓍之德圆而神，卦之德方以智”。夫卦诚方矣，岂方、智之遂无圆、神之妙也哉？吾愿读吾书者，取是方而圆

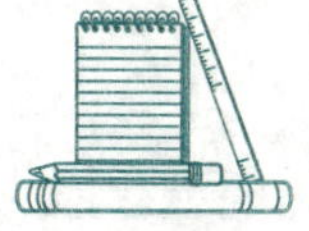

用之，斯真为得方之解也矣。(《医方集解·序》)

本段语意理解的关键在于必须弄清“圆”“神”“方”“智”四个词的文化内涵和蓍、卦的形象功用特点。在古人心目中，“圆者运而不穷，方者止而有分”(《易·系辞上》王弼注)。古人把无迹可寻、微妙莫测的事物通称为“神”，把有形可察、有规可循的事物称为“方”，善于格物致知、比例类推的能力则通称为“智”。蓍占以数算，“数无恒体，犹圆之不穷”(《易·系辞上》孔颖达疏)，古人用以占卜已然可溯之事。所以古人认为，蓍数有圆神之性，卦占有方智之能。但无论是蓍数还是卦占，不仅有一定的方法可循，而且也要灵活变通。汪昂认为，读方书也是如此。成方是法度规范，是有前例可循的经验借鉴，学习成方，属于方、智之列；而读懂成方、运用成方还是要明其要妙、通其权变，则又属于圆、神之功了。

（二）推敲字面义而推求比喻意

中医古籍因措辞表意方式的不尽相同，一些在古人看来既直白又简单而并不难懂的话，当今却不易理解透彻。对此，有必要从揣摩字面义入手，继而细心体察其语意所在。对于古人形象化的表述，要认真体会其情景意象的特点，并联系上下文，把形象感悟转化为理性认识。

【例1】医道难矣！医道大矣！是诚神圣之首传，民命之先务矣！吾子其毋以草木相渺，必期进于精神相贯之区、玄冥相通之际，照终始之后先，会结果之根蒂，斯于斯道也，庶乎为有得矣。(《景岳全书·医非小道记》)

该文摘中的“精神相贯”即现今所说的“思想沟通”，强调精神思想之间的联系和交流。此指与前贤沟通思想，领会医书旨意；“玄冥相通”指通晓深奥微妙的医理；“照终始之后先”谓明了由首至尾、由源至流的全过程，即对医理融会贯通。“会结果之根蒂”言领会事情的缘由，此指刨根问底，知其所以然。逐句理解后，便可知晓这段话的本意是张介宾自己的治学方法，也是他对学医者提出的要求。

【例2】能会精神于相与之际，烛幽隐于玄冥之间者，斯足谓之真医。(《景岳全书·病家两要说》)

此段文字中同样有“精神相贯”“玄冥相通”的意思，但所针对的事情不同，语意所指就与上例有别。文中“相与之际”是指与病人相处之时；“会精神”的字面义可以理解为集中精神或全神贯注。就是说，医生诊病应以“会精神”作为“谓之真医”的必备条件，此处的“会精神”含有对病人的疾苦所在能心领神会的意思。“烛幽隐于玄冥之间”谓在黑暗之中目光如炬，有了上一句为背景，便知这个“玄冥之间”是指病情难明之时，“烛幽隐”此指洞察隐微的病邪。

（三）以此及彼而推知未言意

古人云：“书不尽言，言不尽意。”(《易·系辞上》)古人行文有时只言其所当然，而未言其所以然。所以“吾人读书，须从其一面悟出三面，从其所当然悟出其所以然，由此体会入微，自然一旦豁然贯通”(程衍道《医法心传·序》)。换言之，即在阅读时应该根据文中所提供的的线索，通过因此悟彼、比类推求等方法，推知作者文中蕴含的未言之意。

【例1】一贫妇寡居病癞，翁见之恻然，乃曰：“是疾世号难治者，不守禁忌耳。是妇贫而无厚味，寡而无欲，庶几可疗也。”即自具药疗之，病愈。后复投四物汤数百，遂不发动。(《丹溪翁传》)

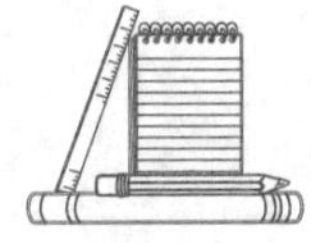

本文虽没有交代丹溪翁对癞病病因病机的认识，但从“可疗”的条件“无厚味”“无欲”

中可推知该病禁忌肥甘、色欲。厚味积滞，易伤脾胃而致郁热；房劳伤肾，易劫阴精而动元阳。由此可以进一步推知：丹溪翁认为该病病机是阴虚生内热，厚味、房劳则是发病的诱因及其助邪之外物。读者从中便可领悟丹溪翁“葆精毓神”的学术思想。

【例2】人近火气者，微热则痒，热甚则痛，附近则灼而为疮，皆火之用也。或养痛如针轻刺者，犹飞迸火星灼之然也。痒者，美疾也。故火旺于夏，而万物蕃鲜容美也，炙之以火，渍之以汤，而痒转甚者，微热之所使也；因而痒去者，热令皮肤纵缓，腠理开通，阳气得泄，热散而去故也，或夏热皮肤痒，而以冷水沃之不去者，寒能收敛，腠理闭密，阳气郁结，不能散越，怫热内作也。(刘完素《素问玄机原病式·五运主病》)

此文作者首用一个“火”字，将微热之痒、热甚之痛、灼伤之疮加以贯穿，继而把主要篇幅放在分析轻浅常见的痒证上。这显然是醉翁之意不在“痒”的写作手法。作者是借痒证阐述临床上阳热怫郁的基本病机和火郁发之的施治原则，并证明这一证治的普遍意义。元人薛时平读出刘氏言外之意，注曰：“郁与通相反。郁者，论病之根源；通者，治法之纲要。达此二字，能事毕矣。”(《新刊注释素问玄机原病式》)

二、融会贯通

只要详细观察则不难发现，一句话，一则文字，一段议论，一篇文章，总有其背景，大到作者所处的社会、历史、文化背景和医学理论体系，小到作者个人的师承渊源、学术倾向、性格爱好，以及句、段、章、篇、书的内部语言环境，这些统称为语句的背景。要正确理解文意，首先要审视语句背景，融会贯通上下文，以及相关的事理和知识。

（一）贯通上下文有助于理解文意

朱熹曾说：“凡读书，须看上下文意是如何，不可泥着一字。”(《朱子语类》卷十一《读书法下》)。贯通上下文是推敲和理解文意的重要门径。

【例1】王应震曰：“见痰休治痰，见血休治血，无汗不发汗，有热莫攻热，喘生毋耗气，精遗勿涩泄，明得个中趣，方是医中杰。”此真知本之言矣。(李中梓《医宗必读·肾为先天本脾为后天本论》)

文中所说的“个中趣”是指什么，读下文，看篇名便可知其意。下文称赞王氏这段议论是“知本之言”。由此可知，王氏所说的“个中趣”是审因治本。那何谓本呢？李中梓认为，肾为先天之本，脾为后天之本。由此推知，李氏认为痰、血、热、喘、遗精、外感等证皆可以脾肾论治。

【例2】县吏尹世苦四支烦，口中干，不欲闻人声，小便不利。佗曰：“试作热食，得汗则愈；不汗，后三日死。”即作热食，而不汗出。佗曰：“藏气已绝于内，当啼泣而绝。”果如佗言。(《华佗传》)

该文中“藏气已绝于内，当啼泣而绝”两句虽不易理解，但通过细审上文的“四支烦”是四肢失濡养所致；“口中干”是因津液不布所致；“不欲闻人声，小便不利”为肾气虚衰及上不充耳、下不气化之象，皆可明白其中之意。这些均显示为中焦脾、下焦肾的水津生化输布功能失常。肺为水上之源，外主皮毛汗液，内主通调三焦水道。华佗“试作热食”(热粥)取汗，目的是据汗与不汗，测肺气之存亡。热食后不汗出，说明肺气已绝，这就是“藏气已绝于内”的含义。三焦水液输布均失常，主司三焦气机的肺气又衰竭，了无生机，故断之曰“当啼泣而绝”。由此可推知：肺主悲，“啼泣而绝”，不过是“肺气绝而死”的形象表述罢了。

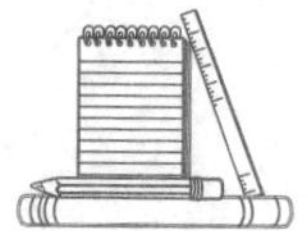

【例3】且豆令人重，榆令人暝，合欢蠲忿，萱草忘忧，愚智所共知也。薰辛害目，豚鱼不养，常世所识也。虱处头而黑，麝食柏而香，颈处险而瘿，齿居晋而黄。推此而言，凡所食之气，蒸性染身，莫不相应。岂惟蒸之使重而无使轻，害之使暗而无使明，熏之使黄而无使坚，芬之使香而无使延哉？（《养生论》）

该文的最后四句中"蒸""重""轻""害""明""熏""黄""坚""芬""香""延"等词所指不明。但回顾上文有"豆令人重""熏辛害目""齿居晋而黄""麝食柏而香"相关语句，据此推敲文意，末四句的意思是：哪里只是豆气蒸身会使身体笨重而不能使身体轻便，荤辛害目会使视物不明而不能使眼睛明亮，枣气熏齿会使牙齿变黄而不能使之坚固，香气袭体会使身有香气而不能使人寿命久长那么简单易知呢？就是说，凡所食之气有利也有弊。

（二）辨体例则悟文意

作者有时不便、不愿或不曾将本意直接表白，此时根据文章体裁，了解其写作意图，则有助于领悟其隐曲之意。

【例1】若乃分天地至数，别阴阳之候，气有余则和其经渠以安之，志不足则补其复溜以养之，溶溶液液，调上调下，吾闻其语矣，未见其人也。不诬方将，请俟来哲。（王焘《外台秘要·序》）

通常作者在序言中会交代与该书有关的重要信息，例如写作的缘由、目的、内容、体例等。"吾闻其语矣，未见其人也"，含蓄地表达了作者对针刺疗法持怀疑态度；"不诬方将，请俟来哲"，委婉地告诉读者该书暂不收录这方面内容，反映出作者秉承孔子阙疑之训，坚持"不知为不知"的治学态度。

【例2】李明之治王善夫小便不通，渐成中满，是无阴而阳气不化也。凡利小便之药，皆味淡渗泄为阳，止是气药，阳中乏阴，所以不效。随处以禀北方寒水所化、大苦寒、气味俱阴者黄柏、知母，桂为引，用为丸，投之，溺出如涌泉，转眄成流。盖此病惟是下焦何尝言半夏治不得卧，黄柏、知母利小便哉？则据主治而觅药性，亦何异夫锲舟而求剑者乎？（程林《医暇卮言》卷一）

此为医论中的引例，作者列举李杲治癃闭一案，用意不在介绍李杲的方治经验，而是佐证自己"读本草勿看其主治"的论点。该医案的最大特色是针对该证属于"无阴而阳气不化"，故不循常规利小便，而以其为俱阴的黄柏、知母滋阴降火，肉桂辛温通阳反佐为引，再用丸剂助药势沉降下行。从组方用药到选择剂型均是自出机杼，不泥《本草》，可见此案的言下之意是"医者意也"。

（三）联系医学文史知识而读出内涵底蕴

高本汉曾说："为了理解汉语文献，必须熟悉汉人的灵魂。"同样，要理解古医籍文句的内涵底蕴，必须联系相关的医药、文史知识，充分认识古人言论的学术、文化渊源和历史背景。

【例1】所谓河海一流，泰山一壤，盖亦欲共掖其高深耳。（张介宾《类经·序》）

从该文可以看出，作者以一流、一壤自比，表达了为弘扬《内经》理论愿尽绵薄之力的心愿。这句话的字面意思并不难懂。但如果了解"河海一流，泰山一壤"的出处和原意，就会对作者的思想和心态有更深入的理解。"河海一流，泰山一壤"取自李斯《谏逐客书》："是以泰山不让土壤，故能成其大；河海不择细流，故能就其深；王者不却众庶，故能明其德。"意思是说，一个国家不排斥和挑剔外来人才，才能强盛。可见，张介宾借用这句话是语意双关，除了字面义外，还暗示希望医学界能如河海、泰山般宽容，接受自己的这部

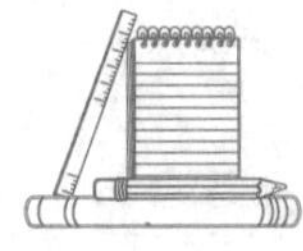

《类经》。

【例 2】若夫《折杨》《皇荂》，听然而笑，《阳春》《白雪》，和仅数人，自古如斯。知我罪我，一任当世，岂不善乎？（《温病条辨·叙》）

如能了解“知我罪我”的来历，便可更好地理解这句话的寓意。《孟子·滕文公下》：“孔子曰，知我者，其惟《春秋》乎！罪我者，其惟《春秋》乎！”汪廷珍以孔子的话劝慰鼓励吴瑭，言外之意是说：孔子至圣，撰《春秋》尚有“知我罪我”之叹，你大可不必在意世人的看法。

【例 3】动数发息，不满五十。短期未知决诊，九候曾无仿佛。（《伤寒论·序》）

此文是作者对俗医的批评：为什么医生调息诊脉，脉搏没数够五十次就无法判断危重病人的死期呢？因为《灵枢·根结》指出：“五十动而不一代者，五脏皆受气；四十动一代者，一脏无气；三十动一代者，二脏无气，二十动一代者，三脏无气；十动一代者，四脏无气；不满十动一代者，五脏无气。予之短期。”作者对俗医的批评完全源于《内经》理论，从中可见作者对《内经》理论的尊崇。

三、把握逻辑

逻辑关系是把语句、段落组织成篇章，将例证、理据、观点贯穿成义理的重要纽带。辨明上下文的逻辑关系，对于理解文意、系统掌握文章内容十分重要。对于事理复杂、论证迂回的段落和篇章，务必遵循作者的行文思路，抓住中心，通过梳理关系把握全文的脉络。

【例 1】太阳病，脉浮紧，无汗，发热，身疼痛，八九日不解，表证仍在，此当发其汗。服药已微除，其人发烦，目瞑，剧者必衄，衄乃解。所以然者，阳气故重也，麻黄汤主之。（《伤寒论·辨太阳病脉证并治上》）

本文所述证治可分为两类：一类是太阳病表证的证治，一类是阳气重者服药后的反应及预后。麻黄汤是解表发汗剂，因此末尾的“麻黄汤主之”一句不是针对全段所有的症状，而是独承“此当发其汗”而言，主治“太阳病，脉浮紧，无汗，发热，全身疼痛，八九日不解，表证仍在”之证。

【例 2】黄帝曰：“余闻九针九篇……余知其合于天道、人事、四时之变也。然余原杂之毫毛，浑束为一，可乎？”岐伯曰：“明乎哉问也！非独针道焉，夫治国亦然。”黄帝曰：“余原闻针道，非国事也。”岐伯曰：“夫治国者，夫惟道焉，非道，何可小大深浅杂合而为一乎？”黄帝曰：“原卒闻之。”岐伯曰：“日与月焉，水与镜焉，鼓与响焉。夫日月之明，不失其影；水镜之察，不失其形；鼓响之应，不后其声。动摇则应和，尽得其情。”黄帝曰：“窘乎哉！昭昭之明不可蔽。其不可蔽，不失阴阳也。合而察之，切而验之，见而得之，若清水明镜之不失其形也。五音不彰，五色不明，五脏波荡。若是则内外相袭，若鼓之应桴，响之应声，影之随形。故远者，司外揣内；近者，司内揣外。是谓阴阳之极，天地之盖。请藏之灵兰之室，弗敢使泄也。”（《灵枢·外揣》）

该文中黄帝问的是针法的总纲，而岐伯却扯到了治国，接着又从日月、水镜、鼓响之应，讲到相关事物间的相应互动，始终没有正面回答黄帝的问题，但黄帝却明白了，并由此推论到四诊之理。这些看似不相干的事理，其内在联系是什么，针法的总纲又是什么呢？问题的关键在于“非道，何可小大深浅杂合而为一乎”这句话。那么，什么“道”才能把小大深浅的事理总领起来呢？可以通过所列举的事例，由易到难地反推领会。日月与光影、水镜与物形、击鼓与响声之所以紧密呼应，是因它们之间有着互为依存、相关互动

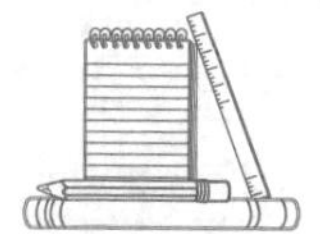

的关系。音色脉象与五脏之间同样存在这种关系，所以黄帝由此类推到四诊之理。这种实体与声象、变相与本质的依存互动关系，以及对于这种关系的利用，正是阴阳之道。治国之道同样不离阴阳。《礼记·杂记下》云："张而不弛，文武弗能也；弛而不张，文武弗为也。一张一弛，文武之道也。"由此可见，本篇的行文逻辑是：针法的总纲同于治国之道，治国之道同于日月水镜鼓响之理，而日月水镜鼓响之理都是阴阳之理，所以针法的总纲就是阴阳之道。

四、提要撮旨

刘勰在《文心雕龙·章句》中说："篇之彪炳，章无疵也；章之明靡，句无玷也；句之清英，字不妄也。振本而末从，知一而万毕矣。"这段话强调的是把握要点宗旨的重要性。字、段、篇章的要旨可以通过找出共性、审度文体、剖析层次、略去枝节等方法来提取。这样一来，文章的脉络和旨意也就清晰了。

（一）寻找共性，撮其旨意

古人行文常常排比铺陈，旁征博引。读者须运用聚合性思维，方可找出共性，归拢文句的旨意。

【例1】不谋而遐迩自同，勿约而幽明斯契。稽其言有征，验之事不忒。(《黄帝内经素问注·序》)

本文远近幽明不谋而合，言论时间相互印证，四句虽说法不同，却表达了一个意思：《素问》理论是放之四海而皆准的真理。

【例2】夫九针者，小之则无内，大之则无外，深不可为下，高不可为盖，恍惚无穷，流溢无极。(《灵枢·外揣》)

本文中"小之"四句形象地极言九针之法的精妙、博大、深奥、高明。后两句中"恍惚无穷"与"小之则无内"意思相同，"流溢无极"与"大之则无外"含义相似。归纳起来，这一段文字的旨意是：盛赞九针之法的微妙高深，变化无穷。

（二）审查文体，摘取旨意

古人行文，往往根据撰述目的而采用相应的体裁。因此，后人阅读时应审查文体，了解其写作意图，有选择性地对部分关键语句进行信息处理，从中提取旨意。

【例1】论证须明其所以然，则所当然者不言而喻。兹集务穷其源，故论证详而系方略。如《怒》《太息》等篇，并不系一方，但明其理，则方在其中。故必欲考古人成法，于《准绳》等书检求可也。(何梦瑶《医碥·凡例》)

此文是说，凡例的写作目的主要是说明撰写体例，一条凡例只有一个中心，说明与该书有关的一个具体问题。此条凡例中，属于"撰写体例"的只有"论证详而系方略"一句，故此句是本条的宗旨所在。此句前是确立该体例的理由，此句后是对该体例的举例，最后两句是对该体例未及之处的弥补。

【例2】昔有乡人丘生者病伤寒，予为诊视。发热头疼烦渴，脉虽浮数而无力，尺以下迟而弱。予曰："虽属麻黄证，而尺迟弱。仲景云：尺中迟者，荣气不足，血气微少，未可发汗。"予于建中汤加当归、黄芪令饮。翌日脉尚尔，其家煎迫，日夜督发汗药，言几不逊矣。予忍之，但只用建中调荣而已。至五日尺部方应。遂投麻黄汤，啜第二服，发狂，须臾稍定，略睡，已得汗矣。信知此事是难，是难。仲景虽云不避晨夜，即宜便治，医者亦须顾其表里虚实，待以时日。若不循时次第，暂时得安，亏顺五脏，以促寿限，何足贵

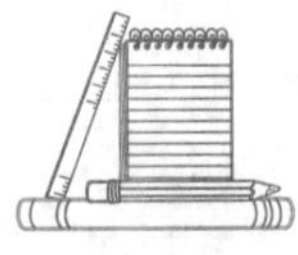

也！《南史》记范云初为梁武帝属官，武帝将有九锡之命，有旦夕矣，云忽感伤寒之疾，恐不得预庆事。召徐文伯诊视，以实恳之曰："可便得愈乎？"文伯曰："便差甚易，证恐二年后不复起矣。"云曰："朝闻道，夕死犹可，况二年乎！"文伯以火烧地，布桃叶，设席，置云于上。顷刻汗解，扑以温粉。翌日果愈。云甚喜。文伯曰："不足喜也。"后二年果卒。夫取汗先期，尚促寿限，况不顾表里，不待时日，便欲速效乎？每见病家不耐，病未三四日，昼夜促汗，医者随情顺意，鲜不败事。故予书此为医者之戒。(《普济本事方》)

写医案的目的是传心得，垂教训。医案的宗旨是该医案心得经验或教训的精华所在。文中画线部分是前个医案的总结，下个医案的导语，亦是本案旨意之所在。发汗"须顾其表里虚实，待其时日"就是作者传达给读者的心得经验和告诫。

（三）剖析层次，归纳旨意

对于行文层次清晰的篇章，只要剖析层次，抓住各层次的要点，便可从中归纳提炼全文的旨意。

【例】攻下之法，原因实证俱备，危在旦夕，失此不下，不可复救，故用斩关夺门之法，定难于俄顷之间，仲景所以有急下存阴之训也。乃后人不明此义，有谓于攻下药中兼行生津润导之法，则存阴之力更强。殊不知一用生津滋润之药，则互相牵制，而荡涤之力轻矣！此譬如寇盗当前，恣其焚掠，所过为墟，一旦聚而歼之，然后人得安居，而元气可以渐复。是去实可以保阴，乃相因之理，方得"存"字真解。并非谓攻实就是补阴，并可于攻下中寓养阴法也。/仲景制大承气汤，用枳实开上焦，用厚朴通中焦，芒硝理下焦，而以大黄之善走者统帅之，以荡涤三焦之坚实，正聚寇尽歼之大法。而又恐药力太猛，非可轻投，故又有欲用大承气先与小承气之训。夫以仲景之神灵，岂尚待于先试？实恐后人审证未确，借口成法，孟浪轻投，不得不谆谆告诫，此实慎重民命之婆心也。/至于三阴多可下之证，三阳惟正阳明可下，少阳必不可下，而阳明者夹有太阳、少阳证者，亦断不可下，惟太阳证脉紧、恶寒、无汗、腹痛者，乃阴气凝结营分，亦可用温、用下。细看方书宜下忌下之条，慎重斟酌，始为得之。(费伯雄《医方论·大承气汤》)

该文讲了三个问题（文中用"/"区分）：其一，大承气汤是专一攻实之剂，并无补阴养阴之意。其二，大承气汤药力猛，不可轻用。其三，六经病有宜下忌下，要慎重斟酌。如将三者归纳，便可得出全文的宗旨了。

（四）弃枝节，凝要点

对于"曲碎论之"者，可以先采用缩略的方法，排除芜杂，凝练要点，然后梳理层次，辨识意义，归纳宗旨。

【例】论曰：流变在乎病，主治在乎物，制用在乎人。三者并用，则可以语七方十剂。宣、通、补、泻、轻、重、涩、滑、燥、湿，是十剂也。大、小、缓、急、奇、偶、复，是七方也。是以制方之体，欲成七方十剂之用者，必本于气味生成而成方焉。/其寒、热、温、凉四气者生乎天，酸、苦、辛、咸、甘、淡六味者成乎地，气、味生成而阴阳造化之机存焉。是以一物之中，气味兼有；一药之内，理性不无。/故有形者为之味，无形者为之气。若有形以无形之治，喘急昏昧乃生；无形以有形之治，开阳洞泄乃起。《经》所谓"阴味出下窍，阳气出上窍"。王注曰："味有质，故下流便泻之窍；气无形，故上出呼吸之门。"/故阳为气，阴为味；味归形，形归气；气归精，精归化；精食气，形食味。王注曰："气化则精生，味和则形长。"是以有生之大形，精为本。故地产养形，形不足，温之以气；天产养精，精不足，补之以味。形精交养，充实不亏，虽有苛疾，弗能为害。故温之以气

者，是温之以肺；补之以味者，是补之以肾。/是以人为万物之灵，备万物之养，饮和食德，以化津液，以淫筋脉，以行荣卫，故《经》所谓“阴之所生，本在五味。气味合而服之，以补精益气，所以为全生之术。”（刘完素《素问病机气宜保命集·本草论》）

本文论述了“四气”“六味”的基本原理。文中旁征博引，经、注、论交错，看似杂乱，实有条理。若略去明征暗引的经文、注文和一般性论述，保留反映作者观点的论断，不难看出全段分为五个层次（文中用“/”区分），分别阐述了作者的五个观点（见画线部分），从中可以归纳提炼出旨意：药物气、味之理就是阴阳相依相对、相互转化之理，制方要依据药物的性味阴阳，气、味配合得宜，便为补精益气全生之方，误用则致害。

五、探本穷末

在以阴阳五行学说为理论框架的中医理论和临床著述中，不乏其可塑性、拓展性和丰富的联想余地，其具体表现在读者对文句所表达内容的审视、思考、联想和发现上，即对前代医家诊断治疗的依据、思维方法和处方用药意图的理解和领悟。古往今来，不少新理论、新观点、新技术、新疗法、新方剂，就是来自对原有理论、方法的创造性理解，从深度和广度上理解原文的意义，发掘、演绎、拓宽、深化原作者的学术思想，使所获得的信息增值，在理解中读出新意和得到启发，从而开拓创新。这即是更深入、更广泛意义上的文意理解，也就是庄子所说“意合”，朱熹所说“涵泳”，《易经》所说“见仁见智”，刘勰所说“探本穷末”。

（一）提取信息，领悟意义

研读古医籍，疏通文句是手段，提取信息才是目的。中医著作以生活经验和临床医疗实践为基础，吸取了大量的古代科学文化知识，阅读时需注意联系相关的中医药知识和现代科学知识，去发掘和领悟其中的学术见解、学术特色和科学内涵。只有彻底了解貌似简单的文句所蕴含的学术信息和科学意义，才算真正地读懂中医古籍。

【例1】浦江郑义士病滞下，一夕忽昏仆，目上视，溲注而汗泄。翁诊之，脉大无伦，即告曰：“此阴虚而阳暴绝也。盖得之病后酒且内，然吾能愈之。”即命治人参膏，而且促灸其气海。顷之手动，又顷而唇动。及参膏成，三饮之苏矣，其后服参膏尽数斤，病已。（《丹溪翁传》）

这则医案记录的是亡阳证。朱丹溪的与众不同之处，在于不循常规方法用人参汤治疗，而是用人参膏回阳救逆并作善后调理。推敲其用意可知，本案属于久病滞下后饮酒行房，引起相火妄动，以致阴虚而阳暴绝，宜用人参回阳，但又不宜人参之温燥，为免伤阴助邪，故用膏剂以克制人参的燥性，以达到救阳扶阳、益气养阴的目的。同时，膏剂较汤剂传化慢，宜用于泄泻患者。从本案可以看出：丹溪翁“阳常有余”之说并非偏执的成见，而是首重辨证施治；这便更可以体会到丹溪翁时时处处注意护阴的学术特点和制方施治的巧思妙用。

【例2】东阳陈叔山小男二岁得疾，下利常先啼，日以羸困。问佗，佗曰：“其母怀躯，阳气内养，乳中虚冷，儿得母寒，故令不时愈。”佗与四物女宛丸，十日即除。（《华佗传》）

本案很可能是现存最早因哺乳期妊娠而导致乳儿营养性腹泻的医案。文中以“阳气内养”表达母体营养精微的再分配，以“虚冷”表达营养成分的不足，显示出中医阳气、虚寒等概念内涵之丰富。因此，研读古医书要善于透过古人原始古朴而模糊的表述窥见其蕴含的科学信息和学术境界。

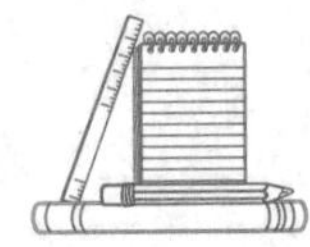

（二）纵横联想，读出新意

阅读中医古籍不仅要善于把原文和已知的知识联系起来思考，从中发掘、深化原作者的思想，并使之明晰化，还要善于运用创造性思维，结合生活经验和临床实际，纵横联想，从而读出新意。古人称之为“发扬旨意”。

【例1】心寂则痛微，心躁则痛甚，百端之起，皆自心生，痛痒疮疡，生于心也。（《素问·至真要大论》“诸痛痒疮皆属于心”王冰注）

热身则疮痛，热微则疮痒。心属火，其化热，故疮疡皆属于心也。（张介宾《类经·疾病类》）

这两则文献，对于《素问》病机十九条中的“诸痛痒疮皆属于心”，王冰注从精神活动与疼痛程度的关系进行解释，是一种创造性理解。对于《类经·疾病类》，张介宾则从热邪微甚与疼痛程度的关系来解释，这是另一个角度的创造性理解。今人认识到王冰注蕴藏的科学意义，并据此进一步领悟到痛感与血脉均为心所主，二者理应相关，而且临床上疼痛亦确能引起血管舒缩反应，因此选用指端血管容积脉搏波的变化，来作为测量针麻镇痛过程中经络气血活动状态的指标，则是现代化的创造性理解。

【例2】是以诊有大方，坐起有常，出入有行，以转神明。必清必净，上观下观，司八正邪，别五中部。按动脉静，循尺滑涩寒温之意，视其大小，合之病能。逆从以得，复知病名，诊可十全，不失人情。故诊之或视息视意，故不失条理；道甚明察，故能长久。不知此道，失经绝理，亡言妄期。（《素问·方盛衰论》）

文中“不失人情”的原意是指若能恪守诊断之大法，就不会错失病情。张介宾在注释时将“人情”推演到“病人之情”“旁人之情”“同道人之情”。病人之情有禀赋、体质、性情、好恶、交际、调摄、得失、心境、习俗、成见、隐私等种种情况；旁人之情有因利害所关、自负无知等而干扰诊断治疗，从而使医家掣肘的情况；同道人之情有阿谀便佞、欺诈孟浪、谗妒贪婪、侥幸贪功、怀私避嫌、平庸低劣等种种直接关系诊治结果的情况，洋洋两千余言（《类经·脉色类》）。张氏这段议论经李中梓加工润色为《不失人情论》，成为中医社会心理学方面的名篇。细读该文献可知，中医学历来十分重视心理疗法。

第二节　误解文意的原因

文意理解需要综合运用文字词汇、语法修辞、医药文史等多方面的知识，还要具备一定的联想和推理的悟性，任何一方面失误都有可能造成误解。误解文意主要表现为误注、误读和误译，常见的致误原因亦与注释、句读、语译大体相同，有失于校勘、不明逻辑、不明行文体例、知识贫乏或欠缺、脱离宗旨等。

一、知识欠缺

由于中医古籍内容涉及面广，加上古今社会文化背景、思想观念、知识结构、语言和表达习惯等方面的差异，今人对中医古籍文句的意思不易一目了然。如果读书时懒于查阅工具书，只靠想当然，造成误解则不可避免。对初学者来说，缺乏相关文史医药背景知识是误解文意最为常见的原因。

【例1】纵闻养生之事，则断以所见，谓之不然；其次狐疑，虽少庶几，莫知所由；其

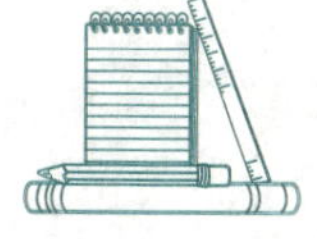

次自力服药，半年一年，劳而未验，志以厌衰，中路复废。(《养生论》)

文中“其次狐疑，虽少庶几，莫知所由”的句读，应改为“其次狐疑虽少，庶几莫知所由。”意思是：一些人疑虑虽然不大，但几乎不知道从何做起。由于不明“狐疑”“庶几”之意，想当然地认为既然上文是不信养生，“其次”者就应该是怀疑较“少”，“疑虑”“不大”，以致因误解而误读。其实，“狐疑”除了“怀疑”意思外，还有“犹豫”之意。“犹豫”者，信疑参半，彷徨未决，所以下文才有“虽少庶几”的可能。《易·系辞下》：“颜氏之子，其殆庶几乎！”孔颖达疏：“言圣人知几，颜子亚圣，未能知几，但殆近庶慕而已。”训“庶”为“庶慕”，而“几”乃“微”义，此指养生之精微。“虽少庶几，莫知所由”，是说此类“犹豫”之人虽然略微庶慕养生的精微，但没有谁知道正确的途径。

【例2】食之使人偃蹇壅郁，泄火生风，戟喉痒肺，幽关不聪，心烦喜怒，肝举气刚，不能和平，故君子慎焉。(柳宗元《河东先生集·与崔连州论石钟乳书》)

误解：“泄火生风”意思是“泄下热毒和患风痹证”。

译者因缺乏基本医学知识，不明中医“泄火”和“泻火”的差别，亦不明此段医理所在。火有正邪虚实之分，元阳之火要内守固护，邪热之火才须清泻泄散。“泄火”可指泄散热邪，也可指元阳外泄，而“泻火”只能是指清泻热邪。石钟乳性温，晋唐人误用作日常服用的壮阳保健之药。劣质石钟乳为害更甚，作为养生药长期误用，使人神疲力乏、热壅气郁，“泄火生风”，产生种种症状：“戟喉痒肺”是灼伤肺阴而干咳；“幽关不聪”“心烦”是心精被劫、心阳浮越而致心智不聪、烦躁不宁；“喜怒”“肝举气刚”是肝火亢盛、肝阳上逆，一派阴精受伤、阳气浮越外泄之象。由此可见，“泄火生风”是指耗散元阳，产生虚风的结果。

二、脱离宗旨

如果孤立地看，一些语句、部分句段的理解似乎合情合理，但置于上下文意当中，或置于全段、全篇的宗旨，以及相关理论系统的统辖之下，就显得突兀、不协调或不合理。这是犯了脱离宗旨、断章取义的错误。

【例1】臣意曰：“公所论远矣。扁鹊虽言若是，然必审诊，起度量，立规矩，称权衡，合色脉、表里、有余不足、顺逆之法，参其人动静与息相应，乃可以论。论曰：‘阳疾处内、阴形应外者，不加悍药镵石。’夫悍药入中，则邪气辟矣，而宛气愈深。诊法曰：‘二阴应外、一阳接内者，不可以刚药。’刚药入则动阳，阴病益衰，阳病益著，邪气流行，为重困于俞，忿发为疽。”意告之后百余日，果为疽发乳，上入缺盆，死。此谓论之大体也，必有经纪。拙工有一不习，文理阴阳失矣。(《史记·扁鹊仓公列传》)

误解：“此谓论之大体”四句的意思是：这只是医论的大要，经书上还有记载。粗劣的医生一旦不善于学习，对医学理论的领会及运用阴阳理论来辨证都会失败。

本则医案主要是说明辨证施治的基本方法，全文的中心观点是“必审诊，起度量，立规矩，称权衡，合色脉、表里、有余不足、顺逆之法，参其人动静与息相应，乃可以论”。文中“公所论远矣”和“乃可以论”的“论”都指论病，也就是议论病因病机及相应的治法方药。因此，作为全文的结束语，“此谓论之大体”的“论”，是指“论病”，而不是“医论”；所谓“有经纪”，亦非经书有记载，而是说“有纲纪”，与“起度量，立规矩，称权衡”的意思相同；“拙工有一不习，文理阴阳失矣”，不是说“一旦不善于学习”，而是指“合色脉、表里、有余不足、顺逆之法，参其人动静与息相应”中有一个方面不熟悉，气色

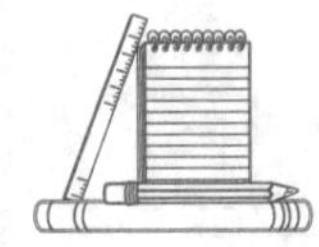

脉理阴阳俱错。由此可见，阅读古医书时只要紧扣文章的宗旨，同时注意对上文的理解就文从义顺了。

【例2】夫喜于遂，悦于色，畏于难，惧于祸，外恶风寒暑湿，内繁饥饱爱欲，皆以形无所隐，故常婴患累于人间也。若便想慕滋蔓，嗜欲无厌，外附权门，内丰情伪，则动以牢纲，坐招燔焫，欲思释缚，其可得乎？是以身为患阶尔。《老子》曰："吾所以有大患者，为吾有身；及吾无身，吾有何患？"此之谓也。夫身形与太虚释然消散，复未知生化之气为有而聚耶？为无而灭耶？（《素问·六微旨大论》"无形无患"王冰注）

误解：老子说，我之所以有大病的原因，是因为我有身体，等到我没有了身体，我还有什么疾病？说的就是这个道理。身形与无虚的天空涣然消失，再也不知生长化生之气，是因为其存在而聚集呢？还是因其不存在而灭绝呢？

研读古医书时，语句的具体意义要凭借上下文推求，而推求文意必须遵循作者的思想和思路，贯通前后文的逻辑关系。《六微旨大论》的原意是：有形器（身体）便有气机之升降出入，升降出入一旦反常，便有灾害病患；无形器（身体）则升降出入无所凭依而生化止息，当然也就没有病患了。王冰深受道家思想影响，这段注文是用《老子》十一章"有之以为利，无之以为用"的有无相生、利用相倾思想来发挥《六微旨大论》无形无患、有形有患之说。有身形表示有七情、嗜欲、饥饱、六淫、人事等诸般祸患，因此"有身""无身"的言下之意是指有无物欲之负累，并非说有无身体。王冰引《老子》语来总结前文嗜欲伤身之论，其用意就在于此。在这一思想统领下，下文的意思是：人身若能像太虚般坦荡无物，了然无物欲之牵挂负累，那就不知体内的生化之气是因有身（指有物欲）而聚盈呢，还是因无身（指无物欲）而消亡呢？王冰虽然对此未作结论，但依全文逻辑可推知，王冰认为这两者都不是，生化之气只会因有身（指有物欲）而消亡，因无身（指无物欲）而聚盈。其中的道理与《老子》11章所指出的"三十辐，共一毂；当其无，有车之用"相同。张志聪注为"谓能出于天地之间，脱离形骸之外，而后能无患"，正说出了王冰未言之意。如果把此段注文理解为"气散形亡也就没有疾病了"，那么讨论这个问题还有什么意义？此例误解的主要原因是由于不明文章的思想宗旨，以至逻辑不清，推求语意失当所致。

第三节　文意理解实例解读

本节按语言、文句或篇章宗旨研读的方式解读文意理解实例，归纳提炼文句旨意，发掘领悟文句义理和内涵的思维过程，旨在正确理解文意。

【例1】帝曰：余念其痛，心为之乱惑，反甚其病，不可更代。百姓闻之，以为残贼。为之奈何（问：如何救治百姓之病患）？岐伯曰：夫人生于地，悬命于天，天地合气，命之曰人（答：人禀天地阴阳之气而生）。人能应四时者，天地为之父母；知万物者，谓之天子（懂得万物生存生长之理，生活起居顺应四时阴阳，便能得到天地之气的供养而健康无恙）。天有阴阳，人有十二节；天有寒暑，人有虚实（天人相应，正常人体的阴阳二气随天地阴阳的消长虚实而又规律地循环变化）。能经天地阴阳之化者，不失四时；知十二节之理者，圣智不能欺也（懂得顺天时养生、明白阴阳消长之理的人是最明智的）。能存八动之变，五胜更立，能达虚实之数者，独出独入，呿吟至微，秋毫在目（因为能通晓四时气候常与变的规律及其对人体的影响，就能洞察病患并灵活处治。《内经》中五运六气太过不及、流行

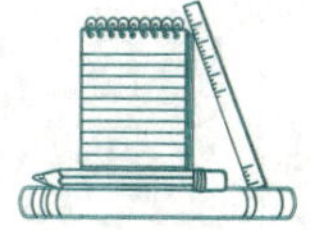

传染病、常见病关系的理论，用热远热、用寒远寒等用药原则，以及后世张元素的四时阴阳用药理论等，都是这一认识的体现）。（《素问·宝命全形论》）

该文叙述了黄帝问如何救治百姓的病患，岐伯的回答却似乎辽阔不着边际。但留意体会岐伯话语的言下之意和逻辑联系（参看文中括号内按语）就会发现，岐伯是由远至近、层层深入地回答了黄帝的问题。理解了岐伯的语意，就不难明白岐伯实际上告诉黄帝三个基本方法：一是顺应四时养生，使自己成为自然之子，亦即未病先防；二是"呿吟至微"时便察知病兆，亦即有病早治；三是把四时阴阳与人体阴阳互参，知常达便，从中推求患者的阴阳虚实，灵活处理，即为中医整体观念、辨证施治的精髓。

【例2】常谓胸中有万卷书，笔底无半点尘者，始可著书；胸中无半点尘，目中无半点尘者，才许作古书注疏（尘为蒙蔽之物，有尘则有不明或失察之处）。夫著书固难，而注疏更难。注疏者往矣，其间几经兵燹，几番播迁，几次增删，几许抄刻。亥豕者有之，杂伪者有之，脱落者有之，错简者有之。如注疏者着眼，则古人之隐旨明，尘句新；注疏者失眼，非依样葫芦，则另寻枝叶，鱼目溷珠，碔趺胜玉矣（以上为第一个层次，强调注释古医书是一件学识要求高、难度大、不可掉以轻心的事）。《伤寒论》一书经叔和编次，已非仲景之书。仲景之文遗失者甚多，叔和之文附会者亦多矣。读是书者，必凝神定志，慧眼静观，逐条细勘，逐句研审：何者为仲景言，何者为叔和笔。其间若脱落、若倒句与讹字衍文，须一一指破，顿令作者真面目见于语言文字间。且其笔法之纵横详略不同，或互文以见意，或比类以相形，可因此而悟彼，见微而知著者，须一一指醒，更令作者精神见于语言文字之外。始可羽翼仲景，注疏《伤寒》（以上为第二个层次，说明注疏的基本目的、方法和要求。其中又分为两个工作层面：一是复原。即通过校勘辨伪之类的文字整理工作，恢复古医书的原貌，提供校勘精审的范本。二是导读。即通过注释，揭示行文体例，提示研读方法，以帮助读者领会文句的内涵旨意）。（柯琴《伤寒论注·序》）

该文强调了阅读古医书重在读出其观点要旨。这一段主要阐述了两个问题：注疏的重要和注疏的方法。通过区分语意的层次，则不难把握其旨意。

文意理解是知识、技能和悟性的综合运用，需要大量阅读积累和坚持不懈地练习，真积力久方能游刃自如。《礼记·中庸》："博学之，审问之，慎思之，明辨之，笃行之。"这句话是治学的基本思想，也是文意理解的基本方法。随着知识的增长，阅历的丰富，理解的能力亦会不断地提高，对于同一句段、同一篇章也就会有新的理解和领悟。有道是："旧书不厌百回读，熟读深思旨自知。"此为读书治学者的毕生追求和崇高境界。

练　习

扫一扫，查阅复习思考题答案

（一）填空

1. 文意理解是指对文章语句________的理解，以及对篇章________及其文中________的领悟。

2. 文意理解的过程，实际上是读者与作者________和交流的过程。

3. 古人擅用譬喻、________、例证等手法，委婉含蓄地表达自己的________及意图。

4. 要理解古医籍文句的________，必须联系相关的________、文史知识，充分认识古人言论的学术、文化渊源和历史背景。

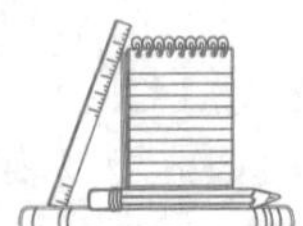

5. 读书或撰文务必注重________，否则将毫无头绪，杂乱无章，悟不出明目。

6. 字、段、篇章的________，可以通过找出________、审度________、剖析________、

略去枝节等方法来提取。

（二）写出括号中的内容

1. 读古医书重在读出其观点（　）；研读古代医药文献，疏通文句是（　），提取（　）才是目的。

2. 误解文意主要表现为（　）、（　）、（　）。

3. 在研读古医书过程中，语句的具体意义要凭借（　），推求文意必须遵循作者的思想和思路，贯通（　）的逻辑关系。

4. 医案的撰写目的是（　），垂教训。

5.《礼记·中庸》："博学之，（　），慎思之，（　），笃行之。"这句话是治学的基本方法，也是文意理解的基本方法。

（三）思考

1. 文意理解的具体方法有哪些？

2. 研读前人医案要注意吸取什么信息？

3. 误解文意的常见原因是什么？举例予以说明。

4. 简述提高文意理解能力的途径和方法。

（四）简述

1. 举例说明文意理解实例解读的方法。

2. 掌握医学文献的文章应具有哪些方面的知识？

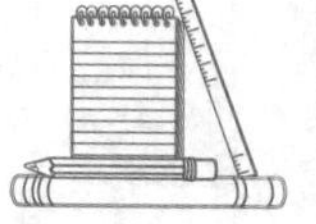

扫一扫，查阅
本章 PPT、
视频等数字资源

第六章　古代文化常识

中医药学的产生和发展，始终离不开中国古代文化的滋养，中医古籍中随处可见古代文化知识。增加对中国古代文化的了解，有助于提高阅读古医籍的能力。

第一节　历　法

一、阳历、阴历

古今历法都是以地球绕太阳转一圈为一年，也称为“太阳年”。以太阳年为单位的历法叫作阳历。地球绕太阳一圈的时间约 365.24219 天，不是整数，但我们计算一年要用整数，所以通常历法规定，一年为 365 天。剩余的 0.24219 天，每四年凑为一天，加在用四除得尽的那一年的二月末，如 2000 年、2004 年、2008 年的二月都是 29 天，这一天称为闰日。因为大约是每 400 年有 97 个闰日，所以逢百的年份，要用 400 除得尽的才会有闰日，像 1900 年就没有闰日。

我国古代以月亮绕地球一周为一月，也称为“朔望月”。以朔望月为单位的历法称作阴历。阴历大月为 30 天，小月为 29 天。朔望月以月相变化（即月亮的盈亏）为标志，每月初一称为“朔”，夜晚见不到月亮，以后逐渐出现一弯新月，到月亮最圆这一天称为“望”，以后月亮渐亏，到下月初又进入新的循环，周而复始。

我国古代的历法不是纯阴历，而是阴阳合历。所谓阴阳合历，就是用朔望月计“月”，用太阳年计“年”。但由于朔望月的 12 个月，有 6 个大月各 30 天，6 个小月各 29 天，全年合计仅 354 天，还剩余 11.24219 天，古人便想出用平闰年的办法来补足。也就是说，定平年为 12 个月，闰年为 13 个月，多出的这个月也称为闰月，大约每 19 年有 7 个闰月。

辛亥革命后，我国推行西历，也叫阳历、新历，将传统的历法称为阴历、旧历、农历（因与农业生产密切相关）。

二、四时

一年分为春、夏、秋、冬四时，四时就是通常说的四季。我国商代和西周前期，一年只分为春、秋两时，所以秦汉以前常以春秋作为四时的代称。《庄子·逍遥游》中说的“蟪蛄不知春秋”，意即蟪蛄的生命短促得不到一年。后来历法日趋详密，由春、秋两时再分出冬、夏两时，所以有些古书所列的四时顺序不是“春夏秋冬”，而是“春秋冬夏”。例如《礼记·孔子闲居》：“天有四时，春秋冬夏。”

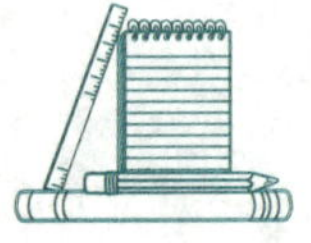

在中医古籍里，除春、夏、秋、冬四时外，还有一个“长夏”的概念。这是因为四时与

五行相配缺少一位“土”，故将六月称“长夏”以配土。王冰在《素问·六节藏象论》注里说：“四时之中，加之长夏，故谓得五行时之胜也。”为什么叫“长夏”？王冰又解释说：“所谓长夏者，六月也，土生于火，长在夏中，既长而王，故云长夏也。”

三、二十四节气

古人在长期的农业生产实践中逐步认识到，季节的更替和气候的变化对掌握农事季节、农作物生产规律，有着十分密切的关系，于是把一个太阳年平分为二十四个节气，以反映四季、气温、雨雪、物候等方面的变化规律。这二十四个节气是：立春、雨水、惊蛰、春分、清明、谷雨、立夏、小满、芒种、夏至、小暑、大暑、立秋、处暑、白露、秋分、寒露、霜降、立冬、小雪、大雪、冬至、小寒、大寒（表4）。编成歌诀是：春雨惊春清谷天，夏满芒夏暑相连，秋处露秋寒霜降，冬雪雪冬小大寒。

二十四节气名称都有一定的含义：立春、立夏、立秋、立冬分别表示春、夏、秋、冬四季的开始。春分、秋分即把春季和秋季各分为两半，同时也包含着“昼夜平分”的意思，因为春分和秋分这两天正好都是昼夜各半。夏至、冬至两个节气分别表示炎夏与寒冬已经到来。雨水指开始降雨，即此时天空的降水形式已开始由雪变为雨了。惊蛰指气温逐渐上升，土地开始解冻，天上雷声隆隆，蛰伏在地下的小动物开始出土活动。清明含有天气清澈明朗的意思，指此时气候温暖，草木萌茂，已完全改变了冬季寒冷枯黄的景象。谷雨即“谷得雨而生”之意，言此时降雨量增多，有利于作物的生长。小满指麦类等夏熟作物籽粒逐渐饱满，但未完全成熟。芒种指“有芒之谷可播种也”，在传统农业生产过程中，这是夏收夏种最忙的季节。处暑指“暑将退伏而潜处”。白露谓天气渐凉，草木上的水蒸气开始凝结成白色的露水。霜降指天气渐冷，昼夜温差变大。小雪、大雪分别表示降雪的程度。小寒、大寒表示天气进一步变冷，大寒为一年中最冷的时候。

农历一年每隔15天或16天就有一个节气，因为二十四节气是根据太阳年来计算的，所以节气在哪一天与农历的日期有关，而与朔望月无关。

表4 二十四节气表（节气日期为阳历时间）

春季	节气名	立春	雨水	惊蛰	春分	清明	谷雨
	节气日期	2月3～5日	2月18～20日	3月5～7日	3月20～22日	4月4～6日	4月19～21日
夏季	节气名	立夏	小满	芒种	夏至	小暑	大暑
	节气日期	5月5～7日	5月20～22日	6月5～7日	6月21～22日	7月6～8日	7月22～24日
秋季	节气名	立秋	处暑	白露	秋分	寒露	霜降
	节气日期	8月7～9日	8月22～24日	9月7～9日	9月22～24日	10月8～9日	10月23～24日
冬季	节气名	立冬	小雪	大雪	冬至	小寒	大寒
	节气日期	11月7～8日	11月22～23日	12月6～8日	12月21～23日	1月5～7日	1月20～21日

第二节 纪时方法

古今纪时方法不同，我国古代表达年、月、日、时的方法与今天都不相同。

一、纪年法

我们现在使用的纪年法叫公元纪年法，是以耶稣的诞生年作为公元元年，前1年叫公元前1年。公元纪年法是辛亥革命后的次年（1912年）从西方引进并实行至今的，这之前我国使用其他纪年方法，最主要的是年号纪年法和干支纪年法。

（一）年号纪年法

我国从西周共和元年（前841年）开始有了连续纪年。最早是按照君王即位的年次来纪年的，如周平王元年（前770）、鲁隐公元年（前722）、秦始皇二十六年（前221）等。这种纪年法以元、二、三、四的序数递记，直至旧君去位新君即位。

从汉武帝建元元年（前140）开始用年号纪年，也是用元、二、三、四的序数递记，至更换年号又重新开始。有些皇帝只用一个年号，如大业（隋炀帝）、武德（唐高祖）、贞观（唐太宗）、洪武（明太祖）、康熙（清圣祖）等。有些皇帝则经常更换年号，有的多至十余个，如唐高宗李治在位33年，使用的年号有永徽、显庆、龙朔等14个之多。据统计，历史上使用过的年号共有800多个。年号纪年法是过去史家所用的传统纪年法，延续了2100多年。

（二）干支纪年法

干支纪年始自东汉。干支是天干和地支的合称，天干有十个：甲、乙、丙、丁、戊、己、庚、辛、壬、癸。地支有十二个：子、丑、寅、卯、辰、巳、午、未、申、酉、戌、亥。

干支纪年法是用天干和地支相配，单配单，双配双，始甲子，终癸亥。天干用六次，地支用五次，配成六十位，称为六十甲子。六十甲子用以纪年，周而复始，循环不断。例如，2004年是甲申年，2005年则是乙酉年，2006年是丙戌年，2007年是丁亥年，60年后的2065年是乙酉年，2066年是丙戌年。六十甲子的排列如下：

甲子　乙丑　丙寅　丁卯　戊辰　己巳　庚午　辛未　壬申　癸酉
甲戌　乙亥　丙子　丁丑　戊寅　己卯　庚辰　辛巳　壬午　癸未
甲申　乙酉　丙戌　丁亥　戊子　己丑　庚寅　辛卯　壬辰　癸巳
甲午　乙未　丙申　丁酉　戊戌　己亥　庚子　辛丑　壬寅　癸卯
甲辰　乙巳　丙午　丁未　戊申　己酉　庚戌　辛亥　壬子　癸丑
甲寅　乙卯　丙辰　丁巳　戊午　己未　庚申　辛酉　壬戌　癸亥

年号纪年法和干支纪年法都有一定的缺点。年号太多，一般人记不住；而干支纪年六十年就重复了，比如仅说辛亥年，便不知是1911年，还是1971年。所以古人经常兼用二者，如明吴崑《医方考·自序》中“皇明万历十二年岁次甲申孟冬月”，万历是明神宗年号，“万历十二年”（1584）是年号纪年，这一年按干支算是甲申年。

二、纪月法

古人通常都用序数记月，如一月、二月、三月等。一月也叫正月。

古代还把四季的每一季节分为孟、仲、季三个阶段，然后对应相应的月份，作为相应月份的代称。12个月依次为孟春（1月）、仲春（2月）、季春（3月）、孟夏（4月）、仲夏（5月）、季夏（6月）、孟秋（7月）、仲秋（8月）、季秋（9月）、孟冬（10月）、仲冬（11月）、季冬（12月）。

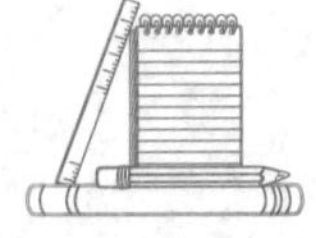

古代每个月还有特定的别名。据《尔雅·释天》记载：“正月为陬（zōu），二月为如，三月为寎（bǐng），四月为余，五月为皋，六月为且，七月为相，八月为壮，九月为玄，十月为阳，十一月为辜，十二月为涂。”如《温病条辨·叙》末句“嘉庆十有七年壮月既望”中的“壮月”即指八月。

三、纪日法

我国古代多用干支纪日。早在殷商甲骨文中就有干支纪日的记载，从春秋战国开始，干支纪日正式成为历代史官纪日的传统方法，一直用到1911年，这是世界上至今所知应用时间最长的纪日法。

干支纪日法也是用六十甲子循环相配，如2006年5月1日是庚寅日，5月2日是辛卯日，60天后的7月1日也是辛卯日。

有些日子在古代有特定的名称。如根据月相的不同，将每月的第一天叫作“朔”，最后一天叫作“晦”，初三叫作“朏”（fěi），月半称“望”（小月指十五日，大月指十六日），望日前几天泛称“几（jī）望”（后来专指十四日），望日后到下弦前称“既望”（后来专指十六日），初七八称为“上弦”，每月二十二三称为“下弦”，上下弦又统称为“弦”。

四、纪时法

我们现在把一天分为24小时，这也是辛亥革命后从西方引进的。在此之前，古人将一天分为十二时辰，每个时辰相当于今天的2小时，用十二地支代表。24小时的钟点与十二时辰对应。

在干支纪时前，古人最初根据天色把一昼夜分为12个时段，并给这些时段取了名称：夜半、鸡鸣、昧旦、日出、食时、隅中、日中、日昃（zè）、晡（bū）时、日入、黄昏、人定。把太阳正中的时候叫作“日中”，将近日中的时候叫作“隅中”，太阳开始西斜叫作“日昃”。较早的古人一日两餐，第一餐在“食时”吃，第二餐在“晡时”吃。把太阳下山的时候叫作“日入”，日入以后称为“黄昏”，黄昏以后称为“人定”，人定以后就是“夜半”了，夜半以后是“鸡鸣”，鸡鸣以后是“昧旦”，这是天将亮以前两个先后相继的时段。

古代在夜间还有专门的计时法，将一夜（自戌时至寅时）分为五更，戌时称“一更”，亥时称“二更”，依此类推。（表5）

表5　古代纪时表

钟点	23	24	1	2	3	4	5	6	7	8	9	10	11	12	13	14	15	16	17	18	19	20	21	22
时辰	子时		丑时		寅时		卯时		辰时		巳时		午时		未时		申时		酉时		戌时		亥时	
时段	夜半		鸡鸣		昧旦		日出		食时		隅中		日中		日昃		晡时		日入		黄昏		人定	
更时	三更		四更		五更																一更		二更	

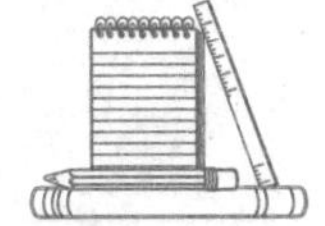

第三节 医事制度

一、夏商周时期

夏、商两代，权力最大的官员是“史”或“巫”。巫是神权的体现者，主要的职司是奉祀天帝鬼神及为人祈福禳灾，并兼事占卜、星历、采药之术。这个历史阶段，确实存在着“巫医一体”的情况。

到了周代，巫、医开始分家。在东周时已设有医疗卫生机构，医生有了专业分工，并设有一套相应的管理措施，这是迄今所知最早的医事制度。《周礼》规定：医师为众医之长，医生分为四类：食医掌管周王一年四季的饮食，类似于今之营养医生；疾医掌管治疗万民的疾病，相当于今之内科医生；疡医掌管治疗肿疡、溃疡、金创、折伤等病，相当于今之外科和伤科医生；兽医掌管治疗兽病、兽伤，相当于今之兽医。

二、秦汉时期

1. 秦代 中央设有太医令、太医丞，以主医药。太医令为主官，太医丞为佐官，都是奉常（中央行政机关九卿之一，掌宗庙礼仪）的属官。

2. 汉代 基本承袭秦的医事职官制度，并有所发展。西汉时太医令丞有二：一属太常（相当于秦代的奉常），负责为百官治病，如后世的太医院；一属少府（掌山海地泽收入和皇帝日常用物的手工业制造，为皇帝的私府），负责为宫廷疗疾。

东汉时，中央设太医令一人，职掌医政；药丞、方丞各一人，药丞负责药政事宜，方丞负责方剂配制。此外，又设有掌管宫廷药政的尚药监、掌管皇后服用之药的中宫药长、试尝皇帝服用之药的尝药太官等。

三、魏晋南北朝时期

1. 魏晋时期 魏晋基本承袭汉制，但也有一些变化，如在宗正府（皇室事务机关）下另置太医令史，东晋哀帝时并入太常，把太医划归门下省。

2. 南北朝时期 南北朝大体沿用魏晋制度。南朝宋于殿中省下设太医司马。南齐置太医令、丞各一人，并于太常下设六品保学医二人。北魏恢复西汉旧制，太医令又划归太常管辖，并于门下省下另设尚药局。南梁、北周等在太医令下又置太医正。这一时期，医官名目繁杂，皇家医官有太医、御医、高手医、金疮医、医寺、行病师、医工长、上省医、医师、侍御师、医正等。掌管药政的职官有司马药师、典药吏、尝药监、尝药典御、司医（掌方药卜筮）、尚药丞、司药丞、司药（掌医巫剂）、中尝药典御等。

南北朝时期，开始有官办医学校。443年，刘宋文帝时设置的“医学”是我国最早的官办医校。北魏时新设置了掌管医药教育的官名“太医博士”“太医助教”，并规定了所属的品位，太医博士从第六品下；太医助教从第八品中。但不久俱废，至隋代复置。

四、隋唐时期

1. 隋代　隋代文帝时由门下省统辖尚食、尚药等六局。炀帝时改由殿内省统辖。其中尚食局设专司大内膳食，尚药局总管御药房事。太常寺则辖太医等六署，其中太医署统领医之政令，设令 2 人，丞 1 人，下置主药 2 人，医师 200 人，药园师 2 人，医博士 2 人，助教 2 人，按摩博士 2 人，祝禁博士 2 人。隋代的医药行政管理机构规模宏大，体制齐整，实为空前。

2. 唐代　基本沿袭隋制，但有新的发展，主要是完善了“太医署”制度。太常寺所属的太医署主管全国的医疗、教学等方面的组织管理；殿中省所辖尚食、尚药两局专司宫廷内的医疗保健事宜。太医署是国家最高医药管理机构，其行政长官为太医令 2 人、佐官为太医丞 2 人、医监 4 人、医正 8 人等。他们负责医疗之法，主司医疗、教学、药政及医生考核晋级等管理工作。太医署下设四科一园，师生有 270 余人，是一所正规的国家医学院，有统一的教材和相应的考试制度。四科即医科、针科、按摩科和咒禁科。一园即药园。唐代药园是世界上最早的药学教育和药物研究中心。四科一园中有医师、医工、医生的称谓，大致体现其医技的优劣高下。629 年，唐太宗下令各府州也分设“医学”，以及规模不等的医科教学机构。这样从中央到地方便形成了一个完整的医学教育体系。

五、宋辽金元时期

1. 宋代　实行官名与实际职务分离的制度。在医事职官制度方面，医事行政与医学教育各设机构。由翰林医官院掌医政和医疗，太医局管理医学教育，造就医学人才，二者各有专责。翰林医官院置使、副使各二人，并领院事，下设尚药奉御、直院医官、医学、祗候等职。太医局规模宏大，有丞，有教授，医学生分九科：大方脉（相当于今内科）、风科、小方脉（相当于今儿科）、眼科、疮肿兼折伤科、产科、口齿兼咽喉科、针灸科、金镞兼书禁科。

宋代药政较为进步，设有尚药局，专门负责供奉御药和剂、诊候治病之事。又设御药院，供奉皇帝及宫中之药，多由宦官主管。宋神宗时，在京都汴梁（今开封）开设了中国医学史上第一所以制作和出售成药为主的官办药局——“太医局熟药所”，依据“复方”制成膏丹丸散、药酒出售，这是中医史上的创举，不少成药（或加改进）传至今日，仍是治病良药。北宋崇宁二年（1103）增至七所，其中五所仍名“熟药所”，另两所则称“修合药所”。北宋政和四年（1114），前者改称“医药惠民局”，后者改称“医药和剂局”。南宋时，在临安重新建立药局，后亦改称“太平惠民局”“和剂局”。宋代官药局在当时已具有一定规模，其组织结构和规章制度也较完善，并设专人从事药物炮制研究，使宋代成药的研制达到空前水平，《和剂局方》得以推广。

2. 辽代　辽代设有太医局、汤药局，各置局使、副使及都林牙使、汤药小底等职。都林牙使、汤药小底均为辽官称号。

3. 金代　金代官制缺乏系统性，往往随事置官，故机构增多，员额庞杂。在医事制度上，既有沿袭宋制的一面，又有女真族相应的特点，设有太医院、御药院、尚药院、惠民司。

4. 元代　元代基本沿袭宋、金制度。在医事方面，机构门类也相当繁多。太医院“掌医事，制奉御药物，领各属医职”。其间一度改称尚医监，不久恢复原名。职官名称屡有更

改。元代药政机构名目很多，如广惠司、回回药物院、御药院、御药局、行御药局、御香局等。元代的医学教育及考试制度仍沿宋制。但在分科方面，由9科扩大到13科，即大方脉、杂医科、小方脉、风科、产科、眼科、口齿科、咽喉科、正骨科、金疮肿科、针灸科、祝由科、禁科。成宗大德九年（1305）又将医学13科并为10科，即大方脉杂医科、小方脉科、产科兼妇人杂病科、口齿兼咽喉科、风科、正骨兼金镞科、眼科、疮肿科、针灸科、祝由书禁科。

六、明清时期

1. 明代 明医事设置多直接沿用前朝，但在职官配置及机构职能方面有一些差别。太医院是最高医政管理机构，其首要职责是为皇帝及王公大臣们诊治疾病。全国各府、州、县都分设惠民药局，凡边关要塞及居民聚集之处，也都由太医院派遣医生、医士或医官负责治疗。明代皇家药政机构的规章制度详尽严密。洪武六年（1373）于内府设置御药房，嘉靖十五年（1536）改称为圣济殿，另辟御药库掌贮存药材。

明代的医学教育体制比较完备。太医院医生主要从各世业医生中考选。太医院有专科教学的规定，分为13科，即大方脉、小方脉、妇人、疮疡、针灸、眼科、口齿、接骨、伤寒、咽喉、金镞、按摩、祝由科。

2. 清代 清代太医院制度非常完备。设院使1人，左、右院判各1人。院使、院判“掌考九科之法，帅属供医事”，其下属的御医、吏目、医士则“各专一科”。初设11科，后设9科，即大方脉科、小方脉科、伤寒科、妇人科、疮疡科、针灸科、眼科、咽喉科、正骨科。太医院下设西苑寿药房，以供内廷之需。另在内务府设御药房。

清末，医官增设了新职务，如民政部设六品、七品医官各1人，隶卫生司，掌检医防疫，建置病院。陆军部和海军部各设置军医司，设司长1人；设置卫生科和医务科，设科长1人，一、二、三等科员若干，掌防疫治疗及军医升职教育。法部（后改刑部）设监医正、医副各1人；禁卫军设有军医科，设监督1人，科员若干，并设副军医官、军医长等职；军制设总军医官，镇制设正军医官，皆各领所属医事。

清代的医学教育大体上继承宋明以来的制度，在分科及机构设置方面有所突破。在医学分科中，去掉了以前的祝由、禁咒等科。清初痘疹特设专科，说明当时防疫医学已有一定的发展。

第四节　姓　名

一、姓氏

姓与氏在上古是有区别的，姓是族号，氏是姓的分支。如屈原姓芈（mǐ），氏为屈。在周代，贵族才有姓氏，一般平民无姓氏。

战国以后，人们以氏为姓，姓和氏逐渐合一。到了汉代统谓之姓，从此上自天子、下至庶人都可以有姓了。

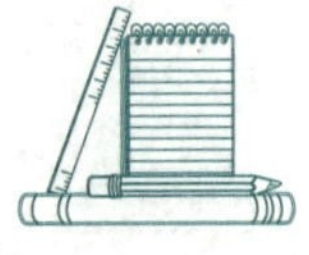

姓氏一般都有一定的来源。祖先原是一国之君的，子孙遂以国为姓氏，如郑、蔡、齐、宋；祖先是卿大夫的，则以受封的邑名为氏，如屈、叶；有以祖先所居地为姓氏的，如东

方、东门、北郭、南宫等；有以祖先的官职或职业为姓氏的，如卜（掌卜筮之官）、司马、巫等。

二、名字

古人有名有字。上古婴儿出生3个月后由父亲命名。男子20岁成人举行冠礼（结发加冠）时取字。女子15岁许嫁举行笄（jī）礼（结发加笄）时取字。

名和字之间往往有意义上的联系。例如宰予，字子我；端木赐，字子贡；冉耕，字伯牛；屈原，名平，字原；李时珍，字东璧。名和字可以是一对反义词，例如曾点，字晰；韩愈，字退之。春秋时男子取字最普通的方式之一是加“子”字，这是因“子”是男子的尊称。例如：子产（公孙侨）、子犯（狐偃）、子胥（伍员）、子渊（颜回）、子有（冉求）、子牛（司马耕）。这个“子”字有时可以省去，如可以直接称颜渊、冉有、司马牛。

古人尊卑分明，尊对卑称名，卑自称也称名；对平辈、长辈则尊称字，直呼其名被认为是不恭敬的行为。

三、别号

古人除名和字外，还有别号。别号又称别字，和名不要求有意义上的联系。别号可以是三个字或三个字以上，例如葛洪号抱朴子，皇甫谧号玄晏先生，李杲号东垣老人，徐大椿号洄溪老人。但常见的别号是两个字，例如朱震亨别号丹溪，吴崑别号鹤皋，李时珍别号濒湖。对人称别号也是一种尊称。

本人除了名、字、号之外，有时还被别人称官爵和地望（出生地、住地、任职地）。称官爵的如：王冰曾任太仆令，被称为王太仆；许叔微曾任集贤院士，被称为许学士。称地望的如：刘完素为河间人，被称为刘河间；张仲景曾任长沙太守，被称为张长沙；柳宗元曾贬为柳州刺史，被称为柳柳州。

四、谥号

古代帝王、诸侯、卿大夫、高官大臣死后，朝廷根据死者生前功过给予一个称号，以褒贬其善恶，称为谥号。如周武王（姬发）、周厉王（姬胡）、齐桓公（姜小白）、赵简子（赵鞅）、汉武帝（刘彻）、忠武侯（诸葛亮）、隋炀帝（杨广）。

帝王之谥，由礼官议上；臣下之谥，由朝廷赐予。谥号用字很讲究，有专门的“谥法”为依据。谥号用字大致可分为三类：一是带褒义的，如文、武、昭、景、惠、穆等；二是带贬义的，如灵、厉、幽、炀等；三是表同情的，如哀、怀、愍、悼等。有的谥号用字很多，如李世民，谥号为“文武大圣大广孝皇帝”。

五、庙号

古代帝王还有庙号，庙号是为在太庙主室奉祀死去的帝王而追尊为某祖某宗的名号。如宋太祖（赵匡胤）、明太祖（朱元璋）、清圣祖（爱新觉罗·玄烨）。皇帝都给父祖追尊庙号，如史上曹操未称帝，其子曹丕称帝后，尊曹操为“太祖武皇帝”，其中“太祖”为庙号，“武皇帝”则为谥号。

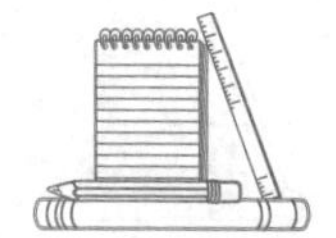

第五节 避 讳

在古代社会里，凡遇到与君主或尊长的名字相同的字或音同音近的字，不能直接说出或写出，要采用某种方法加以回避，这叫作“避讳”。在秦以前，大多只避正讳（避名中相同的字），不避嫌名（与名中的字音同音近的字）。后来，讳法逐渐严格，遇有嫌名也要加以回避。历代医书受此影响，也有许多讳字。熟悉用讳规律，不仅有助于阅读古籍，而且有助于判定古籍版本和古代人物的年代。古籍中常见的避讳方法主要有改字、空字和缺笔三种。

一、改字

凡遇到需要避讳的字就改用与之意义相同或相近的字，叫作改字法。所避之字称为“讳字”，改用的字称为避讳字。用改字的方法避讳，大约到秦代就很盛行了。庄襄王名子楚，故称“楚”为“荆”，这是避正讳。秦始皇名政，故改称“正月”为“端月”，这是避嫌名。琅琊台刻石曰“端平法度”“端直敦忠”，也都是以“端”代“正”。汉高祖名邦，于是《汉书》等汉代人著作都改“邦”为“国”。《论语·微子》“何必去父母之邦”，汉代改为“何必去父母之国”。《尚书·盘庚中》“安定厥邦”，汉代改为“安定厥国”。汉文帝名恒，于是改“恒山”为“常山”。汉光武帝名秀，于是改称“秀才”为“茂才”。唐高祖名渊，故《太素》改“太渊”为“太泉”（针灸穴位名）。唐太宗名世民，故改“世”为“代”，从“世”之字改从“曳”（如“泄”作“洩”）。中药“薯蓣”，因为避唐代宗李豫嫌名改称薯药，到宋代又为避宋英宗赵曙名讳而改称“山药”，后世沿用，成为通名。宋代药丸叫圆，如六味地黄圆、苏合香圆等，这是因避宋钦宗赵桓讳，改“丸”为“圆”。

二、空字

空字法就是遇到需要避讳的字，则空其字而不写。例如《新修本草》的参修者有李世勣，但其书扉署名则作李勣，这是避太宗李世民名讳而删去“世”字。同书卷十七《葡萄》：“陶景言用藤汁为酒，谬矣。”这是避唐高宗太子李弘名讳而不写作陶弘景。此外，还有用“□”“某”“讳”字代替讳字的。如《宋书》避宋武帝刘裕之名，“刘裕”改为“刘□”。《史记·孝文本纪》“子某最长”，避汉景帝刘启之名，“某”实即“启”。《医说·太素之妙》“予伯祖讳，字子充”，避宋宁宗赵扩之名，“讳”实即“扩”。

三、缺笔

缺笔避字法始于唐代。缺笔法就是遇到讳字，少写几个笔画，多为省略一笔。如为避孔子名讳，人们将“丘”写成“𠀉”。为避唐太宗李世民之“世”字，将之写成“卋”。《四库全书》为避康熙帝玄烨之讳，将“玄”写成“玄”，都是缺一笔。

上述几种方法，在同一朝代也可以同时使用。如清代医籍中对“玄参”“玄明粉”“玄胡索”“玄府”等名词术语的处理，有改“玄”为“元”的，称“元参”“元明粉”“元胡索”“元府”；也有把“玄”字写成缺笔如“玄”的，并不强求一律。

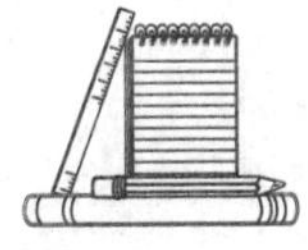

第六节　年　龄

年龄一般是用数词表示的，而古书中常常以其他词代称。古代对年龄的不同称谓多来源于经书中的典故。

如《论语・为政》：“子曰：吾十有五而志于学，三十而立，四十而不惑，五十而知天命，六十而耳顺，七十而从心所欲不逾矩。”后人便以“志学”“而立”“不惑”“知命”“耳顺”“从心”分别表示 15 岁、30 岁、40 岁、50 岁、60 岁、70 岁。

再如《礼记・曲礼上》：“人生十年曰幼，学；二十曰弱，冠；三十曰壮，有室；四十曰强，而仕；五十曰艾，服官政；六十曰耆，指使；七十曰老，而传；八十、九十曰耄……百年曰期颐。”后人便以“幼学”表示 10 岁，“弱冠”表示 20 岁，“壮室”表示 30 岁，“强仕”表示 40 岁，“艾”或“艾服”表示 50 岁，“耆”表示 60 岁，“老”表示 70 岁，等等。

再如《礼记・王制》：“五十杖于家，六十杖于乡，七十杖于国，八十杖于朝。”后人便以“杖家”“杖乡”“杖国”“杖朝”分别表示 50 岁、60 岁、70 岁、80 岁。

常见的年龄称谓，依年龄顺序有初度、汤饼之期、黄口等。

1. 初度　指始生之年时。屈原《离骚》：“皇览揆余初度兮，肇锡余以嘉名。”汉王逸注：“言父伯庸观我始生年时。”后称人的生日为“初度”，如“四十初度”，指 40 岁生日。

2. 汤饼之期　指婴儿出生三日。汤饼犹今之汤面。旧俗婴儿出生第三日要举办备有汤饼的庆贺宴会，又称汤饼会、汤饼筵、汤饼宴。明彭大翼《山堂肆考》：“生子三朝会曰汤饼会。”

3. 百晬（zuì）　指婴儿出生百日。百晬为旧俗婴儿出生百日的宴会。宋孟元老《东京梦华录・育子》：“生子百日置会，谓之百晬；至来岁生日，谓之周晬。”

4. 周晬　指婴儿周岁。周晬为旧俗婴儿出生一年的宴会。又称晬日、晬盘日。是日以盘盛纸笔、针线、钱币等物，任婴儿抓取，以占其将来的志趣，谓之试儿，也叫试晬、抓周。

5. 孩提　指二三岁的幼儿。《孟子・尽心上》：“孩提之童，无知爱其亲者。”汉赵岐注：“孩提，二三岁之间，在襁褓知孩笑，可提抱者也。”又称提孩、孩抱。

6. 免怀　指 3 岁幼儿。《论语・阳货》：“子生三年然后免于父母之怀。”又称免怀之岁。

7. 龆龀（tiáochèn）　指小儿七八岁时。龆与龀均谓儿童换齿，即脱去乳齿，始生恒齿。

8. 幼学　指 10 岁。《礼记・曲礼上》：“人生十年曰幼，学。”郑玄注：“名曰幼，时始可学也。”

9. 黄口　本指雏鸟的嘴，后指儿童。《山堂肆考》：“黄口，小儿也。”又称黄吻、黄童等。

10. 总角　指童年。古时儿童未成年前束发为两结，形状如角，故称总角。后因称童年时代为“总角”。

11. 垂髫（tiáo）　指童年，也称髫年、髫龄。髫：儿童垂下的头发。陶潜《桃花源记》：“黄发垂髫，并怡然自乐。”

12. 觿（xī）年　指童年。《诗・卫风・芄兰》有“童子佩觿”语，因称。

13. 豆蔻年华　十三四岁少女的青春年华。豆蔻，喻处女，言其少而美。

14. 志学　指 15 岁，又称志学之年。

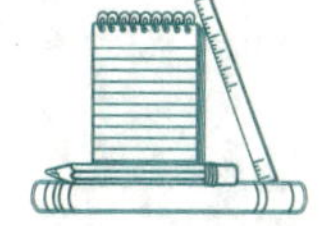

15. 成童 指长到一定年龄的儿童，通常指15岁。《礼记·内则》："成童，舞象，学射御。"郑玄注："成童，十五以上。"《后汉书·李固传》："固弟子汝南郭亮，年始成童，游学洛阳。"李贤注："成童，年十五也。"

16. 束发 一般指15岁左右。古代男孩成童时将头发束成发髻，因用以代称成童。《大戴礼记·保傅》："束发而就大学，学大艺焉，履大节焉。"又称结发、结童。

17. 及笄（jī） 指女子15岁。《礼记·内则》谓女子"十有五年而笄"。郑玄注："女子许嫁，笄而字之；其未许嫁，二十则笄。"笄犹今之簪，盘发时用以插入固定，为女子成年之礼，又称笄年。

18. 破瓜 指女子16岁。因瓜字可剖分为两个八字，故称。见清翟灏《通俗编·妇女·破瓜》。又称瓜字初分。

19. 弱冠 指男子20岁。《礼记·曲礼上》："男子二十冠而字。"孔颖达疏："二十成人，初加冠，体犹未壮，故曰弱也。"又称弱年、弱龄、弱岁、冠年、加冠等。

20. 而立 指30岁。《论语·为政》朱熹注："有以自立。"又称而立岁、而立之年。

21. 壮室 指男子30岁。《礼记·曲礼上》："三十曰壮，有室。"郑玄注："有室，有妻也。妻称室。"古俗男子三十而娶，授以室，故称。又称壮年。

22. 不惑 指40岁。《论语·为政》朱熹注："于事物之所当然，皆无所疑。"

23. 强仕 指男子40岁。《礼记·曲礼上》孔颖达疏："强有二义：一则四十不惑，是智虑强；二则气力强也。"《释名·释长幼》："四十曰强，言坚强也。"又称强、强仕之年。

24. 知命 指50岁，又称知命之年。

25. 艾 指男子50岁。"艾"有二义：《礼记·曲礼上》孔颖达疏："年至五十，气力已衰，发苍白，色如艾也。"谓苍白如艾。《释名·释长幼》："五十曰艾。艾，治也，治事能断割，芟刈无所疑也。"谓治事果断。又称艾服、艾服之年。

26. 杖家 指50岁。

27. 知非 指50岁。《淮南子·原道训》："蘧伯玉年五十，而知四十九年非。"又称知非之年。

28. 耳顺 指60岁。《论语·为政》邢昺疏："六十而耳顺者，顺，不逆也，耳闻其言，则知其微旨而不逆也。"又称耳顺之年。

29. 耆 指60岁。《释名·释长幼》："六十曰耆。耆，指也，不从力役，指事使人也。"又称耆年。

30. 艾耆 泛指五六十岁，又称耆艾。

31. 杖乡 指60岁。

32. 花甲 指60岁。花甲本指六十甲子，天干地支错综相配，六十年循环一次，故称六十岁为"花甲"，又称花甲之年。

33. 元命 指61岁。因重逢生年干支，故谓之元命。

34. 从心 指70岁。《论语·为政》邢昺疏："七十而从心所欲不逾矩者，矩，法也，言虽从心所欲而不逾越法度也。"

35. 老 指70岁。《礼记·曲礼上》孔颖达疏："七十曰老而传者，六十至老境而未全老，七十其老已至，故言老也。既年已老，则传徙家事付委子孙，不复指使也。"

36. 耆老 泛指六七十岁，又称老耆。

37. 古稀 指70岁。杜甫《曲江》诗："酒债寻常行处有，人生七十古来稀。"后称七十

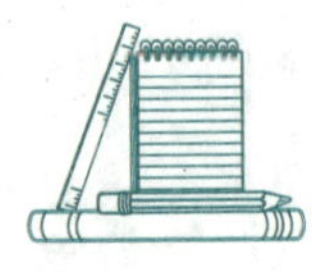

岁为古稀。

38. 杖国　指 70 岁。

39. 杖朝　指 80 岁。

40. 耋（dié）　指 80 岁。《释名·释长幼》："八十曰耋。耋，铁也，皮肤为黑，色如铁也。"

41. 耄（mào）　指八九十岁。《礼记·曲礼上》孔颖达疏："八十九十曰耄，耄者，僻谬也。人或八十而耄，或九十而耄，故并言二时也。"又称耄耋、耄龄等。

42. 黄发　指高寿之人。高龄之人，鬓发变黄。

43. 桑榆　指晚年、垂老之年。曹植《赠白马王彪》："年在桑榆间，影响不能追。"李善注："日在桑榆，以喻人之将老。"

44. 期颐　指百岁。郑玄："期，犹要也；颐，养也。不知衣服厚味，孝子要尽养道而已。"一说百岁为期。

第七节　工具书

所谓工具书，是指广泛汇集某一范围的知识资料，按一定方式加以编排，专供人们查检以解决某方面问题的一种图书。工具书具有解答疑难问题、指点读书门径、辅助自学和提供资料线索等多方面的作用。工具书是读书治学的工具，是"无声的老师"。学习医古文，阅读古代医籍文献，经常会遇到一些疑难问题，这就需要借助工具书。

一、工具书的种类

工具书的种类很多，主要有字典、词典、书目、索引、类书、丛书、政书、手册、年鉴、年表和百科全书等。

1. 字典　以解释字的形、音、义和用法为主。词典也写作辞典，以解释词语的意义和用法为主。前者有《说文解字》《康熙字典》《新华字典》《简明中医字典》等，后者有《辞源》《辞海》《汉语大词典》《中医大辞典》《中药大辞典》等。但二者不是截然分开的。

2. 书目　是图书目录的简称，又称目录。它是一种旨在介绍图书基本情况的工具书，用以记录图书的名称、作者、卷数、版本，有的还叙及学术源流、书籍流传、内容评价和收藏情况等，如《四库全书总目》《中医图书联合目录》《中国医籍考》等。

3. 索引　又称通检、备检、引得。它是将书刊中的内容（如字、词、句、人名、书名、篇名、刊名及内容主题名等）编成条目，按一定的方法排列，并标明出处，专供人们检索需要的工具书，如《十三经索引》《全国报刊索引》《黄帝内经章句索引》《医学史论文资料索引》等。

4. 类书　是辑录各门类或某一门类资料，按类编排，以供查寻、征引的工具书，如《艺文类聚》《古今图书集成》《太平圣惠方》等。

5. 丛书　是把原先独立成书的若干部书籍原封不动地汇编在一起，冠以一个总的书名的工具书，如《四库全书》《古今医统正脉全书》《珍本医书集成》等。丛书和类书都属于编纂而成的书，但体例不同。类书要打乱拆散原书，丛书则保持原书的完整性。

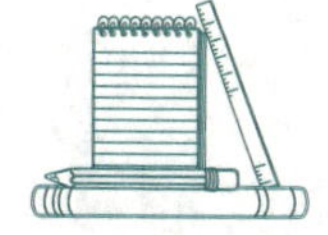

6. 政书　是专门记载我国古代典章制度，收集历代或某一朝代政治、经济、军事和文化

制度方面的资料，分门别类地加以编排和论述的工具书，如《通典》《文献通考》《三国会要》等。

7. 手册 是供汇集某一方面需要随时翻检、查阅的文献资料或专业知识的工具书，如《针灸治疗手册》《中医方剂临床手册》《常用药物手册》等。

8. 年鉴 是汇集1年内的各种大事和统计资料，按年度出版的工具书，如《中国百科年鉴》《中国卫生健康年鉴》《中国中医药年鉴》等。

9. 年表 是按年代顺序，以表格形式编制的查考时间或大事的工具书，如《中国历史纪年表》《中国医史年表》等。

10. 百科全书 是汇集某一方面或各个方面的知识，按照辞典的形式分列条目，并加以扼要说明的大型工具书，如《中国大百科全书》《中国医学百科全书》等。

近年来，由于计算机的运用和普及，各种数据库、电子图书、电子工具书大量出现，改变了人们检索工具书的传统方法。像《中华医典》（湖南电子音像出版社）、《四库全书》（上海人民出版社）、《汉语大词典》[商务印书馆（香港）有限公司]等，都可以全文检索，极大地提高了检索效率。

二、工具书的编排方法

从一定角度把文字资料分类编排的方法叫编排法，也称检字法。

由于汉字所具备的形、音、义三要素，中国工具书的编排方法也就有了形序、音序、义序三大类，每大类中又分几种具体的编排方法。形序包括部首编排法、笔画编排法、四角号码编排法等，音序包括拼音字母编排法、注音符号编排法、韵部编排法等，义序主要采用的是主题事类编排法，各种类书大部分是按义序编排的。常用的方法有部首编排法、笔画编排法、拼音字母编排法、韵部编排法和主题事类编排法等。

1. 部首编排法 是根据字形特点，利用偏旁的同一性编排词条的方法。同一偏旁归在一起算一部，放在开头，故称部首。东汉时期，许慎《说文解字》首创部首编排法，将汉字分为540部。《康熙字典》将所收的47035个字分成214部，根据十二地支，将全书分成子丑寅卯辰巳午未申酉戌亥十二集。每集又分上、中、下，再将214个部首按笔画数从少到多分到十二集里。

2. 笔画编排法 是按每个字笔画多少编排与查检的方法。同笔画的，再按起笔笔形“横、竖、撇、点、折”归类。《中医大辞典》《中药大辞典》《简明中医字典》都是采用笔画检字法的。实际上，许多工具书除用了部首编排法、主题事类编排法之外，还用了笔画编排法，如《汉语大字典》《中国百科全书》等。

3. 拼音字母编排法 是按照汉字的汉语拼音字母编排查检的方法。如《新华字典》《现代汉语词典》《古汉语常用字字典》等。

4. 韵部编排法 把韵母相同的排列在一起就是一个韵部，每部选一个字作韵目。如平水韵上平声的韵目就是“一东、二冬、三江、四支”等。使用韵部编排法的书都是古籍，如《佩文韵府》《经籍纂诂》《辞通》等。现在使用这些书多采用搭桥的方法，先从《辞海》《辞源》找出该字韵部，然后再到那一韵部去查字。

5. 主题事类编排法 又称按意义分类编排法，是在一个主题下，将内容分为若干类别进行编排的方法，如《尔雅》《释名》《册府元龟》《全国中医图书联合目录》等。

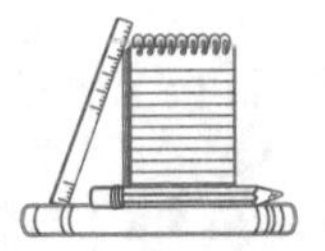

三、工具书的使用方法

使用工具书，首先要了解它的内容、性质和用途以及成书年代，其次要了解它的编写体例和查检方法。一定要认真阅读它的前言、序、凡例、附录等内容。

传统中医药学涉及的知识非常丰富，不仅有文字的、文化的，还有医学的，因此学习和研究中医药学，需要查找的工具书很多。

（一）查找字词

常用字，通常可翻检《新华字典》《古汉语常用字字典》等。查冷僻字、古字的古义，可翻检《说文解字》《康熙字典》《中华大字典》《汉语大字典》等。查通假字、古今字、异体字、俗别字，可翻检《汉语大字典》附表“通假字表”或“异体字表”、《古汉语通用字字典》《宋元以来俗字谱》等。查寻词语，可翻检《辞源》《辞海》《汉语大词典》。查寻虚词，如果一般字典辞书查不到，可查《助字辨略》《经传释词》《词诠》《古汉语虚词》等。查成语典故，如果《辞源》《辞海》《汉语大词典》等检不到，可查《汉语成语大词典》《中国成语大辞典》等。查中医药专门术语，如中医名词术语，可查《中医大辞典》《中国医学大辞典》《简明中医辞典》等；如中药方剂名，可查《中国药学大辞典》《中药大辞典》《中华本草》《中医方剂大辞典》《实用方剂辞典》等；如病名，可查《病源辞典》《简明中医病名辞典》等；如针灸术语，可查《针灸学辞典》《实用针灸辞典》等。

（二）查找人物、地名、年代、职官

著名人物、一般地名都可以在《辞源》《辞海》中查到。一般历史人物可查《中国人名大辞典》，医史人物可查《中国医学大辞典》《中医人名辞典》等。历史地名，可查《中国古今地名大辞典》《中国历史地名大辞典》等。历史年代可查《中国历史年表》《中国历史大事年表》《中国医史年表》等。古代职官名，可查《历代职官表》《中国历代职官词典》等。

（三）查找中医文献

可通过查检书目、索引、类书等查找中医文献。

1. 书目　医学书目可选《全国中医图书联合目录》《中医图书联合目录》等；考证古医籍源流，可选《中国医籍考》；非医学类可选《四库全书（提要）》等综合性目录书。

2. 索引　查医经词句出处，可选《黄帝内经章句索引》《中医经典索引》等；查中医药专题论文资料，可选《中文医史论文索引》《中药研究资料索引》等；查近期中医药论文，可选《医学期刊中医文献分类目录索引》等；对古代经史书籍语句出处，可查《十三经索引》《史记索引》等。

3. 类书　要搜集中医药某一方面资料，了解某一学术源流，可查《古今图书集成·医部全录》《古今医统》等；要找古代医方，可查《圣济总录》《普济方》《医心方》等。要找古代著名医案，可查《名医类案》《续名医类案》等；要找《黄帝内经》对有关方面的论述，可查《类经》等；要找古代文化的资料和知识，可查《艺文类聚》《太平御览》等。

练　习

（一）填空题

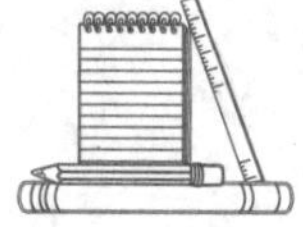

1. 中医古籍中，“长夏”一般指________月。孟秋为________月，季春为________月。

2. 每月的第一天叫作________，最后一天叫作________，初三叫作________，月半称

________，望日前几天泛称________，望日后到下弦前称________，初七八称为________，每月二十二三称为________。

3.《周礼》将医官分为________、________、________、________4种。

4. 我国古代的“大方脉科”相当于今天的______________科，小方脉科相当于今天的________科。

5.“志学”“而立”“不惑”“知命”“耳顺”“从心”分别表示________岁、________岁、________岁、________岁、________岁、________岁。

扫一扫，查阅复习思考题答案

（二）解释下列词语

1. 阳历、阴历　　2. 四时　　3. 纪年法　　4. 名字

5. 谥号　　6. 庙号　　7. 汤饼之期　　8. 周晬

9. 龆龀　　10. 豆蔻　　11. 花信　　12. 知非

13. 桑榆　　14. 空字　　15. 索引　　16. 类书

17. 政书　　18. 药丞　　19. 中医药文献

（三）思考

1. 什么叫避讳？

2. 古代对老年时期有什么称呼？

3. 古人根据天色把一昼夜分为哪些时段？

4. 古人的名字和别号有何不同？

5. 依次列出二十四节气的名称。

6. 唐代王冰《黄帝内经素问注·序》题作“时大唐宝应元年岁次壬寅”使用的是何种纪年法？

（四）简述

1. 隋唐时期的医官制度有哪些？

2. 工具书的种类有多少，具体是什么？

3. 如何查中医药文献？举例说明。

4. 避讳的方法是哪几种？分别举一例说明。

5. 工具书的编排方法是什么？

6. 学习医古文一般需要配备哪些工具书？简述这些工具书的使用方法。

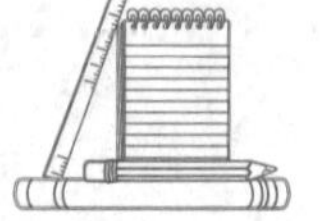

附 编

一、繁简字对照表

本表收录1956年以来国家公布的四批简化字，共五百余。凡简化字与繁体字都见于古代，而在意义上或用法上有所不同的，注以“*”号，表后另附说明，以供查询。

本表以繁体字领简化字，按繁体字笔画排列。笔画数相同的，按起笔笔形复排，说明中的文字，参照王力《古汉语字典》(商务印书馆，2000年)改编，以笔画为序。

【七画】

〔夾〕夹
〔皃〕儿
〔壯〕壮
〔妝〕妆

【八画】

〔長〕长
〔東〕东
〔兩〕两
〔來〕来
〔協〕协
〔亞〕亚
〔狀〕状

【九画】

〔剋〕克*
〔係〕系*
〔帥〕帅
〔後〕后*
〔衹〕只*
〔飛〕飞

【十画】

〔鬥〕斗*
〔執〕执
〔華〕华
〔莊〕庄
〔帶〕带
〔畢〕毕
〔韋〕韦
〔時〕时
〔豈〕岂
〔郵〕邮
〔倆〕俩
〔師〕师
〔倉〕仓
〔隻〕只*
〔芻〕刍
〔氣〕气*
〔個〕个
〔條〕条
〔殺〕杀
〔這〕这
〔凍〕冻
〔畝〕亩
〔脅〕胁
〔書〕书
〔陰〕阴
〔陳〕陈
〔陸〕陆
〔孫〕孙
〔務〕务

【十一画】

〔乾〕干*
〔專〕专
〔麥〕麦
〔硃〕朱
〔捲〕卷*
〔掃〕扫
〔捨〕舍*
〔區〕区
〔堅〕坚
〔鹵〕卤
〔處〕处
〔國〕国
〔將〕将
〔開〕开
〔婁〕娄
〔過〕过
〔動〕动
〔術〕术*
〔從〕从
〔進〕进
〔產〕产
〔啟〕启*
〔牽〕牵
〔參〕参
〔婦〕妇
〔陽〕阳
〔鄉〕乡
〔習〕习
〔隊〕队
〔階〕阶
〔晝〕昼

【十二画】

〔報〕报
〔喪〕丧
〔殼〕壳
〔達〕达
〔棟〕栋
〔極〕极
〔揀〕拣
〔塊〕块
〔棗〕枣

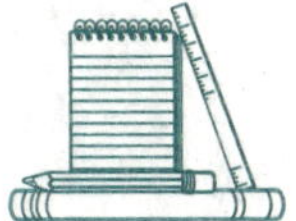

〔堯〕尧
〔葉〕叶*
〔萬〕万
〔雲〕云*
〔惡〕恶
〔睏〕困*
〔買〕买
〔單〕单
〔備〕备
〔筆〕笔
〔復〕复*
〔傢〕家
〔喬〕乔
〔爲〕为
〔勝〕胜
〔傘〕伞
〔猶〕犹
〔爺〕爷
〔衆〕众
〔無〕无*
〔惱〕恼
〔勞〕劳
〔運〕运
〔補〕补
〔發〕发*
〔幾〕几*
〔畫〕画*
〔尋〕寻

【十三画】

〔蓋〕盖
〔夢〕梦
〔電〕电
〔幹〕干*
〔嗇〕啬
〔聖〕圣
〔遠〕远
〔匯〕汇*
〔勢〕势
〔當〕当
〔歲〕岁
〔啞〕哑
〔業〕业
〔裝〕装
〔園〕园
〔農〕农
〔號〕号
〔虜〕虏
〔愛〕爱
〔鳳〕凤
〔會〕会
〔節〕节
〔僅〕仅
〔傷〕伤
〔腫〕肿
〔僞〕伪
〔腦〕脑
〔煉〕炼
〔亂〕乱
〔傭〕佣
〔與〕与*
〔遞〕递
〔溝〕沟
〔裏〕里*
〔誇〕夸*
〔滅〕灭
〔準〕准*
〔義〕义
〔際〕际
〔遜〕逊
〔彙〕汇*

【十四画】

〔臺〕台*
〔墊〕垫
〔趕〕赶
〔蔔〕卜
〔奪〕夺
〔爾〕尔
〔構〕构
〔壺〕壶
〔壽〕寿
〔槍〕枪
〔鄰〕邻
〔趙〕赵
〔厲〕厉
〔厭〕厌
〔摺〕折*
〔監〕监
〔緊〕紧
〔對〕对
〔團〕团
〔圖〕图
〔幣〕币
〔彆〕别
〔嘗〕尝
〔夥〕伙*
〔嘆〕叹
〔僑〕侨
〔榮〕荣
〔製〕制*
〔颱〕台*
〔種〕种
〔稱〕称
〔賓〕宾
〔慘〕惨
〔複〕复*
〔漢〕汉
〔滬〕沪
〔齊〕齐
〔寧〕宁*
〔麽〕么*
〔寢〕寝
〔滲〕渗
〔窪〕洼
〔滯〕滞
〔鄭〕郑
〔廣〕广
〔滷〕卤
〔認〕认
〔適〕适*
〔養〕养
〔塵〕尘
〔獎〕奖
〔隨〕随
〔墮〕堕
〔鄧〕邓
〔劃〕划*
〔盡〕尽*
〔屢〕屡
〔態〕态
〔網〕网*
〔肅〕肃

【十五画】

〔樓〕楼
〔樁〕桩
〔標〕标
〔樣〕样
〔髮〕发*
〔墳〕坟
〔麩〕麸
〔數〕数
〔熱〕热
〔歐〕欧
〔輛〕辆
〔穀〕谷*
〔賣〕卖
〔憂〕忧
〔撲〕扑
〔鞏〕巩
〔確〕确
〔遷〕迁
〔邁〕迈
〔遼〕辽
〔罷〕罢
〔齒〕齿
〔慮〕虑
〔膚〕肤
〔劇〕剧

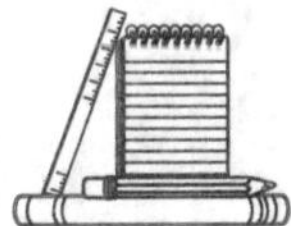

〔蝦〕虾
〔幟〕帜
〔噁〕恶
〔衝〕冲*
〔徹〕彻
〔徵〕征*
〔範〕范*
〔價〕价*
〔颳〕刮
〔膠〕胶
〔盤〕盘
〔質〕质
〔餘〕余*
〔衛〕卫
〔億〕亿
〔劉〕刘
〔廠〕厂
〔瘡〕疮
〔敵〕敌
〔憐〕怜
〔窮〕穷
〔實〕实
〔寫〕写
〔審〕审
〔廟〕庙
〔憑〕凭*
〔慶〕庆
〔潔〕洁
〔導〕导
〔漿〕浆
〔層〕层
〔遲〕迟
〔樂〕乐
〔選〕选

【十六画】

〔薦〕荐*
〔薑〕姜
〔薔〕蔷
〔機〕机
〔樹〕树
〔橋〕桥
〔樸〕朴
〔擔〕担
〔擁〕拥
〔奮〕奋
〔據〕据
〔歷〕历*
〔曆〕历*
〔勵〕励
〔壓〕压
〔壇〕坛
〔醜〕丑*
〔隱〕隐
〔踴〕踊*
〔頭〕头
〔噹〕当
〔噸〕吨
〔還〕还
〔盧〕卢
〔嶼〕屿
〔戰〕战
〔縣〕县
〔燈〕灯
〔錶〕表
〔獨〕独
〔獲〕获*
〔積〕积
〔舉〕举
〔錄〕录
〔墾〕垦
〔憶〕忆
〔營〕营
〔興〕兴
〔學〕学
〔築〕筑*
〔鏇〕旋
〔濛〕蒙*
〔濁〕浊
〔澱〕淀*
〔劑〕剂
〔親〕亲
〔龍〕龙
〔憲〕宪
〔辦〕办
〔緻〕致*

【十七画】

〔舊〕旧
〔藉〕借*
〔醞〕酝
〔檔〕档
〔幫〕帮
〔聰〕聪
〔糞〕粪
〔環〕环
〔擠〕挤
〔擴〕扩
〔擬〕拟
〔聲〕声
〔趨〕趋
〔臨〕临
〔聯〕联
〔擊〕击
〔艱〕艰
〔闆〕板
〔點〕点
〔購〕购
〔嶺〕岭
〔虧〕亏
〔雖〕虽
〔戲〕戏
〔嚇〕吓
〔斃〕毙
〔爛〕烂
〔瞭〕了*
〔膽〕胆
〔懇〕恳
〔燭〕烛
〔鍾〕钟*
〔儘〕尽*
〔優〕优
〔償〕偿
〔禦〕御*
〔謄〕誊
〔禮〕礼
〔襖〕袄
〔濟〕济
〔濕〕湿
〔講〕讲
〔應〕应
〔療〕疗
〔癆〕痨
〔氈〕毡
〔褻〕亵
〔齋〕斋
〔彌〕弥*
〔牆〕墙
〔隸〕隶
〔總〕总
〔縱〕纵
〔嚮〕向*

【十八画】

〔藥〕药
〔藝〕艺
〔繭〕茧
〔櫃〕柜
〔檯〕台*
〔擾〕扰
〔擺〕摆
〔鼕〕冬
〔職〕职
〔霧〕雾
〔醫〕医
〔糧〕粮
〔礎〕础
〔鬆〕松*
〔蟲〕虫
〔醬〕酱

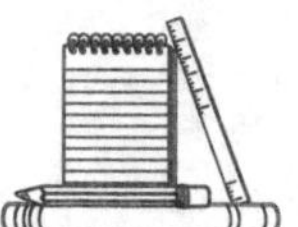

〔矇〕懜*
〔壘〕垒
〔蠅〕蝇
〔叢〕丛
〔歸〕归
〔龜〕龟
〔穢〕秽
〔穫〕获*
〔燼〕烬
〔雙〕双
〔邊〕边
〔獵〕猎
〔竄〕窜
〔癤〕疖
〔雜〕杂
〔瀋〕沈*
〔瀉〕泻
〔瀏〕浏
〔離〕离
〔竅〕窍
〔斷〕断
〔豐〕丰*
〔鞦〕秋*
〔繩〕绳

【十九画】

〔瓊〕琼
〔壞〕坏
〔蘇〕苏
〔蘆〕芦
〔蘭〕兰
〔蘋〕苹*
〔勸〕劝
〔麗〕丽
〔難〕难
〔繫〕系*
〔礦〕矿
〔獸〕兽
〔羅〕罗
〔嚴〕严
〔關〕关
〔廬〕庐
〔癢〕痒*
〔簽〕签*
〔簾〕帘*
〔臘〕腊*
〔穩〕稳
〔辭〕辞
〔懲〕惩
〔類〕类
〔懷〕怀
〔瀘〕泸
〔證〕证
〔襪〕袜

【二十画】

〔攙〕搀
〔礬〕矾
〔麵〕面*
〔攔〕拦
〔糰〕团
〔齣〕出*
〔黨〕党
〔闢〕辟*
〔齡〕龄
〔鹹〕咸*
〔懸〕悬
〔獻〕献
〔籌〕筹
〔觸〕触
〔饑〕饥*
〔鷄〕鸡
〔艦〕舰
〔覺〕觉
〔蠛〕蔑*
〔爛〕烂
〔譽〕誉
〔犧〕牺
〔鐘〕钟*
〔襬〕摆
〔寶〕宝
〔護〕护
〔競〕竞
〔爛〕烂
〔瀰〕弥*
〔癥〕症*
〔竈〕灶
〔響〕响
〔繼〕继

【二十一画】

〔殲〕歼
〔轟〕轰
〔歡〕欢
〔攝〕摄
〔權〕权
〔欄〕栏
〔纍〕累*
〔躍〕跃
〔蠟〕蜡*
〔贓〕赃
〔鐵〕铁
〔顧〕顾
〔懼〕惧
〔襯〕衬

【二十二画】

〔鑒〕鉴
〔驚〕惊
〔攤〕摊
〔聽〕听
〔體〕体
〔囌〕苏
〔囉〕罗
〔糴〕籴
〔罎〕坛
〔籙〕箓
〔灘〕滩
〔灑〕洒
〔彎〕弯
〔竊〕窃
〔變〕变

【二十三画】

〔顯〕显
〔曬〕晒
〔籤〕签*
〔黴〕霉
〔癰〕痈
〔纔〕才*
〔戀〕恋

【二十四画】

〔蠶〕蚕
〔韆〕千*
〔鹽〕盐
〔靈〕灵
〔釀〕酿
〔觀〕观
〔讒〕谗
〔讓〕让
〔癱〕瘫

【二十五画】

〔驢〕驴
〔糶〕粜
〔鑰〕钥
〔饞〕馋
〔廳〕厅
〔蠻〕蛮

【二十六画以上】

〔鬱〕郁*
〔鑿〕凿
〔豔〕艳
〔籲〕吁*
〔釁〕衅*
〔鑷〕镊
〔鑽〕钻

说 明

【C】

才纔——才，始，仅；又，才能。纔，仅。二字本通用；但才能的才，绝不与纔通用。

冲衝——冲的意义是幼小，空虚；用作动词时表示一直向上（冲天）。衝的意义是突击、衝撞；用作动词时表示交叉路口。这两个字在古书里一般区别得很清楚。

丑醜——二字古不通用。丑是地支名。醜是醜恶的醜。

出齣——齣是近代产生的字，来历不明。

【D】

淀澱——淀，浅水泊。澱，沉澱，滓泥。

斗鬭——斗，量器，十升为一斗。鬭，鬭争。

【F】

发髮發——發，發射，出發。髮，头髮。

范範——范，姓。範，模範。

丰豐——丰，丰满，丰采（风采，风度）。豐，豐富。二字在古书里一般不通用。

复復複——反復的復本作复，但是与複并不是同义词。複只用于重複和複杂的意义；一般也不用作形容词来表示重複。

【G】

干乾幹——干（gān）是干戈的干，用于干戈、干犯、天干。乾（gān）为乾枯，乾和干也绝不相通。幹（gàn），指能做事；草木的茎；井栏。特别应该注意的是乾坤的乾（qián）与幹读音完全不同，不得简化为干。

谷穀——谷，山谷。穀，百穀（稻麦等）。

【H】

后後——后，君王，皇后。後，先後。有些古书曾经以后代後，但用得很不普遍，后代一般不再通用。至于君王、皇后的后，则绝不写作後。

画畫划劃——古代计畫的畫不写劃。劃是后起字，并且只表示锥刀劃开。划是划船的划（也是后起字），与计畫的畫更是没有关系。

汇匯彙——匯，匯合。彙，种类。

伙夥——伙，伙伴，家伙。夥，盛多。

获獲穫——獲，獵獲，收割，獲得。穫，收穫。收获庄稼，可写作獲。猎获禽兽，不写作穫。

【J】

几幾——几是几案的几。幾是幾何的幾。二字不相通。

饥飢饑——飢，飢饱。饑，饑馑。上古一般不相通，后代渐混。

价價——价（jiè），善。價（jià），價格。二字不通用。

荐薦——《说文》:“荐，席也”；又:“薦，兽之所食草。”二字古通用，都有重复、陈献、推荐等义。

借藉——借，借贷。藉，凭藉。二字一般不通用。注意狼藉（jí）的藉不能简化为借。

尽盡儘——盡，完全，竭盡。儘，达到极限。儘是后起字，本写作盡。

卷捲——卷，卷曲；又，书卷。捲，收捲。上古捲多写作卷。

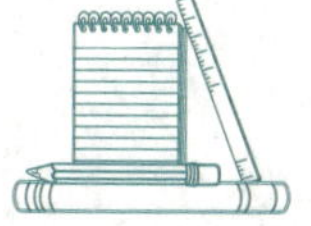

【K】

克剋——克，能，胜。剋，剋制。

夸誇——夸，奢侈，夸大，自大。誇，大言，自大。在自大、夸大的意义上，二字通用。

困睏——困，劳倦，穷困。睏是困的后起字，专用于劳倦的意义。

【L】

腊臘——腊（xī），乾肉。臘，阴历十二月。

蜡蠟——蜡，即蛆；又音 zhà，古祭名。蠟，油脂中的一种，蠟烛。

累纍——累，积累，牵累，缠缚。纍，连缀，缠缚。在缠缚的意义上，二字古通用。

里裏——里，乡里。裏，衣内。《诗经·邶风·绿衣》："绿衣黄裏。"内，《左传·僖公二十八年》："表裏山河。"二字古不通用。

历歷曆——歷，经歷。曆，曆数。歷曆一般是有分别的。在古书中，曆数的曆可以用歷，但经歷的歷绝不用曆。

帘簾——帘，酒家帜（后起字）。簾，门簾。

了瞭——了，了解。瞭，眼睛明亮。后来又有双音词"瞭望"。

【M】

么麽——么（yāo），幺的俗体，细小，与麽没有关系。

蒙濛懞矇——蒙，披盖，遭受。濛，微雨的样子。懞，懞懂，不明白。矇，矇胧。

弥彌瀰——彌，满，更。瀰，瀰漫，水大的样子。

面麵——面，脸部。麵，粮食磨成的粉。二字不通用。

蔑衊——蔑是蔑视的蔑。衊是诬衊的衊。

【N】

宁寧——宁是贮的本字，与寧没有关系。

【P】

辟闢——辟，法，型，君。闢，开闢。二字上古曾经通用，后代不通用。

苹蘋——苹，草名，蒿的一种。《诗经·小雅·鹿鸣》："食野之苹。"又同萍。蘋，草名，一名田字草。苹果的苹是后起字，旧写作蘋。

凭憑——憑依的憑本作凭，又作冯、凴。

【Q】

气氣——气是氣的古字。现在简化为气的字，一般古书写作氣。

启啟——开啟的啟本作启。

千韆——千，数目。韆，鞦韆。

签簽籤——簽与籤意义相近，但簽押有时能作籤押；竹籤、牙籤不能作竹簽。

秋鞦——秋，四季中的第三季。鞦，鞦韆。

【S】

舍捨——舍，客馆，居室；又，放弃。捨，放弃。捨本作舍。

沈瀋——沈，沉（chén）的古字；又沈（shěn），姓。瀋，汁；又地名（瀋阳）。

适適——适，读 kuò，《论语》有南宫适，人名。適，到某地去，正巧。

术術——术（zhú），旧写作朮，植物名，有白术、苍术，与術不相通。

松鬆——松鬆古代不同音。松，松树。鬆，鬆紧。

【T】

台臺颱檯——这四个字的意义各不相同。台（yí），我；又，星名，即三台。臺，楼臺。檯，桌子（后起字）。颱，颱风。

【W】

网網——网是網的古字。

无無——二字古代通用，但一般只写作無。

【X】

系係繫——这三个字意义相近，上古往往通用。后代逐渐分工，世系、系统、体系作系，关係和“是”的意义作係，缚的意义作繫。

咸鹹——咸，皆。鹹，像盐那样的味道。二字不通用。

向嚮——嚮与向意义相近，但嚮導不作向導。在上古，嚮可能通响，向不通响。

衅釁——二字古代通用。

【Y】

痒癢——痒，病。《诗经·小雅·正月》：“癙忧以痒。”在这个意义上，痒癢不相通。

叶葉——叶（xié），同协；“叶音”“叶韵”。叶与葉音义皆不同。

踊踴——二字古代通用。

余餘——余，我。餘，剩餘。二字不通用。

御禦——御，驾驭车马。禦，阻挡，防禦。

吁籲——吁（xū），叹声：“长吁短叹”。籲（yù），呼：“籲天”“呼籲”。

郁鬱——二字古不同音。郁郁，有文采貌；馥郁，香气浓。鬱，草木丛生；又，忧鬱。郁鬱有相通之处，但忧鬱的鬱绝不作郁。

与與——赐與的與本作与。

云雲——依《说文》，云是雲的本字。但是在古书中，云谓的云和雲雨的雲已经有了明确的分工，绝不相混。

【Z】

折摺——二字古不同音，亦不通用。折，折断，屈折。摺，摺叠。

征徵——二字古不同音。征，行，征伐，征税。徵，徵召，徵求，徵信。表征税的意义古书偶然用徵，其余意义都不相通。特别要注意的是宫商角徵羽（五音）的徵（zhǐ），不能简化为征。

症癥——症（zhèng），病证。癥（zhēng），癥瘕。

只衹隻——只，语气助词，这个意义不能作衹或隻（衹是祇的异体字）。中古以后与衹通，表示“单只”的意思。副词只与量词隻在古书中绝不通用。

致緻——緻是密的意思，“细緻”。緻古与致通，但用緻的地方可以用致，而用致的地方不一定都可以用緻。

制製——制，制裁，法度，君命。製，製造。製造的意义在古代也可用制。

钟鐘鍾——鐘，乐器。鍾，酒器；又，聚，《国语·周语》：“泽，水之所鍾也。”上古鐘多作鍾，但酒器的鍾、鍾聚的鍾及姓鍾的鍾不作鐘。

筑築——筑，乐器名。築，建築。二字不通用。

准準——准是準的俗体，近代有了分工，准字只用于允许、决定等近代意义，水準、準绳等古代意义则写作準。

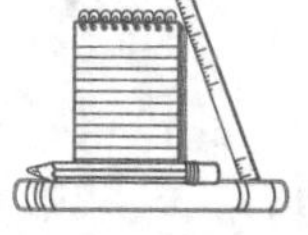

二、常用异体字表

本表异体字大部分录自第12版《新华字典》(商务印书馆，2020年7月)，并对《第一批异体字整理表》《简化字总表》《现代汉语通用字表》进行整理，并且增补了本教材文选中所有的异体字及中医古籍中的一些常用异体字。

本表以正体字领异体字，按正体字读音排列。正体字一般是简化字，为便于字形对照，必要时括号注明繁体字。异体字后标有 * 号的为非全同异体字。

A

ai

挨：捱*

an

鞍：鞌

庵：菴

暗：闇*晻*

ao

熬：爊*

廒：厫

鳌：鼇

翱：翶

拗：抝

B

ba

霸：覇

bai

柏：栢*

稗：粺

ban

坂：岅阪

bang

邦：邦*

帮（幫）：幇幚

膀：髈

榜：牓

蚌：蜯*

bao

褒：襃

宝（寶）：寳

褓：緥

刨：鉋鑤

抱：菢*

bei

杯：盃桮

背：揹*

备（備）：俻

悖：誖

ben

奔：犇*逩*奔*

beng

绷：繃

bi

逼：偪

秕：粃

痹：痺

躄：躃*

弊：獘

毙（斃）：獘

bian

遍：徧

biao

膘：臕

飙：飇飈

bie

鳖：鼈

瘪：癟

bing

冰：氷

槟：梹

禀：稟

并：倂*並*竝*

bo

钵：缽盋

驳：駮*

脖：頧

博：愽

bu

布：佈*

C

cai

采：採*寀*埰*

彩：綵*

睬：保

踩：跴

can

餐：飡湌

惭：慙

参（參）：叅

cao

草：艸騲

操：捺捺捺

ce

册：冊

厕：廁

策：筞筴

ceng

曾：曽

cha

叉：扠*

查：査

碴：餷

察：詧

插：揷

chan

铲（鏟）：剗剷

chang

肠（腸）：膓

尝：嚐*甞

厂（廠）：厰

场（場）：塲

chao

剿：勦剿

晁：鼌

嘲：謿

che

扯：撦

chen

趁：趂

cheng

乘：乗椉

撑：撐

澄：澂

塍：堘

chi

吃：喫

痴：癡

篪：箎竾

耻：恥

翅：翄

敕：勅勑

chong

冲：沖*

忡：𢥞

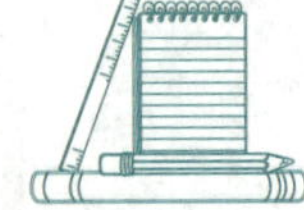

chou

绸：紬

仇：讐*讎*

酬：酧醻詶

雠（讎）：讐

瞅：矁

chu

厨：廚厨

橱：櫥

锄：鉏耡

处（處）：處処

chuan

船：舩舡

chuang

窗：窓窻牕窗牎

床：牀

创：刱*剏*

chui

捶：搥

棰：箠*

锤：鎚*

chun

春：旾

莼：蓴

醇：醕

淳：湻

唇：脣

蠢：惷

ci

词：䛐

辞（辭）：辤

瓷：甆

兹：玆

糍：餈

cong

匆：怱悤

葱：蔥

丛（叢）：菆

cou

凑：湊

cu

粗：觕麤麁麄

蹴：蹵

卒：卆

cui

脆：脃

淬：焠

悴：顇

cun

村：邨

cuo

锉：剉

D

da

答：荅

瘩：瘩

dai

呆：獃

玳：瑇

dan

耽：躭

啖：啗噉

dang

挡（擋）：攩

荡：盪*

dao

捣：擣擣

岛（島）：嶋

de

德：悳

deng

凳：櫈

di

堤：隄

抵：牴觝

递（遞）：遆

蒂：蔕

dian

踮：跕

diao

雕：彫*鵰*琱*

吊：弔

die

喋：啑

蝶：蜨

叠：疊疊曡

dou

兜：兠

斗（鬥）：鬭鬪鬦

豆：荳

du

杜：�

渎（瀆）：瀆

睹：覩

妒：妬

蠹：螙蠧

duan

端：耑*

dun

墩：墪

惇：敦

炖：燉

遁：遯

duo

朵：朶

垛：垜稞

躲：躱

跺：跥

剁：刴

E

e

婀：娿

讹：譌

峨：峩

鹅：鵞䳘

额：頟

厄：阨戹

扼：搤

恶（惡）：悪惡

腭：齶

鳄：鱷

er

尔（爾）：尒

贰：弍

F

fa

筏：栰

罚（罰）：罸

珐：琺

法：灋灋

fan

帆：颿帆

幡：旛

翻：飜繙*

凡：凢

繁：緐

泛：汎氾

fang

仿：倣*髣*

fei

痱：疿

废（廢）：癈

fen

氛：雰*

feng

峰：峯

蜂：蠭逢

fu

麸（麩）：粰稃*

佛：髴*彿*

袱：襆*

幞：襆*

桴：枹*

俯：頫俛

妇（婦）：媍

附：坿

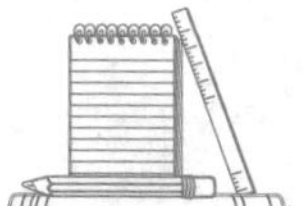

G

gai

丐：匄匃

概：槩

gan

尴：尲

杆：桿*

秆：稈

干（幹）：榦*乾亁

赣：贑灨

gang

肛：疘*

缸：甌

杠：槓

gao

皋：臯

糕：餻

槁：槀

稿：稾

ge

歌：謌

胳：肐

阁：閤*

格：挌*

個：箇*

gen

亘：亙

geng

耕：畊

鲠：骾

粳：秔稉粳

gong

躬：躳

gou

钩：鉤

构（構）：搆*

够：夠

gu

菰：苽

鼓：皷

谷（穀）：糓*

雇：僱

gua

刮：颳*

挂：掛罣*

guai

拐：柺*

怪：恠

guan

关（關）：関

馆（館）：舘

管：筦

罐：鑵鑵

gui

圭：珪*

规：槼

瑰：瓌

guo

国（國）：囯

馘：聝

果：菓*

椁：槨

H

han

函：圅

捍：扞

悍：猂

焊：釬銲

hao

蚝：蠔

嗥：嘷獋

皓：皜暠

he

喝：欱*

和：咊龢*

核：覈*

盍：盇

heng

恒：恆

hong

轰（轟）：揈*

哄：鬨閧

hou

侯：矦

糇：餱

hu

呼：嘑*謼*

胡：衚*

糊：餬*粘

沍：冱

hua

花：苍蘤

哗（嘩）：譁*

话：譮

huan

欢（歡）：懽讙驩

浣：澣

huang

恍：怳

晃：提*

hui

辉：煇

回：囘廻*迴

蛔：蛕蚘蛸痐

毁：燬*譭*

汇（匯）：滙彙*

彗：篲

溃：殨

hun

昏：昬

溷：圂

魂：䰟

J

ji

记：痵

鸡（鷄）：雞

期：朞*

赍：賫齎

羁：覊

楫：檝

戟：戟

迹：跡蹟

绩：勣*

jia

夹（夾）：裌*袷*

戛：戞

假：叚*

jian

缄：椷

笺（箋）：牋椾

奸：姦*

间（間）：閒

茧（繭）：絸

减：減

碱：堿

硷（鹼）：鹻

谫：譾

剑（劍）：劒劔劎

鉴（鑒）：鑑鍳

jiang

僵：殭*

缰：韁

奖：獎

jiao

侥（僥）：儌

脚：腳

剿：勦

叫：呌

教：教

jie

洁：絜

阶（階）：堦

秸：稭

劫：刦刧刼

杰：傑

捷：捷

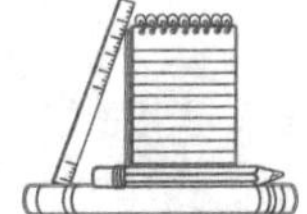

婕：婕
睫：睞*
解：觧
届：屆

jin
斤：觔*
筋：觔*
晋：晉

jing
经（經）：経
京：亰
粳：稉秔粇*
阱：穽
径（徑）：逕*
胫（脛）：踁
净（淨）：凈
竞（競）：竸

jiong
迥：逈
炯：烱

jiu
臼：旧*
纠：糺*
韭：韮
厩：廄廐
救：捄

ju
局：跼*侷*
矩：榘
举（舉）：擧
巨：鉅

juan
狷：獧
镌：鐫
隽：雋
倦：勌*
眷：睠

jue
撅：噘*
决：決

蹶：蹷*

jun
浚：濬
俊：儁傷

K

kai
慨：嘅*

kan
刊：栞
瞰：矙
坎：埳

kang
糠：穅粇*

kao
考：攷*

ke
疴：痾
克（剋）：尅*
咳：欬

ken
肯：肎

keng
坑：阬

kou
叩：敂
寇：寇冦
扣：釦*

ku
裤：袴

kuan
款：欵

kuang
矿（礦）：鑛
况：況

kui
窥：闚
馈：餽
愧：媿

kun
坤：堃
昆：崑崐
捆：綑

kuo
阔（闊）：濶
括：捪

L

la
辣：辢

lai
赖：頼

lan
揽（攬）：擥
懒：嬾
婪：惏*

lang
螂：蜋
琅：瑯

lei
泪：淚

leng
棱：稜

li
厘：釐
梨：棃
犁：犂
藜：蔾*
里（裏）：裡
历（曆）：厤歴厯
莅：蒞涖
隶（隸）：隷隸
栗：慄*
璃：瓈琍
狸：貍
荔：茘

lian
奁：匳匲奩*
廉：亷廉

镰：鎌鐮
敛：歛
炼（煉）：鍊

liang
凉：涼
梁：樑*

lin
邻（鄰）：隣
磷：燐粦
麟：麐
凛：凜
廪：廩
懔：懍
檩：橝
吝：恡
淋：痳

ling
棂（欞）：櫺
菱：蔆

liu
留：畱畄畂畄
琉：瑠璢
瘤：癅
柳：栁桺
溜：霤*
碌：磟

lou
瘘（瘻）：瘺

lu
炉：鑪
卤（鹵）：滷
橹：樐艪艣
戮：剹勠

lüe
略：畧

lun
仑（侖）：崘崙

luo
骡：蠃
裸：臝躶

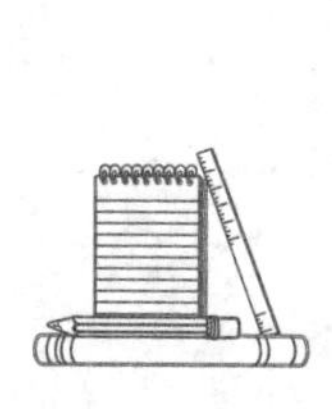

M

ma

麻：蔴

駡：罵

mai

脉：脈衇*衂*

mao

猫：貓

牦：犛氂

卯：戼夘

貌：皃

冒：冐

mei

梅：楳槑

meng

虻：蝱

懵：懜

mi

幂：冪

眯：瞇

谜：謎

觅：覔

密：宻

秘：祕

mian

绵：緜

面：靣

面（麵）：麪

miao

眇：眇

渺：淼*渺

妙：玅

min

泯：冺

愍：愍

mu

幕：幙

N

na

拿：拏拿舒

nai

乃：廼迺

奶：嬭妳

nan

楠：柟枬

nao

硇：硵

闹（鬧）：閙

ni

霓：蜺*

你：妳

昵：暱

nian

年：秊

捻：撚

念：唸*

niang

娘：孃

niao

袅：嫋嬝褭

nie

捏：揑

涅：湼

啮：齧囓

孽：孼

ning

宁（寧）：甯

nong

农（農）：辳

弄：挵

nü

衄：衂衄

nuo

糯：穤稬

P

pang

膀：髈

彷：徬*

胖：肨

pao

炮：砲礮

疱：皰

pei

胚：肧*

佩：珮*

pen

喷：歕

peng

碰：踫踫

pi

毗：毘

匹：疋*

piao

剽：慓*

飘：飃

嫖：闞

ping

凭（憑）：凴

瓶：缾

po

迫：廹

pu

铺：舖*

Q

qi

凄：淒*悽*

栖：棲

戚：慼*慽*

齐（齊）：斉

绮：碕

奇：竒

棋：棊碁

旗：旂*

启（啓）：啟唘

绮：綺

弃：棄

契：栔

器：噐

憩：憇

qian

荨：蕁

铅：鈆

钳：箝拑

潜：濳

茜：蒨*

欠：嗛

qiang

羌：羗羌

枪（槍）：鎗

强：強彊

墙（墻）：牆

樯（檣）：艢

襁：繦

qiao

锹：鍫

跷（蹺）：蹻

荞：荍

憔：顦癄

峭：陗

qie

惬（愜）：悏

qin

勤：廑*懃*

琴：琹

寝：寑

揿：搇

qing

黥：剠

苘：檾蹟

qiu

鳅：鰌

丘：坵*

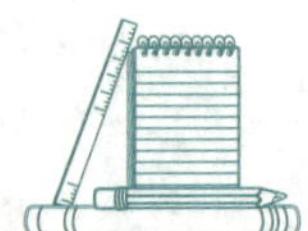

秋：烁龝
球：毬*
虬：虯

qu

驱（驅）：駈敺
曲（麯）：麹*
渠：佢*
觑：覰覻

quan

蜷：踡

que

却：卻郄
确（確）：塙碻
榷：搉権

qun

裙：裠帬
群：羣
麇：麕

R

ran

冉：冄
髯：髥

rao

绕：遶

ren

韧：韌
衽：袵
妊：姙

rong

融：螎
绒：羢毧
冗：宂

ru

蠕：蝡

ruan

软：輭

rui

蕊：蘂蕋橤
睿：叡

ruo

箬：篛

S

sai

腮：顋

san

伞（傘）：繖

sang

桑：桒

se

涩（澀）：濇澁

sha

傻：儍

shan

删：刪
姗：姍
珊：珊
栅：柵
扇：搧*
潸：潸
膻：羶羴
膳：饍
鳝：鱓

shao

劭：卲

she

蛇：虵
慑：慴

shen

深：滚
参：葠蓡*
慎：昚

sheng

升：昇*陞*
剩：賸

shi

尸：屍*
虱：蝨
湿（濕）：溼
实（實）：寔
时：旹
世：丗卋
柿：柹*
是：昰*
视：眎
谥：諡

shou

收：収

shu

菽：尗
倏：倐儵
疏：踈*
薯：藷
竖（豎）：竪
庶：庻

si

厮：廝
祀：禩
俟：竢
似：佀

song

松：鬆*
嵩：崧

sou

搜：蒐

su

苏：甦*
诉：愬
溯：泝遡

suan

算：祘

sui

岁（歲）：嵗歳
穗：繐

sun

飧：飱
笋：筍

suo

挲：抄*
蓑：簑
锁：鎻

T

ta

它：牠
拓：搨*
塔：墖

tai

抬：擡

tan

坛（罎）：壜罈
叹（嘆）：歎
袒：襢*

tang

糖：餹*醣*
倘：儻

tao

绦（縧）：縚
韬：弢
逃：迯
啕：咷
掏：搯

teng

藤：籐

ti

啼：嗁
蹄：蹏
屉：屜
剃：鬀薙

tie

铁（鐵）：銕

ting

听（聽）：聼

tong

同：仝*衕*
筒：筩

tou

偷：媮*

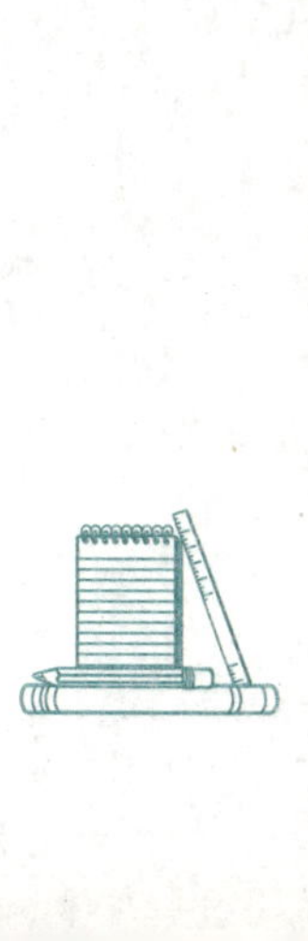

tu
土：圡
涂（塗）：凃*
兔：兎
tui
颓：穨
腿：骽
tun
臀：臋
tuo
驮：馱
托：託*
拖：拕
脱：侻*
橐：槖
驼：駞

W

wa
挖：空
蛙：鼃
袜（襪）：韈韤
wan
玩：翫*
碗：盌椀
挽：輓*
wang
往：徃
亡：亾
尪：尫尩
望：朢
罔：囚
wei
为（爲）：為
沩（溈）：潙
伪（僞）：偽
卫（衛）：衞
喂：餵*餧*
猬：蝟

wen
蚊：螡蟁
吻：脗
weng
瓮：甕罋
wo
卧：臥
wu
圬：杇
污：汚汙
忤：啎
妩（嫵）：娬
捂：摀
坞（塢）：隖
誤：悞
痦：瘍

X

xi
熙：煕熈
嘻：譆
晰：晳
溪：谿
席：蓆*
膝：厀
戏（戲）：戯
郤：郄*
xia
狭（狹）：陿
辖：鎋*舝*
厦：廈
xian
籼：秈
仙：僊
鲜：尠*尟*鱻
闲（閑）：閒*
娴（嫻）：嫺
弦：絃
衔：啣銜
险（險）：嶮

綫：線
涎：次
筅：箲
陷：埳
xiang
厢：廂
享：亯
餉：饟
向（嚮）：曏*
xiao
淆：殽
筱：篠
笑：咲
效：傚*効*
xie
灺：炧
蝎：蠍
胁（脅）：脇
携：攜擕攜
邪：衺
鞋：鞵
燮：爕
泄：洩
紲：絏
蟹：蠏
xin
欣：訢
囟：顖
xing
擤：揞
幸：倖*
荇：莕
xiong
凶：兇*
讻：詾
汹：洶
胸：胷
xiu
修：脩*
宿：宿

绣：繡
锈：鏽
xu
虚：虗
叙：敘敍
恤：卹賉邮
勖：勗
婿：壻
煦：昫
xuan
楦：楥
萱：藼蕿蘐藼
喧：諠
璇：璿
炫：衒*
xue
靴：鞾
学（學）：斈
xun
寻：尋
勋：勳
熏：燻*
巡：廵
徇：狥
噀：潠
浚：濬

Y

ya
丫：椏*枒*
鸦：鴉
玡：琊
崖：崕厓
亚（亞）：亜
yan
胭：臙
烟：煙菸*
恹（懨）：懕
淹：淊*渰*
腌：醃

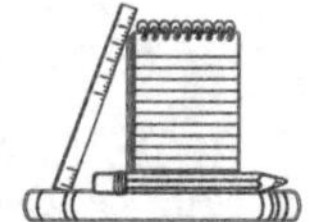

岩：巗嵒*巖
檐：簷
掩：揜
咽：嚥*
艳（艶）：豔豓豔
宴：醼讌
验（驗）：騐
雁：鴈
赝：贋
焰：燄
燕：鷰*
yang
扬：颺*敭*
养（養）：飬
yao
吆：吆
夭：殀*
肴：餚
窑：窯窰
徭：傜
咬：齩
耀：燿
ye
页：葉
野：埜壄
曳：抴
夜：亱
烨（燁）：爗
yi
咿：吚
医（醫）：毉
壹：弌
迤：迆
以：㕥㠯
移：迻
宜：宐
彝：彛
蚁（蟻）：螘
艺（藝）：秇
呓（囈）：讛

异：異
臆：肊
yin
吟：唫
因：囙
姻：婣
阴（陰）：隂
喑：瘖
殷：慇*
堙：陻
淫：婬*滛淫
龈：齗*
饮：飲
荫（蔭）：廕
ying
映：暎
莺（鶯）：鸎
罂（罌）：甖
颖：頴
yong
痈（癰）：臃*
雍：雝
咏：詠
涌：湧
恿：慂惥
you
尤：尢
疣：肬
游：遊*
yu
逾：踰*
欲：慾*
蜮：魊
愈：瘉*癒*
寓：庽
郁（鬱）：鬰欝欎
yuan
冤：寃寃
猿：猨蝯
远（遠）：逺

yue
刖：跀
岳：嶽*
钺：戉
yun
韵：韻

Z

za
扎：紮紥
匝：帀
杂（雜）：襍
zai
灾：災烖菑
再：再再
zan
簪：簮
咱：喒偺
攒：儹*欑*
赞：賛讚*
zang
葬：塟蕤
赃（贜）：贓
藏：蔵
zao
糟：蹧
皂：皁
噪：譟*
zha
扎：劄*紮*紥*
楂：樝
齇：皻
札：劄*剳
闸：牐*
炸：煠*
榨：搾*
栅：柵
咤：吒
蜡：褚

zhai
寨：砦
斋：亝
zhan
沾：霑*
毡（氈）：氊
占：佔*
zhang
獐：麞
zhao
肇：肁
照：炤*
棹：櫂
zhe
哲：喆
辄：輙
谪：讁
浙：淛
zhen
侦：遉
针：鍼箴*
珍：珎
砧：碪
诊：訦
轸：軫
疹：瘮
鬒：黰
圳：甽
鸩：酖
zhi
卮：巵
栀：梔
侄：姪妷
跖：蹠
址：阯
只（衹）：祇秖
旨：恉*
纸：帋
志：誌*
帙：袠袟

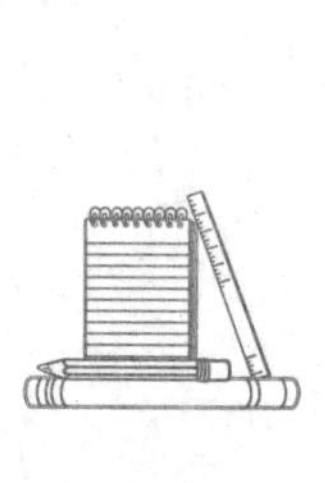

稚：稺穉
置：寘
zhong
冢：塚
众（衆）：眾
zhou
周：週*
帚：箒
咒：呪
zhu
猪：豬
潴：瀦
煮：煑
伫：佇竚
注：註*
箸：筯
zhuan
专（專）：専耑*
砖（磚）：甎塼
撰：譔
zhuang
妆：粧
zhun
准（準）：凖*
zhuo
桌：棹
斫：斲斵斮
镯：鋜
zi
资：貲*
兹：茲
姊：姉
眦：眥
zong
棕：椶
偬：傯
踪：蹤
鬃：騌騣鬉
总（總）：縂
粽：糭
zu
卒：卆卒
菹：葅
崒：崪
zuan
纂：篹
钻（鑽）：鑚
zui
最：冣冣
罪：辠
醉：酔
zun
樽：罇

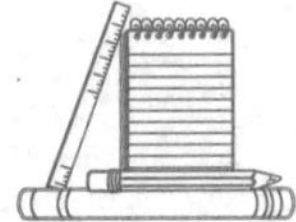

主要参考文献

[1] 沙涛 . 医古文 [M] . 北京：中国中医药出版社，2016.
[2] 段逸山 . 医古文 [M] . 北京：中国中医药出版社，2002.
[3] 刘振民，钱超尘 . 医古文基础 [M] . 上海：复旦大学出版社，2004.
[4] 张其成 . 医古文 [M] . 北京：人民卫生出版社，2001.
[5] 王育林，李亚军 . 医古文 [M] . 北京：中国中医药出版社，2012.
[6] 沈澍农 . 医古文 [M] . 北京：人民卫生出版社，2012.
[7] 段逸山 . 医古文 [M] . 北京：人民卫生出版社，1986.
[8] 沙涛，沙恒玉 . 医药文献研读 [M] . 北京：中国华侨出版社，2007.
[9] 许敬生，刘从明，杨建宇 . 医古文 [M] . 北京：中医古籍出版社，2005.
[10] 钱超尘 . 中医古籍训诂研究 [M] . 贵阳：贵州人民出版社，1998.
[11] 许慎 . 说文解字（影印）[M] . 北京：中华书局，1963.
[12] 段玉裁 . 说文解字 [M] . 上海：上海古籍出版社，1998.
[13] 王力 . 古代汉语 [M] . 北京：中华书局，1979.
[14] 罗荣汉 . 医用古代汉语基础 [M] . 重庆：重庆出版社，1989.
[15] 徐中舒 . 甲骨文字典 [M] . 成都：四川辞书出版社，1993.
[16] 王育林 . 中医古籍阅读学 [M] . 北京：高等教育出版社，2008.
[17] 沙涛 . 上古音韵学概论 [M] . 南京：江苏科技出版社，1999.
[18] 王筑民，辛维莉 . 中医古籍训诂学概论 [M] . 贵阳：贵州教育出版社，1994.
[19] 沙涛，沙恒玉 . 医药文献评注 [M] . 北京：中国华侨出版社，2000.
[20] 段逸山，孙文钟 . 新编医古文 [M] . 上海：上海中医药大学出版社，1998.
[21] 沙涛，沙恒玉 . 中国中医古籍学研究 [M] . 北京：华夏出版社，2007.
[22] 沈澍农 . 中医古籍用字研究 [M] . 北京：学苑出版社，2007.

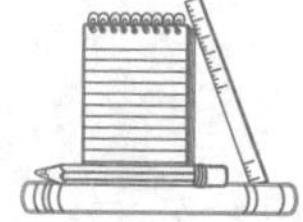

教材目录

注：凡标☆者为“十四五”职业教育国家规划教材。

序号	书 名	主 编		主编所在单位	
1	医古文	刘庆林	江 琼	湖南中医药高等专科学校	江西中医药高等专科学校
2	中医药历史文化基础	金 虹		四川中医药高等专科学校	
3	医学心理学	范国正		娄底职业技术学院	
4	中医适宜技术	肖跃红		南阳医学高等专科学校	
5	中医基础理论	陈建章	王敏勇	江西中医药高等专科学校	邢台医学院
6	中医诊断学	王农银	徐宜兵	遵义医药高等专科学校	江西中医药高等专科学校
7	中药学	李春巧	林海燕	山东中医药高等专科学校	滨州医学院
8	方剂学	姬水英	张 尹	渭南职业技术学院	保山中医药高等专科学校
9	中医经典选读	许 海	姜 侠	毕节医学高等专科学校	滨州医学院
10	卫生法规	张琳琳	吕 慕	山东中医药高等专科学校	山东医学高等专科学校
11	人体解剖学	杨 岚	赵 永	成都中医药大学	毕节医学高等专科学校
12	生理学	李开明	李新爱	保山中医药高等专科学校	济南护理职业学院
13	病理学	鲜于丽	李小山	湖北中医药高等专科学校	重庆三峡医药高等专科学校
14	药理学	李全斌	卫 昊	湖北中医药高等专科学校	陕西中医药大学
15	诊断学基础	杨 峥	姜旭光	保山中医药高等专科学校	山东中医药高等专科学校
16	中医内科学	王 飞	刘 菁	成都中医药大学	山东中医药高等专科学校
17	西医内科学	张新鹏	施德泉	山东中医药高等专科学校	江西中医药高等专科学校
18	中医外科学☆	谭 工	徐迎涛	重庆三峡医药高等专科学校	山东中医药高等专科学校
19	中医妇科学	周惠芳		南京中医药大学	
20	中医儿科学	孟陆亮	李 昌	渭南职业技术学院	南阳医学高等专科学校
21	西医外科学	王龙梅	熊 炜	山东中医药高等专科学校	湖南中医药高等专科学校
22	针灸学☆	甄德江	张海峡	邢台医学院	渭南职业技术学院
23	推拿学☆	涂国卿	张建忠	江西中医药高等专科学校	重庆三峡医药高等专科学校
24	预防医学☆	杨柳清	唐亚丽	重庆三峡医药高等专科学校	广东江门中医药职业学院
25	经络与腧穴	苏绪林		重庆三峡医药高等专科学校	
26	刺法与灸法	王允娜	景 政	甘肃卫生职业学院	山东中医药高等专科学校
27	针灸治疗☆	王德敬	胡 蓉	山东中医药高等专科学校	湖南中医药高等专科学校
28	推拿手法	张光宇	吴 涛	重庆三峡医药高等专科学校	河南推拿职业学院
29	推拿治疗	唐宏亮	汤群珍	广西中医药大学	江西中医药高等专科学校

序号	书　名	主　编		主编所在单位	
30	小儿推拿	吕美珍	张晓哲	山东中医药高等专科学校	邢台医学院
31	中医学基础	李勇华	杨　频	重庆三峡医药高等专科学校	甘肃卫生职业学院
32	方剂与中成药☆	王晓戎	张　彪	安徽中医药高等专科学校	遵义医药高等专科学校
33	无机化学	叶国华		山东中医药高等专科学校	
34	中药化学技术	方应权	赵　斌	重庆三峡医药高等专科学校	广东江门中医药职业学院
35	药用植物学☆	汪荣斌		安徽中医药高等专科学校	
36	中药炮制技术☆	张昌文	丁海军	湖北中医药高等专科学校	甘肃卫生职业学院
37	中药鉴定技术☆	沈　力	李　明	重庆三峡医药高等专科学校	济南护理职业学院
38	中药制剂技术	吴　杰	刘玉玲	南阳医学高等专科学校	娄底职业技术学院
39	中药调剂技术	赵宝林	杨守娟	安徽中医药高等专科学校	山东中医药高等专科学校
40	药事管理与法规	查道成	黄　娇	南阳医学高等专科学校	重庆三峡医药高等专科学校
41	临床医学概要	谭　芳	向　军	娄底职业技术学院	毕节医学高等专科学校
42	康复治疗基础	王　磊		南京中医药大学	
43	康复评定技术	林成杰	岳　亮	山东中医药高等专科学校	娄底职业技术学院
44	康复心理	彭咏梅		湖南中医药高等专科学校	
45	社区康复	陈丽娟		黑龙江中医药大学佳木斯学院	
46	中医养生康复技术	廖海清	艾　瑛	成都中医药大学附属医院针灸学校	江西中医药高等专科学校
47	药物应用护理	马瑜红		南阳医学高等专科学校	
48	中医护理	米健国		广东江门中医药职业学院	
49	康复护理	李为华	王　建	重庆三峡医药高等专科学校	山东中医药高等专科学校
50	传染病护理☆	汪芝碧	杨蓓蓓	重庆三峡医药高等专科学校	山东中医药高等专科学校
51	急危重症护理☆	邓　辉		重庆三峡医药高等专科学校	
52	护理伦理学☆	孙　萍	张宝石	重庆三峡医药高等专科学校	黔南民族医学高等专科学校
53	运动保健技术	潘华山		广东潮州卫生健康职业学院	
54	中医骨病	王卫国		山东中医药大学	
55	中医骨伤康复技术	王　轩		山西卫生健康职业学院	
56	中医学基础	秦生发		广西中医学校	
57	中药学☆	杨　静		成都中医药大学附属医院针灸学校	
58	推拿学☆	张美林		成都中医药大学附属医院针灸学校	